中医入门读物小丛书

中医歌诀九种

李兴广　马家宝　姜昭妍
郑少奇　温　乔　田　昕◎整理
范思雨　王小溪　苏　靖

中国健康传媒集团
中国医药科技出版社

图书在版编目（CIP）数据

中医歌诀九种 / 李兴广等整理 . —北京：中国医药科技出版社，2019. 3

（中医入门读物小丛书）

ISBN 978 -7 -5214 -0795 -2

Ⅰ. ①中…　Ⅱ. ①李…　Ⅲ. ①中医学 - 基本知识　Ⅳ. ①R2

中国版本图书馆 CIP 数据核字（2019）第 028498 号

美术编辑　陈君杞

版式设计　南博文化

出版　**中国健康传媒集团** | 中国医药科技出版社

地址　北京市海淀区文慧园北路甲 22 号

邮编　100082

电话　发行：010 -62227427　邮购：010 -62236938

网址　www. cmstp. com

规格　889 × 1194mm $^{1}/_{32}$

印张　16 $^{3}/_{8}$

字数　469 千字

版次　2019 年 3 月第 1 版

印次　2020 年 7 月第 2 次印刷

印刷　三河市国英印务有限公司

经销　全国各地新华书店

书号　ISBN 978 -7 -5214 -0795 -2

定价　39. 80 元

总目录

医学三字经

清 · 陈修园◎撰
李兴广　马家宝　姜昭妍◎整理

内容提要

《医学三字经》是清代医学家陈念祖（字修园）撰于1840年的医学启蒙之作，以《内经》、仲景之书为根本，言简意赅，通俗而不离经旨。全书以三言歌诀写成，附以注释。卷一、卷二为医学源流及内科、妇科、儿科常见病的症状、诊断和治疗；卷三、卷四记述临床常用方剂，分析疗效与方剂配伍。此书是陈修园晚年作品，是其毕生临床经验的高度总结，所列病证从病因病机、辨证治则，到有效方药，完备而实用。

全书通俗易懂，便于记忆，为医学门径书中流传较广的一种。全书用三字韵语文体写成，言简意赅，朗朗上口，易读易记，是初学中医的良好入门书。适于中医药院校学生、临床中医师、中医爱好者阅读参考。

原著小引

童子入学，塾师先授以《三字经》，欲其便诵也，识途也。学医之始，未定先授何书，如大海茫茫，错认半字罗经，便入牛鬼蛇神之域，余所以有《三字经》之刻也。前曾托名叶天士，取时俗所推崇者，以投时好。然书中之奥旨，悉本圣经，经明而专家之伎可废。谢退谷于注韩书室得缮本，惠书千余言，属归本名。幸有同志，今付梓而从其说，而仍名经而不以为僭者，采集经文，还之先圣，海内诸君子，可因此一字而共知所遵，且可因此一字而不病余之作。

嘉庆九年岁次甲子人日陈念祖自题于南雅堂

目录

卷之一

医学源流第一

医之始，本岐黄。

黄，黄帝也；岐，岐伯也。君臣问答，以明经络、脏腑、运气、治疗之原，所以为医之祖。虽《神农本经》在黄帝之前，而神明用药之理，仍始于《内经》也。

《灵枢》作，《素问》详。

《灵枢》九卷，《素问》九卷，通谓之《内经》。《汉书·艺文志》载《黄帝内经》十八篇是也。医门此书，即业儒之五经也。

《难经》出，更洋洋。

洋洋，盛大也。《难经》八十一章，多阐发《内经》之旨以补《内经》所未言。即间有与《内经》不合者，其时去古未远，别有考据也。秦越人，号扁鹊，战国人也，著《难经》。

越汉季，有南阳。

张机，字仲景，居南阳，官长沙，汉人也。著《伤寒杂病论》《金匮玉函经》。

六经辨，圣道彰。

《内经》详于针灸，至伊尹有汤液治病之法，扁鹊、仓公因之。仲师出而杂病伤寒专以方药为治，其方俱原本于神农、黄帝相传之经方而集其大成。

《伤寒》著，《金匮》藏。

王肯堂谓《伤寒论》义理，如神龙出没，首尾相顾，鳞甲森然。《金匮玉函》示宝贵秘藏之意也。其方非南阳所自造，乃上古圣人相传之方，所谓经方是也。其药悉本于《神农本经》。非此方不能治此病，非此药不能成此方，所投必效，如桴鼓之相应。

垂方法，立津梁。

仲师医中之圣人也。儒者不能舍至圣之书而求道，医者岂能外仲师之书以治疗。

李唐后，有《千金》。

唐·孙思邈，华原人，隐居太白山，著《千金方》《千金翼方》各三十卷。宋仁宗命高保衡、林亿校正，后列《禁经》二卷。今本分为九十三卷。较《金匮》虽有浮泛偏杂之处，而用意之奇，用药之巧，亦自成一家。

《外台》继，重医林。

唐·王焘著《外台秘要》四十卷，分一千一百四门，论宗巢氏，方多秘传，为医门之类书。

后作者，渐浸淫。

等而下之，不足观也已。

红紫色，郑卫音。

间色乱正，靡音忘倦。

迨东垣，重脾胃。

金·李杲，字明之，号东垣老人。生于世宗大定二十年，金亡入元，十七年乃终，年七十二。旧本亦题元人。作《脾胃论》《辨惑论》《兰室秘藏》。后人附以诸家合刻，有《东垣十书》传世。

温燥行，升清气。

如补中益气及升阳散火之法，如苍术、白术、羌活、独活、木香、陈皮、葛根之类，最喜用之。

虽未醇，亦足贵。

人谓东垣用药，如韩信将兵，多多益善。然驳杂之处，不可不知。惟以脾胃为重，故亦可取。

若河间，专主火。

金·刘完素，字守真，河间人。事迹俱详《金史·方技传》。主火之说，始自河间。

遵之经，断自我。

《原病式》十九条，俱本《内经·至真要大论》，多以火立论，而不能参透经旨。如火之平气曰升明，火之太过曰赫曦，火之不及曰伏明，其虚实之辨，若冰炭之反也。

一二方，奇而妥。

如六一散、防风通圣散之类，皆奇而不离于正也。

丹溪出，罕与俦。

元·朱震亨，字彦修，号丹溪，金华人。其立方，视诸家颇高一格。

阴宜补，阳勿浮。

《丹溪心法》以补阴为主，谓阳常有余，阴常不足。诸家俱辨其非，以人得天地之气以生，有生之气，即是阳气，精血皆其化生也。

杂病法，四字求。

谓气、血、痰、郁是也。一切杂病，只以此四字求之。气用四君子汤，血用四物汤，痰用二陈汤，郁用越鞠丸。参差互用，各尽其妙。

若子和，主攻破。

张子和戴人书中，多大黄、芒硝、牵牛、芫花、大戟、甘遂之类，意在驱邪。邪去则正安，不可畏攻而养病。

中病良，勿太过。

子和之法，实证自不可废，然亦宜中病而即止，若太过，则元气随邪气而俱散，挽无及矣。

四大家，声名噪。

刘河间、张子和、李东垣、朱丹溪为金元四大家，《张氏医通》之考核不误。

必读书，错名号。

李士材《医宗必读》四大家论，以张为张仲景，误也。仲景为医中之圣，三子岂可与之并论。

明以后，须酌量。

言医书充栋汗牛，可以博览之，以广见识。非谓诸家所著，皆善本也。

详而备，王肯堂。

金坛王宇泰，讳肯堂。著《证治准绳》，虽无所采择，亦医林之备考也。

薛氏按，说骑墙。

明·薛己，号立斋，吴县人。著《薛氏医案》十六种，大抵以四君子、六君子、逍遥散、归脾汤、六八味丸主治，语多骑墙。

士材说，守其常。

李中梓，号士材，国朝人也。著《医宗必读》《士材三书》，虽曰浅率，却是守常，初学者所不废也。

景岳出，著新方。

明·张介宾，字会卿，号景岳，山阴人。著《类经》《质疑录》。全书所用之方，不外新方八阵，其实不足以名方。古圣人明造化之机，探阴阳之本，制出一方，非可以思议及者。若仅以熟地补阴，人参补阳，姜附祛寒，芩连除热，随拈几味，皆可名方，何必定为某方乎？

石顽续，温补乡。

张璐，字路玉，号石顽，国朝人也。著《医通》，立论多本景岳，以温补为主。

献可论，合二张。

明·赵献可，号养葵。著《医贯》，大旨重于命门，与张石顽、张景岳之法相同。

诊脉法，濒湖昂。

明·李时珍，字东壁，号濒湖。著《本草纲目》五十二卷，杂收诸说，反乱《神农本经》之旨。卷末刻《脉学》颇佳，今医多宗之。

数子者，各一长。

知其所长，择而从之。

揆诸古，亦荒唐。

理不本于《内经》，法未熟乎仲景，纵有偶中，亦非不易矩矱。

长沙室，尚彷徨。

数子虽曰私淑长沙，升堂有人，而入室者少矣！

惟韵伯，能宪章。

慈溪柯琴，字韵伯，国朝人。著《伤寒论注》《论翼》，大有功于仲景，而《内经》之旨，赖之以彰。

徐尤著，本喻昌。

徐彬，号忠可；尤怡，号在泾。二公《金匮》之注，俱本喻嘉言。考嘉言名昌，江西南昌人。崇祯中以选举入都，卒无所就，遂专务于医。著《尚论篇》，主张太过，而《医门法律》颇能阐发《金匮》之秘旨。

大作者，推钱塘。

张志聪，号隐庵；高世栻，号士宗；俱浙江钱塘人也。国朝康熙间，二公同时学医，与时不合，遂闭门著书，以为传道之计。所注《内经》《本草经》《伤寒论》《金匮》等书，各出手眼，以发前人所未发，为汉后第一书。今医畏其难，而不敢谈及。

取法上，得慈航。

取法乎上，仅得其中。切不可以《医方集解》《本草备要》《医宗必读》《万病回春》《本草纲目》《东医宝鉴》《冯氏锦囊》《景岳全书》《薛氏医案》等书为捷径也。今之医辈，于此等书并未寓目，止取数十种庸陋之方，冀图幸中，更不足论也。

中风第二

人百病，首中风。

《内经》云：风为百病之长也。昔医云：中脏多滞九窍，有唇缓、失音、耳聋、目瞀、鼻塞、便难之症，中腑多着四肢，中经则口眼㖞斜，中血脉则半身不遂。

骤然得，八方通。

中风病，骤然昏倒，不省人事，或有痰涌、掣搐、偏枯等症。八方者，谓东、南、西、北、东北、西北、东南、西南也。

闭与脱，大不同。

风善行而数变，其所以变者，亦因人之脏腑寒热为转移。其人脏腑素有郁热，则风乘火势，火借风威，而风为热风矣。其人脏腑本属虚寒，则风水相遭，寒冰彻骨，而风为寒风矣。热风多见闭症，宜疏通为先；寒风多见脱症，宜温补为急。

开邪闭，续命雄。

小续命汤，风症之雄师也。依六经见症加减治之，专主驱邪。闭者宜开，或开其表，如续命汤是也；或开其里，如三化汤是也；或开其壅滞之痰，如稀涎散，涤痰汤是也。

固气脱，参附功。

脱者宜固，参附汤固守肾气，术附汤固守脾气，芪附汤固守卫气，归附汤固守营气。先固其气，次治其风。若三生饮加人参一两，则为标本并治之法，正虚邪盛，必遵此法。

顾其名，思其义。

名之曰风，明言八方之风也。名之曰中，明言风自外入也。后人议论穿凿，俱不可从。

若舍风，非其治。

既名中风，则不可舍风而别治也。

火气痰，三子备。

刘河间举五志过极，动火而卒中，皆因热甚，故主乎火。大法：用防风通圣散之类；亦有引火归源，如地黄饮子之类。李东垣以元气不足而邪凑之，令人卒倒如风状，故主乎气虚。大法：补中益气汤加减。朱丹溪以东南气温多湿，有病风者，非风也。由湿生痰，痰生热，热生风，故主乎湿。大法：以二陈汤加苍术、白术、竹沥、姜汁之类。

不为中，名为类。

中者，自外而入于内也。此三者，既非外来之风，则不可仍名为中。时贤名为类中风。

合而言，小家伎。

虞天民云：古人论中风，言其症也。三子论中风，言其因也。盖因气，因湿，因火，挟风而作，何尝有真中、类中之分。

喑㖞斜，昏仆地。

喑者，不能言也。㖞斜者，口眼不正也。昏仆地者，不省人事，猝倒于地也。口开、目合，或上视、撒手、遗尿、鼾睡、汗出如油者，不治。

急救先，柔润次。

柔润息风，为治中风之秘法。喻嘉言加味六君子汤、资寿解语汤甚妙。

填窍方，宗金匮。

《内经》云：邪害空窍。《金匮》中有侯氏黑散、风引汤，驱风之中，兼填空窍。空窍满则内而旧邪不能容，外而新风不复入矣。喻嘉言曰：仲景取药积腹中不下，填窍以息风。后人不知此义，每欲开窍以出其风。究竟窍空而风愈炽，长此安穷哉？三化汤、愈风汤、大秦艽汤皆出《机要方》中，云是通真子所撰，不知其姓名。然则无名下士，煽乱后人见闻，非所谓一盲引众盲耶。

虚劳第三

虚劳病，从何起

咳嗽、吐血、五心烦热、目花、耳鸣、口烂、鼻干、气急、食不知味 、羸瘦、惊悸、梦遗、往来寒热、怠惰、嗜卧、疲倦、骨蒸、不寐、女子不月等症，皆成劳病。

七情伤，上损是。

扁鹊谓：损其阳自上而下，一损肺，二损心，三损胃，过于胃则不可治。其说本于《内经》：“二阳之病发心脾，有不得隐曲，为女子不月。”按：心脾上也，至不得隐曲，女子不月，则上极而下矣。

归脾汤，二阳旨。

即《内经》二阳之病发心脾之旨也。此方为养神法，六味丸为补精法，高鼓峰并用之。

下损由，房帏迩。

扁鹊谓：损其阴自下而上，一损肾，二损肝，三损脾，过于脾则不可治。其说本于《内经》：“五脏主藏精也，不可伤，伤则失守而无气，无气则死矣。”按：精生于五脏而统司于肾，如色欲过度，则积伤而下损；至于失守无气，则下极而上矣。

伤元阳，亏肾水。

肾气，即元阳也。元阳伤，为困倦、食少、便溏、腰痛、阳痿等症。肾水，即元阴也。元阴亏，为蒸热、咳嗽、吐血、便血、遗精、喉痛、口疮、齿牙浮动等症。

肾水亏，六味拟。

六味地黄丸为补肾水之主方，景岳左归饮、左归丸亦妙，推之三才汤、八仙长寿丸、都气丸、天王补心丹，皆可因症互服。

元阳伤，八味使。

崔氏肾气丸，后人名八味地黄丸。立方之意，原为暖肾逐水，非补养元阳。明·薛立斋及赵养葵始用以温补命火，时医遂奉为温补肾命之主方。景岳右归饮、右归丸皆本诸此。如火未大衰者，以还少丹代之；阳虚极者，宜近效白术汤。

各医书，伎止此。

苦寒败胃及辛热耗阴，固无论已。即六味、归脾，何尝非流俗之套法耶。

甘药调，回生理。

扁鹊云：针药莫治者，调以甘药。仲景因之。喻嘉言曰：寿命之本，积精自刚；然精生于谷，谷入少则不能生血，血少则不能化精。《内经》云：精不足者，补之以味。味者，五谷之味也，补以味而节其劳，则积贮渐富，大命不倾也。

建中汤，《金匮》轨。

小建中汤及加黄芪、加人参、加当归、加白术等汤，皆急建其中气，俾饮食增而津液旺，以至充血生精，而复其真阴之不足。但用稼穑作甘之本味，而酸辛苦咸在所不用，盖舍此别无良法也。按：炙甘草汤即此汤化为润剂，喻氏清燥汤即此汤化为凉剂。

薯蓣丸，风气弭。

《金匮》薯蓣丸。自注云：治虚劳诸不足，风气百疾。

䗪虫丸，干血已。

《金匮》大黄䗪虫丸。自注：治五劳诸伤，内有干血，肌肤甲错。

二神方，能起死。

尤在泾云：风气不去，则足以贼正气而生长不荣，以薯蓣丸为要方；干血不去，则足以留新血而灌溉不周，以䗪虫丸为上剂。今之医辈能梦见此二方否?

咳嗽第四

气上呛，咳嗽生。

《内经》云：五脏六腑皆令人咳，不独肺也。然肺为气之市，诸气上逆于肺，则呛而咳。是咳嗽不止于肺而亦不离于肺也。

肺最重，胃非轻。

《内经》虽分五脏诸咳，而所尤重者，在“聚于胃关于肺”六字。盖胃中水谷之气，不能如雾上蒸于肺，而转溉诸脏，只是留积于胃中，随热气而化为痰，随寒气而化为饮。胃中既为痰饮所滞，则输肺之气亦必不清，而为诸咳之患矣。

肺如钟，撞则鸣。

肺为脏腑之华盖，呼之则虚，吸之则满。只受得本然之正气，受不得外来之客气。客气干之，则呛而咳矣。亦只受得脏腑之清气，受不得脏腑之病气。病气干之，亦呛而咳矣。肺体属金，譬若钟然，一外一内，皆所以撞之使鸣也。

风寒入，外撞鸣。

经云：微寒微嗽。可见咳嗽多因于风寒也。风从皮毛而入于肺，寒从背俞而入于肺，皆主乎外也。后注虽言热、言湿、言燥，令不自行，亦必假风寒以为之帅也。

痨损积，内撞鸣。

痨伤、咳嗽，主乎内也。二者不治，至于咳嗽失音，是金破不鸣矣。

谁治外，六安行。

六安煎虽无深意，却亦平稳。然外感诸咳，当辨风热、风燥二症。如冬时先伤非节之暖，复加风寒外遏，以致咳嗽、痰结，咽肿、身重、自汗、脉浮者，风热也。宜葳蕤汤辛润之剂，切勿辛热发散。而风燥一症，辨治尤难。盖燥为秋气，令不独行，必假风寒之威，而令乃振，咳乃发也。《内经》只言秋伤于湿，何也？以长夏受湿土郁蒸之气，随秋令收敛，伏于肺胃之间，直待秋深，燥令大行，与湿不能相容，至冬而为咳嗽也。此症有肺燥、胃湿两难分解之势。惟《千金》麦门冬汤、五味子汤独得其秘。后人以敛散不分、燥润杂出弃之，昧之甚也。

谁治内，虚痨程。

宜于“虚痨门”择其对症之方。审是房劳伤精，则补精，审是思郁伤脾，则养神。

挟水气，小龙平。

柯韵伯治咳嗽，不论冬夏，不拘浅深，但是寒嗽，俱用小青龙汤，多效。方中驱风散寒、解肌逐水、利肺暖肾、除痰定喘，攘外安内，各尽其妙。盖以肺家沉寒痼冷，非麻黄大将，不能捣其巢穴，群药安能奏效也。

兼郁火，小柴清。

寒热往来咳嗽者，宜去人参、大枣、生姜，加干姜、五味治之。

姜细味，一齐烹。

《金匮》治痰饮咳嗽，不外小青龙汤加减。方中诸味皆可去取，惟细辛、干姜、五味不肯轻去。即面热如醉，加大黄以清胃热，及加石膏、杏仁之类，总不去此三味，学者不可不深思其故也。徐忠可《金匮辨注》有论。

长沙法，细而精。

《金匮》痰饮咳嗽治法，宜熟读之。

疟疾第五

疟为病，属少阳。

少阳为半表半里，邪居其界。入与阴争则寒，出与阳争则热。争则病作，息则病止，止后其邪仍据于少阳之经。

寒与热，若回翔。

寒热必应期而至。

日一发，亦无伤。

邪浅则一日一作，邪深则二日一作。

三日作，势猖狂。

疟三日一作，时医名三阴疟，流连难愈。

治之法，小柴方。

以小柴胡汤为主，初起，俗忌人参，姑从俗而去之，加青皮一钱。

热偏盛，加清凉。

小柴胡汤加知母、花粉、石膏、黄连之类，随宜择用。

寒偏重，加桂姜。

加干姜、桂枝，甚者加附子、肉桂。

邪气盛，去参良。

身热者，小柴胡汤去人参加桂枝二钱。服后食热粥，温覆取微汗。

常山入，力倍强。

小柴胡汤加常山二三钱，俗云邪未净不可用常山以截之。不知常山非截邪之品，乃驱邪外出之品。仲景用其苗，名曰蜀漆。

大虚者，独参汤。

虚人久疟不愈，以人参一两，生姜五钱，水煎，五更服极效。贫者 以白术一两代之，热多者以当归代之。

单寒牝，理中匡。

单寒无热名曰牝疟，宜附子理中汤加柴胡治之。

单热瘅，白虎详。

单热无寒名曰瘅疟。或先热后寒，名曰热疟。俱宜以白虎汤加桂枝治之。时医以六味汤加柴胡、芍药治之。

法外法，辨微茫。

以上皆前医之成法。更法外有法，不可不辨而治之。

消阴翳，制阳光。

热之不热，是无火也，益火之源，以消阴翳；寒之不寒，是无水也，壮水之主，以制阳光。

太仆注，慎勿忘。

王太仆消阴制阳等注，千古不刊之论。赵养葵遵之，以八味丸益火之源，六味丸壮水之主，久疟多以此法收功。

痢症第六

湿热伤，赤白痢。

王损庵论痢，专主湿热。其症里急后重，腹痛，欲便不便，脓血秽浊，或白或赤，或赤白相半。

热胜湿，赤痢渍。

胃为多气多血之海。热，阳邪也。热胜于湿，则伤胃之血分而为赤痢。

湿胜热，白痢坠。

湿，阴邪也。湿胜于热，则伤胃之气分而为白痢。赤白相半，则为气血两伤。

调行箴，须切记。

行血，则脓血自愈；调气，则后重自除。此四句为治初痢之格言，须切记之。

芍药汤，热盛饵。

芍药汤调气行血，虽为初痢之总方，究竟宜于热症。

平胃加，寒湿试。

寒湿泻痢，初起者，以平胃散加干姜、泽泻、猪苓、木香治之。久而不愈，送下香连丸。

热不休，死不治。

方书云：痢症发热不休，不治。

痢门方，皆所忌。

凡痢症初起即发热，非肌表有邪，即经络不和，温散而调荣卫，外邪一解，痢亦松去。若概以为热，开手即用痢门套方，多有陷入变剧者。

桂葛投，鼓邪出。

时医有发汗之戒，以其无外证而妄汗之也。若头痛、发热、恶寒，有汗宜用桂枝汤法，无汗宜用葛根汤法。鼓邪外出，然后治其痢。

外疏通，内畅遂。

此二句是解所以发汗之故也。张飞畴云：当归四逆汤治痢极效。

若发热而呕者，小柴胡汤、葛根黄连黄芩甘草汤；口渴下重者，白头翁汤如神。

嘉言书，独得秘。

喻嘉言《医门法律》中，议论甚见透彻。

《寓意》存，补《金匮》。

喻嘉言《寓意草》中，如麻黄附子细辛汤及人参败毒散等案，却能补《金匮》所未及。

心腹痛胸痹第七

心胃疼，有九种。

真心痛不治。今所云心痛者，皆心胞络及胃脘痛也。共有九种，宜细辨之。

辨虚实，明轻重。

虚者喜按，得食则止，脉无力。实者拒按，得食愈痛，脉有力。二症各有轻重。

痛不通，气血壅。

痛则不通，气血壅滞也。

通不痛，调和奉。

通则不痛，气血调和也。高士宗云：通之之法，各有不同。调气以和血，调血以和气，通也。上逆者使之下行，中结者使之旁达，亦通也。虚者助之使通，寒者温之使通，无非通之之法也。若必以下泄为通，则妄矣。

一虫痛，乌梅圆。

虫痛，时痛时止，唇舌上有白花点，得食愈痛。虫为厥阴风木之化，宜乌梅丸。

二注痛，苏合研。

入山林古庙，及见非常之物，脉乍大乍小，两手若出两人，宜苏合丸，研而灌之。

三气痛，香苏专。

因大怒及七情之气作痛，宜香苏饮加元胡索二钱，七气汤亦妙。

又方，用百合一两，乌药三钱，水煎服。

四血痛，失笑先。

瘀血作痛，痛如刀割，或有积块。脉涩，大便黑。宜桃仁承气汤、失笑散。

五悸痛，妙香诠。

悸痛，即虚痛也。痛有作止，喜按，得食稍止，脉虚弱。宜妙香散，或理中汤加肉桂、木香主之。

六食痛，平胃煎。

食积而痛，嗳腐吞酸，其痛有一条杠起者，宜平胃散加山楂、谷芽主之。伤酒，再加葛根三钱，砂仁一钱。然新伤吐之、久伤下之为正法。

七饮痛，二陈咽。

停饮作痛，时吐清水，或胁下有水声，宜二陈汤加白术、泽泻主之；甚者十枣汤之类，亦可暂服。

八冷痛，理中全。

冷痛，身凉、脉细，口中和，宜理中汤加附子、肉桂主之。兼呕者，吴茱萸汤主之。

九热痛，金铃痊。

热痛，身热、脉数，口中热，宜金铃子、元胡索各二两，研末，黄酒送下二钱。名金铃子散，甚效。如热甚者，用黄连、栀子之类，入生姜汁治之。

腹中痛，照诸篇。

脐上属太阴，中脐属少阴，脐下属厥阴，两胁属少阳、厥阴之交界地面，宜分治之。然其大意，与上相同。

《金匮》法，可回天。

《金匮要略》中诸议论，皆死症求生之法。

诸方论，要拳拳。

《中庸》云："则拳拳服膺，而弗失之矣。"腹满痛而下利者，虚也。吐泻而痛，太阴证也，宜理中汤。雷鸣、切痛、呕吐者，寒气也，宜附子粳米汤。此以下利而知其虚也。腹满痛而大便闭者，实也。闭痛而不发热者，宜厚朴三物汤，专攻其里；闭痛而兼发热者，宜厚朴七物汤，兼通表里。闭痛、发热、痛连胁下、脉紧弦者，宜大黄附子汤，温下并行。此以便闭而知其实也。若绕脐疼痛，名寒疝，乌头煎之峻，不敢遽用，而当归生姜羊肉汤之妙，更不可不讲也。

又胸痹，非偶然。

胸膺之上，人身之太空也。宗气积于此，非偶然也。

薤白酒，妙转旋。

栝蒌薤白白酒汤或加半夏或加枳实、薤白桂枝汤之类，皆转旋妙用。

虚寒者，建中填。

心胸大寒痛，呕不能饮食，寒气上冲，有头足，不可触近，宜大建中汤主之。上、中二焦，为寒邪所痹，故以参姜启上焦之阳，合饴糖以建立中气，而又加椒性之下行，降逆上之气，复下焦之阳，为补药主方。

隔食反胃第八

膈食病，津液干。

方书名膈者，以病在膈上是也。又名隔者，以食物不下而阻隔也。津液干枯，为膈食病源。

胃脘闭，谷食难。

胃脘干枯闭小，水饮可行，食物难下。

时贤法，左归餐。

赵养葵用大剂六味汤主之。高鼓峰仿赵养葵之法，以六味加生地、当归主之。杨乘六用左归饮去茯苓加当归、生地。以左归饮中有甘草引入阳明，开展胃阴。去茯苓者，恐其旁流入坎，不如专顾阳明之为速效也。

胃阴展，贲门宽。

如膏如脂，叠积胃底，即胃阴也。久隔之人则胃阴亡矣。高鼓峰云：治膈，一阳明尽之，阳明者胃也。但使胃阴充拓，在上之贲门宽展，则食物入；在下之幽门、阑门滋润，则二便不闭，而膈症愈矣。

启膈饮，理一般。

启膈饮亦是和胃养阴之意。但此方泄肺气之郁，彼方救肾水之枯，一阴一阳，宜择用之。

推至理，冲脉干。

张石顽云：膈咽之间，交通之气不得降者，皆冲脉上行，逆气所作也。

大半夏，加蜜安。

冲脉不治，取之阳明。仲景以半夏降冲脉之逆，即以白蜜润阳明之燥，加人参以生既亡之津液，用甘澜水以降逆上之水液。古圣之经方，惟仲景知用之。

金匮秘，仔细看。

《金匮》明明用半夏，后人诸书，皆以半夏为戒。毁圣之说，倡自何人？君子恶之。

若反胃，实可叹。

食得入而良久反出，名为反胃。

朝暮吐，分别看。

朝食暮吐、暮食朝吐，与隔食症宜分别而药之。

乏火化，属虚寒。

王太仆云：食不得入，是有火也。食入反出，是无火也。此症属中焦、下焦火衰无疑。

吴萸饮，独附丸。

妙在吴萸镇厥阴逆气，配入甘温，令震坤合德，土木不害。生附子以百沸汤俟温，浸去盐，日换汤三次。三日外去皮，放地上，四面以砖围，外以炭火烧一时，则附子尽裂，乘热投于姜汁，又如法制之。大抵一斤附子配一斤姜汁，以姜汁干为度，研末蜜丸。以粟米稀粥送下二钱。

六君类，俱神丹。

六君子汤加姜附及附子理中汤之类。

气喘第九

喘促症，治分门。

气急而上奔，宜分别而治之。

鲁莽辈，只贞元。

贞元饮是治血虚而气无所附，以此饮济之、缓之。方中熟地、当归之润，所以济之。甘草之甘，所以缓之。常服调养之剂，非急救之剂也。今医遇元气欲脱上奔之症，每用此饮以速其危，良可浩叹！

阴霾盛，龙雷奔。

喘症多属饮病。饮为阴邪，非离照当空，群阴焉能退避。若地黄之类，附和其阴，则阴霾冲逆肆空，饮邪滔天莫救，而龙雷之火，愈因以奔腾矣。

实喘者，痰饮援。

喘症之实者，风寒不解，有痰饮而为之援，则咳嗽甚，而喘症作矣。

葶苈饮，十枣汤。

肺气实而气路闭塞为喘者，以葶苈大枣泻肺汤主之。咳嗽气喘，心下停饮，两胁满痛者，以十枣汤主之。

青龙辈，撤其藩。

此方解表，兼能利水，治内外合邪，以两撤之。

虚喘者，补而温。

虚喘，气促不能接续，脉虚细无力，温补二字，宜串看。有以温为补者，有以补为温者，切不可走于贞元一路，留滞痰涎也。

桂苓类，肾气论。

仲景云：气短有微饮者，宜从小便去之，桂苓术甘汤主之，肾气丸亦主之。

平冲逆，泄奔豚。

冲气上逆，宜小半夏加茯苓汤以降之。奔豚症初起，脐下动气，久则上逆冲心，宜茯苓桂枝甘草大枣汤以安之。

真武剂，治其源。

经云：其标在肺，其本在肾。真武汤为治喘之源也。

金水母，主诸坤。

肺属金而主上，肾属水而主下。虚喘为天水不交之危候，治病当求其本。须知天水一气，而位乎天水之中者，坤土也。况乎土为金母、金为水母，危笃之症，必以脾胃为主。

六君子，妙难言。

六君子汤加五味、干姜、北细辛，为治喘神剂。面肿加杏仁，面热如醉加大黄。此法时师闻之，莫不惊骇。能读《金匮》者，始知予言之不谬也。

他标剂，忘本根。

唯黑锡丹镇纳元气，为喘症必用之剂。此外，如苏子降气汤、定喘汤及沉香黑铅之类，皆是害人之物。

血症第十

血之道，化中焦。

经曰：中焦受气，取汁变化而赤，是谓血。

本冲任，中溉浇。

血之流溢，半随冲任而行于经络。

温肌腠，外逍遥。

血之流溢，半散于脉外而充肌腠皮毛。

六淫逼，经道摇。

六淫者，风、寒、暑、湿、燥、火也。经，常也。道，路也。言血所常行之路也。外邪伤之，则摇动。

宜表散，麻芍条。

外伤宜表散。东垣治一人，内蕴虚热，外感大寒而吐血，法仲景麻黄汤加补剂，名麻黄人参芍药汤，一服而愈。

七情病，溢如潮。

七情者，喜、怒、哀、惧、爱、恶、欲也。七情之动，出于五志。医书恒谓五脏各有火，五志激之则火动，火动则血随火而溢。然五志受伤既久，则火为虚火，宜以甘温之法治之。

引导法，草姜调。

甘草干姜汤如神，或加五味子二钱。火盛者加干桑皮三钱、小麦一两。时医因归脾汤有引血归脾之说，谓引血归脾即是归经。试问脾有多大，能容离经之血，成斗成盆，尽返而归于内，而不裂破乎？市医固无论矣，而以名医自负者，亦蹈此弊，实可痛恨。

温摄法，理中超。

理中汤加木香、当归煎服。凡吐血服凉药及滋润益甚，外有寒冷之象者，是阳虚阴走也，必用此方。血得暖则循行经络矣。此法出《仁斋直指》。

凉泻法，令瘀销。

火势盛，脉洪有力，寒凉之剂，原不可废。但今人于血症，每用藕节、黑栀、白及、旧墨之类以止涩之，致留瘀不散，以为咳嗽虚劳之基。《金匮》泻心汤，大黄倍于芩连，为寒以行瘀法；柏叶汤治吐不止，为温以行瘀法。二方为一温一寒之对子。

赤豆散，下血标。

粪前下血为近血，《金匮》用当归赤小豆散。

若黄土，实翘翘。

粪后下血为远血，《金匮》用黄土汤。

一切血，此方饶。

黄土汤，不独粪后下血方也。凡吐血、衄血、大便血、小便血、妇人血崩及血痢久不止，可以统治之。以此方暖中宫土脏，又以寒热之品互佐之，步步合法也。五脏有血，六腑无血。观剖诸兽腹心下夹脊，包络中多血，肝内多血，心、脾、肺、肾中各有血，六腑无血。近时以吐血多者，谓为吐胃血，皆耳食昔医之误。凡吐五脏血必死。若吐血、衄血、下血，皆是经络散行之血也。

水肿第十一

水肿病，有阴阳。

肿，皮肤肿大。初起目下有形如卧蚕，后渐及于一身，按之即起为水肿，按之陷而不起为气肿。景岳以即起为气，不起为水，究之气行水即行，水滞气亦滞，可以分，可以不必分也。只以阴水、阳水为分别。

便清利，阴水殃。

小便自利、口不渴属寒，名为阴水。

便短缩，阳水伤。

小便短缩，口渴属热，名为阳水。

五皮饮，元化方。

以皮治皮，不伤中气。方出华元化《中藏经》。

阳水盛，加通防。

五皮饮加木通、防己、赤小豆之类。

阴水盛，加桂姜。

五皮饮加干姜、肉桂、附子之类。

知实肿，萝枳商。

知者，真知其病情，而无两可之见。壮年，肿病骤起，脉实者，加萝卜子、枳实之类。

知虚肿，参术良。

老弱病久，肿渐成，脉虚者，加人参、白术之类。

兼喘促，真武汤。

肿甚，小便不利，气喘，尺脉虚者，宜真武汤暖土行水。间用桂苓甘术汤化太阳之气，守服十余剂。继用导水茯苓汤，二剂愈。今人只重加味肾气丸，而不知其补助阴气，反益水邪，不可轻服也。

从俗好，别低昂。

以上诸法，皆从俗也。然从俗中而不逾先民之矩矱，亦可以救人。

五水辨，《金匮》详。

病有从外感而成者，名风水；病从外感而成，其邪已渗入于皮，不在表而在里者，名皮水；病有不因于风，由三阴结而成水者，名正水；病有阴邪多而沉于下者，名石水；病有因风、因水伤心郁热，名黄汗。《金匮》最详，熟读全书，自得其旨，否则鲁莽误事耳。药方中精义颇详，宜细玩之。

补天手，十二方。

越婢汤、防己茯苓汤、越婢加白术汤、甘草麻黄汤、麻黄附子汤、杏子汤、蒲灰散、芪芍桂酒汤、桂枝加黄芪汤、桂甘姜枣麻辛附子汤、枳术汤、附方《外台》防己黄芪汤。

肩斯道，勿炎凉。

群言淆乱衷于圣，以斯道为己任，勿与世为浮沉，余有厚望焉。

卷之二

胀满蛊胀第十二 水肿参看

胀为病，辨实虚。

胀者，胀之于内也。虚胀，误攻则坏；实胀，误补则增。

气骤滞，七气疏。

七气汤，能疏通滞气。

满拒按，七物祛。

腹满拒按，宜《金匮》厚朴七物汤，即桂枝汤、小承气汤合用，以两解表里之实邪也。

胀闭痛，三物锄。

腹满而痛，若大便实者，宜《金匮》厚朴三物汤，行气中兼荡实法，以锄其病根。以上言实胀之治法。

若虚胀，且踌躇。

仔细诊视，勿轻下药。

中央健，四旁如。

喻嘉言云：执中央以运四旁，千古格言。

参竺典，大地舆。

土木无忤则为复，《佛经》以风轮主持大地，余于此悟到治胀之源头。

单腹胀，实难除。

四肢不肿，而腹大如鼓。

山风卦，指南车。

《周易》卦象，山风蛊。

《易》中旨，费居诸。

《易》曰：蛊，刚上而柔下，巽而止蛊。注：卦变、卦体，刚上柔下，上情高亢而不下接，下情退缩而不上交，两情不相通也。卦德，下巽上止，在下逡巡畏缩而无敢为之心。在上因循止息而无必为之志，庶事日以隳也。此言致蛊之由，医者参透此理，亦知蛊病之由。《易》又曰：蛊，元亨而天下治也。利涉大川，往有事也。先甲三日，后甲三日，终则有始天行也。注当蛊坏之日，有人以治之，以至于元亨，而天下之治，实始于此也。曰利涉大川者，言治蛊之人，宜涉险阻以济之。其止也，当矫之以奋发，其巽也，当矫之刚果，是往有事也。治之之道，必先甲三日以更始，后甲三日以图终，则拨乱反治，乱之终即治之始。终则有始，人事之挽回，即天运之循环，天行也。此言治蛊之事，医者参透此理，亦可以治蛊病矣。要知人身中胃属艮卦，不欲其一向苟止。肝属巽卦，不欲其一向卑巽，利涉大川，元亨前大有经济自新，丁宁涉川时，大费精神。能具此回天手段，而后无愧为上医。

暑症第十三

伤暑病，动静商。

夏月伤暑，分动静者，说本东垣。

动而得，热为殃。

得于长途赤日，身热如焚，面垢，体倦，口渴，脉洪而弱。

六一散，白虎汤。

六一散治一切暑症。白虎加人参者，以大汗不止，暑伤元气也；加苍术者，治身热足冷，以暑必挟湿也。

静而得，起贪凉。

处于高厦深室，畏热贪凉，受阴暑之气。

恶寒象，热逾常。

恶寒与伤寒同，而发热较伤寒倍盛。

心烦辨，切莫忘。

虽同伤寒，而心烦以别之；且伤寒脉盛，伤暑脉虚。

香薷饮，有专长。

香薷发汗利水，为暑症之专药也。有谓夏月不可用香薷，则香薷将用于何时也？

大顺散，从症方。

此治暑天畏热贪凉成病，非治暑也。此舍时从症之方。

生脉散，久服康。

此夏月常服之剂，非治病方也。

东垣法，防气伤。

暑伤元气，药宜从补，东垣清暑益气汤，颇超。

杂说起，道弗彰。

以上皆诸家之臆说。而先圣之道，反为之晦。若行道人，不可不熟记之，以资顾问。

若精蕴，祖仲师。

仲景《伤寒论》《金匮要略·痉湿暍篇》，字字皆精义奥蕴。

太阳病，旨在兹。

仲师谓太阳中暍，太阳二字，大眼目也。因人俱认为热邪，故提出太阳二字以喝醒之，寒暑皆为外邪，中于阳而阳气盛，则寒亦为热；中于阳而阳气虚，则暑亦为寒。若中于阴，无分寒暑，皆为阴证。如酷暑炎热，并无寒邪，反多阴证。总之，邪之中人，随人身之六气、阴阳、虚实而旋转变化，非必伤寒为阴，中暑为阳也。

经脉辨，标本歧。

师云：太阳中暍，发热者，病太阳而得标阳之气也。恶寒者，病太阳而得本寒之气也。身重而疼痛者，病太阳通体之经也。脉弦细芤迟者，病太阳通体之脉也。小便已洒洒然毛耸，手足逆冷者，病太阳本寒之气不得阳热之化也。小有劳身即热，口开、前板齿燥者，病太阳标阳之化不得阴液之滋也。此太阳中暍，标本经脉皆病。治当助其标本，益其经脉，若妄施汗下温针，则误矣。

临症辨，法外思。

愚按：借用麻杏石甘汤，治中暑头痛，汗出，气喘，口渴之外症。黄连阿胶鸡子黄汤，治心烦不得卧之内症，至柴胡、栀子、承气等汤，俱可取用。师云：渴者与猪苓汤。又云：瘀热在里，用麻连轺豆汤，育阴利湿，俱从小便而出。此法外之法，神而明之，存乎其人焉。

方两出，大神奇。

暑之中人，随人之阴阳、虚实为旋转变化。如阳脏多火，暑即寓于火之中，为汗出而烦渴，师有白虎加人参之法。如阴脏多湿，暑即伏于湿之内，为身热、疼重、脉微弱，师以夏月伤冷水，水行皮肤所致。指暑病以湿为病，治以一物瓜蒂汤，令水去而湿无所依，而亦解也。

泄泻第十四

湿气胜，五泻成。

《书》云，湿成五泄。

胃苓散，厥功宏。

胃苓散暖脾、平胃、利水，为泄泻之要方。

湿而冷，萸附行。

胃苓散加吴茱萸、附子之类，腹痛，加木香。

湿而热，连芩程。

胃苓散加黄芩、黄连，热甚，去桂枝加干葛。

湿挟积，曲楂迎。

食积，加山楂、神曲，酒积，加葛根。

虚兼湿，参附苓。

胃苓散加人参、附子之类。

脾肾泻，近天明。

五更以后泻者，肾虚也。泻有定时者，土主信，脾虚也，故名脾肾泻，难治。

四神服，勿纷更。

四神丸加白术、人参、干姜、附子、茯苓、罂粟壳之类为丸，久服方效。

恒法外，《内经》精。

照此法治而不愈者，宜求之《内经》。

肠脏说，得其情。

肠热脏寒，肠寒脏热。《内经》精义，张石顽颇得其解。

泻心类，特丁宁。

诸泻心汤张石顽俱借来治泻，与《内经》之旨颇合，详载《医学从众录》。

眩晕第十五

眩晕症，皆属肝。

《内经》云：诸风掉眩，皆属于肝。

肝风木，相火干。

厥阴为风木之脏，厥阴风木为少阳相火所居。

风火动，两动抟。

风与火皆属阳而主动，两动相抟，则为旋转。

头旋转，眼纷繁。

此二句，写眩晕之象也。

虚痰火，各分观。

仲景主痰饮。丹溪宗河间之说，谓无痰不眩，无火不晕。《内经》云：精虚则眩。又云：肾虚则头重高摇，髓海不足则脑转耳鸣。诸说不同如此。

究其旨，总一般。

究其殊途同归之旨，木动则生风，风生而火发，故河间以风火立论也。风生必挟木势而克土，土病则聚液而成痰，故仲景以痰饮立论、丹溪以痰火立论也。究之肾为肝母，肾主藏精，精虚则脑空，脑空则旋转而耳鸣，故《内经》以精虚及髓海不足立论也。言虚者言其病根，言实者言其病象，其实一以贯之也。

痰火亢，大黄安。

寸脉滑，按之益坚者，为上实。丹溪用大黄一味，酒炒三遍为末，茶调下一二钱。

上虚甚，鹿茸餐。

寸脉大，按之即散者，为上虚，宜鹿茸酒。鹿茸生于头，取其以类相从，且入督脉而通于脑，每用半两酒煎去滓，入麝香少许服。或用补中益气汤及芪术膏之类。此症如钩藤、天麻、菊花之类，俱可为使。

欲下取，求其端。

端，头也，谓寻到源头也。欲荣其上，必灌其根，古人有上病下取法。

左归饮，正元丹。

左归饮加肉苁蓉、川芎、细辛甚效。正元丹亦妙。

呕哕吐第十六呃逆附

呕吐哕，皆属胃。

呕字从沤，沤者，水也，口中出水而无食也。吐字从土，土者，食也，口中吐食而无水也。呕吐者，水与食并出也。哕者，口中有秽味也，又谓之干呕。口中有秽味，未有不干呕也。呃逆者，气冲有声，声短而频也。其病皆属于胃。

二陈加，时医贵。

二陈汤倍生姜，安胃降逆药也。寒加丁香、砂仁；若热加黄连、鲜竹茹、石斛之类。

玉函经，难仿佛。

寒热攻补，一定不移。

小柴胡，少阳谓。

寒热往来而呕者，属少阳也。

吴茱萸，平酸味。

吴茱萸汤治阳明食谷欲呕者，又治少阴证吐利、手足逆冷、烦躁欲死者，又治干呕吐涎沫者。此症呕吐，多有酸味。

食已吐，胃热沸。

食已即吐，其人胃素有热，食复入，两热相冲，不得停留。

黄草汤，下其气。

大黄甘草汤治食已即吐。《金匮》云：欲吐者，不可下之。又云：食已即吐者，大黄甘草汤下之。何也？曰：病在上而欲吐，宜因而越之。若逆之使下，则必愦乱益甚，若既吐矣，吐而不已，是有升无降，当逆折之。

食不入，火堪畏。

王太仆云：食不得入，是有火也。

黄连汤，为经纬。

喻嘉言用进退黄连汤，柯韵伯用干姜黄连黄芩人参汤，推之泻心汤亦可借用，以此数汤为经纬。

若呃逆，代赭汇。

代赭旋覆汤治噫气，即治呃逆。若久病呃逆，为胃气将绝，用人参一两，干姜、附子各三钱，丁香、柿蒂各一钱，可救十中之一。

癫狂痫第十七

重阳狂，重阴癫。

《内经》云：重阳者狂，重阴者癫。

静阴象，动阳宣。

癫者，笑哭无时，语言无序，其人常静。狂者，詈骂不避亲疏，其人常动。

狂多实，痰宜蠲。

蠲除顽痰，滚痰丸加乌梅、朱砂治之，生铁落饮、当归承气汤亦妙。

癫虚发，石补天。

磁朱丸是炼石补天手法，骆氏《内经拾遗》用温胆汤。

忽搐搦，痫病然。

手足抽掣，猝倒无知，忽作忽止，病有间断，故名曰痫。

五畜状，吐痰涎。

肺如犬吠，肝如羊嘶，心如马鸣，脾如牛吼，肾如猪叫，每发必口角流涎。

有生病，历岁年。

由母腹中受惊，积久失调，一触而发。病起于有生之初，非年来之新病也。《内经拾遗》用温胆汤，柯韵伯用磁朱丸。

火气亢，芦荟平。

火气亢，必以大苦大寒之剂以降之，宜当归芦荟丸。

痰积痼，丹矾穿。

丹矾丸能穿入心包络，导其痰涎从大便而出，然不如磁朱丸之妥当。

三症本，厥阴愆。

以上治法，时医习用而不效者，未知其本在于厥阴也。厥阴属风木 与少阳相火同居。厥阴之气逆，则诸气皆逆。气逆则火发，火发则风生。风生则挟木势而害土，土病则聚液而成痰。痰成必归迸入心，为以上诸症。

体用变，标本迁。

其本阴，其体热。

伏所主，所因先。

伏其所主，先其所因。

收散互，逆从连。

或收或散，或逆或从，随所利而行之。

和中气，妙转旋。

调其中气，使之和平。自伏所主至此，其小注俱《内经》本文。转旋，言心手灵活也，其要旨在调其中气二句。中气者，土气也。治肝不应，当取阳明，制其侮也。

悟到此，治立痊。

症虽可治，而任之不专，亦无如之何矣。

五淋癃闭赤白浊遗精第十八

五淋病，皆热结。

淋者，小便痛涩淋沥，欲去不去，欲止不止是也。皆热气结于膀胱。

膏石劳，气与血。

石淋下如沙石；膏淋下如膏脂；劳淋从劳力而得；气淋气滞不通、脐下闷痛；血淋瘀血停蓄、茎中割痛。

五淋汤，是秘诀。

石淋以此汤煎送发灰、滑石、石首鱼头内石研末。膏淋合萆薢分清饮，气淋加荆芥、香附、生麦芽，不愈再加升麻或用吐法。劳淋合补中益气汤。血淋加牛膝、郁金、桃仁，入麝香少许，温服。

败精淋，加味啜。

过服金石药，与老人阳已痿，思色以降其精，以致内败而为淋，宜前汤加萆薢、石菖蒲、菟丝子以导之。

外冷淋，肾气咽。

五淋之外，又有冷淋。其症外候恶冷，喜饮热汤，宜加味肾气丸以盐汤咽下。

点滴无，名癃闭。

小便点滴不通，与五淋之短缩不同。

气道调，江河决。

前汤加化气之药，或吞滋肾丸多效。《孟子》云：若决江河，沛然莫之能御也。引来喻小便之多也。

上窍通，下窍泄。

如滴水之器，闭其上而倒悬之，点滴不能下也。去其上闭，而水自通。宜服补中益气汤，再服以手探吐。

外窍开，水源凿。

又法：启其外窍，即以开其内窍。麻黄力猛，能通阳气于至阴之地下；肺气主皮毛，配杏仁以降气下达州都，导水必自高原之义也，以前饮加此二味甚效。夏月不敢用麻黄，以苏叶、防风、杏仁等分，水煎服，温覆微汗，水即利矣。虚人以人参、麻黄各一两，水煎服，神效。

分利多，医便错。

愈利愈闭矣。

浊又殊，窍道别。

淋出溺窍，浊出精窍。

前饮投，精愈涸。

水愈利而肾愈虚矣。

肾套谈，理脾恪。

治浊只用肾家套药，不效。盖以脾主土，土病湿热下注，则小水浑浊。湿胜于热则为白浊，热甚于湿则为赤浊，湿热去则浊者清矣。

分清饮，佐黄柏。

萆薢分清饮加苍术、白术，再加黄柏，苦以燥湿，寒以除热。

心肾方，随补缀。

六八味丸加龙、牡，肾药也。四君子汤加远志，心药也。心肾之药与前饮间服。

若遗精，另有设。

与浊病又殊。

有梦遗，龙胆折。

有梦而遗，相火旺也。余每以龙胆泻肝汤送下五倍子丸二钱，多效。张石顽云：肝热则火淫于内，魂不内守，故多淫梦失精。又云：多是阴虚阳扰，其作必在黎明阳气发动之时，可以悟矣。妙香散甚佳。

无梦遗，十全设。

无梦而遗，是气虚不能摄精，宜十全大补汤，加龙骨、牡蛎、莲须、五味子、黄柏，为丸常服。

坎离交，亦不切。

时医遇此症，便云心肾不交，用茯苓、远志、莲子、枣仁之类，未中病情，皆不切之套方也。

疝气第十九

疝任病，归厥阴。

经云：任脉为病，外结七疝，女子带下瘕聚。丹溪专治厥阴者，以肝主筋，又主痛也。

寒筋水，气血寻。

寒疝、水疝、筋疝、气疝、血疝。

狐出入，癞顽麻。

狐疝，卧则入腹，立则出腹。癞疝大如升斗，顽麻不痛。

专治气，景岳箴。

景岳云：疝而曰气者，病在气也。寒有寒气，热有热气，湿有湿气，逆有逆气，俱当兼用气药也。

五苓散，加减斟。

《别录》以此方加川楝子、木通、橘核、木香，通治诸疝。

茴香料，著医林。

三层茴香丸治久疝，虽三十年之久，大如栲栳，皆可消散。

痛不已，须洗淋。

阴肿核中痛，《千金翼》用雄黄一两，矾石二两，甘草一尺，水一斗，煮二升洗之，如神。

痰饮第二十

痰饮源，水气作。

水气上逆，得阳煎熬则稠而成痰，得阴凝聚则稀而成饮。然水归于肾而受制于脾，治者必以脾肾为主。

燥湿分，治痰略。

方书支离不可听，只以燥湿为辨，燥痰宜润肺，湿痰宜温脾，握要之法也。宜参之“虚劳”“咳嗽”等篇。或老痰宜王节斋化痰丸，实痰怪痰宜滚痰丸之类。

四饮名，宜斟酌。

《金匮》云：其人素盛今瘦，水走肠间，沥沥有声，谓之痰饮。注：即今之久咳痰喘是也。饮后水流胁下，咳唾引痛，谓之悬饮。注：即今之停饮胁痛症也。饮水流行，归于四肢，当汗出而不汗出，身体疼重，谓之溢饮。注：即今之风水、水肿症也。咳逆倚息，气短不得卧，其形如肿，谓之支饮。注：即今之停饮喘满不得卧症也。又，支饮，偏而不中正也。

参五脏，细量度。

四饮犹未尽饮邪之为病也，凡五脏有偏虚之处，而饮留之。言脏不及腑者，腑属阳，在腑则行矣。《金匮》曰：水在心，心下坚筑短气，恶水不欲饮。水在肺，吐涎沫欲饮水。水在脾，少气，身重。水在肝，胁下支满，嚏而痛。水在肾，心下悸。

补和攻，视强弱。

宜补、宜攻、宜和，视乎病情，亦视乎人之本体强弱而施治也。

十六方，各凿凿。

苓桂术甘汤、肾气丸、甘遂半夏汤、十枣汤、大青龙汤、小青龙汤、木防己汤、木防己加茯苓芒硝汤、泽泻汤、厚朴大黄汤、葶苈大枣泻肺汤、小半夏汤、己椒苈黄丸、小半夏加茯苓汤、五苓散，附《外台》茯苓饮。

温药和，博返约。

《金匮》云：病痰饮者，当以温药和之。忽揭出“温药和之”四字，即金针之度也。盖痰，水病也，水归于肾，而受制于脾；欲水由地中行而归其壑者，非用温药以化气不可也；欲水不泛溢而筑以堤防者，非用温药以补脾不可也。如苓桂术甘汤、肾气丸、小半夏汤、五苓散之类，皆温药也。即如十枣汤之十枚大枣，甘遂半夏汤之半升白蜜，木防己汤之参、桂，葶苈汤之大枣，亦寓温和之意。至于攻下之法，不过一时之权宜，而始终不可离温和之旨也。

阴霾除，阳光灼。

饮为阴邪，必使离照当空，而群阴方能退散。余用参苓术附加生姜汁之类取效。

滋润流，时医错。

方中若杂以地黄、麦冬、五味，附和其阴，则阴霾冲逆肆空，饮邪滔天莫救矣，即肾气丸亦宜慎用。

真武汤，水归壑。

方中以茯苓之淡以导之，白术之燥以制之，生姜之辛以行之，白芍之苦以泄之，得附子本经之药，领之以归其壑。

白散方，窥秘钥。

《三因》白散之妙，喻嘉言解之甚详，见于《医门法律·中风门》。

消渴第二十一

消渴症，津液干。

口渴不止为上消，治以人参白虎汤。食入即饥为中消，治以调胃承气汤。饮一溲一，小便如膏为下消，治以肾气丸。其实皆津液干之病也，赵养葵变其法。

七味饮，一服安。

赵养葵云：治消症无分上、中、下，但见大渴、大燥，须六味丸料一斤、肉桂一两、五味子一两，水煎六七碗，恣意冷饮之，睡熟而渴如失矣。白虎、承气汤，皆非所治也。

《金匮》法，别三般。

能食而渴者，重在二阳论治。以手太阳主津液，足太阳主血也。饮一溲一者，重在少阴论治。以肾气虚不能收摄，则水直下趋，肾气虚不能蒸动，则水不能上济也。不能食而气冲者，重在厥阴论治。以一身中唯肝火最横，燔灼无忌，耗伤津液，而为消渴也。《金匮》论消渴，开口即揭此旨，以补《内经》之未及，不必疑其错简也。

二阳病，治多端。

劳伤荣卫，渐郁而为热者，炙甘草汤可用，喻嘉言清燥汤即此汤变甘温为甘寒之用也。热气蒸胸者，人参白虎汤可用，《金匮》麦门冬汤即此汤变甘寒而为甘平之用也。消谷大坚者，麻仁丸加当归、甘草、人参可用，妙在滋液之中，攻其坚也。盖坚则不能消水，如以水投石，水去而石自若也。消症属火，内郁之火本足以消水，所饮之水本足以济渴。只缘胃中坚燥，全不受水之浸润，转从火热之势，急走膀胱，故小便愈数而愈坚，愈坚而愈消矣。此论本喻嘉言，最精。

少阴病，肾气寒。

饮水多，小便少，名上消。食谷多，而大便坚，名食消，亦名中消。上中二消属热。唯下消症饮一溲一，中无火化，可知肾气之寒也，故用肾气丸。

厥阴病，乌梅丸。

方中甘、辛、苦、酸并用。甘以缓之，所以遂肝之志也。辛以散之，所以悦肝之神也。苦以降之，则逆上之火，顺而下行矣。酸以收之，以还其曲直作酸之本性，则率性而行所无事矣。故此丸为厥阴证之总剂。治此证除此丸外，皆不用苦药，恐苦从火化也。

变通妙，燥热餐

有脾不能为胃行其津液，肺不能通调水道而为消渴者。人但知以清润治之，而不知脾喜燥而肺恶寒。试观泄泻者必渴，此因水精不能上输而惟下泄故尔。以燥脾之药治之，水液上升，即不渴矣。余每用理中汤倍白术加栝蒌根，神效。

伤寒瘟疫第二十二

伤寒病，极变迁。

太阳主一身之表，司寒水之经。凡病自外来者，皆谓伤寒，非寒热之寒也。变迁者，或三阳，或三阴，或寒化，或热化，及转属、合并之异。

六经法，有真传。

太阳寒水，其经主表，编中备发汗诸法。阳明燥金，其经主里，编中备攻里诸法。少阳相火，其经居表里之界，所谓阳枢也，编中备和解诸法。太阴湿土，经阴而主寒，编中备温补诸法。少阴君火，标本寒热不同，所谓阴枢也，编中寒热二法并立。厥阴风木，木中有火而主热，编中备清火诸法。虽太阳亦有里证，阳明亦有表证，太阴亦有热证，厥阴亦有寒证，而提纲却不在此也。

头项病，太阳编。

三阳俱主表，而太阳为表中之表也。论以头痛、项强、发热、恶寒为提纲，有汗宜桂枝汤，无汗宜麻黄汤。

胃家实，阳明编。

阳明为表中之里，主里实证，宜三承气汤。论以胃家实为提纲。又鼻干、目痛、不眠为经病。若恶寒、头痛，为未离太阳。审其有汗、无汗，用桂枝、麻黄法。无头痛、恶寒，但见壮热、自汗、口渴，为已离太阳，宜白虎汤。仲景提纲不以此者，凡解表诸法，求之太阳；攻里诸法，求之阳明，立法之严也。

眩苦呕，少阳编。

少阳居太阳阳明之界，谓之阳枢，寒热相杂。若寒热往来于外，为胸胁满烦，宜大小柴胡汤。若寒热互搏于中，呕吐腹痛，宜黄连汤。痞满呕逆，宜半夏泻心汤。拒格食不入，宜干姜黄连人参汤。若邪全入于胆腑，下攻于脾为自利，宜黄芩汤。上逆于胃，利又兼呕，宜黄芩加半夏生姜汤。论以口苦、咽干、目眩为提纲。

吐利痛，太阴编。

太阴湿土，为纯阴之脏，从寒化者多，从热化者少，此经主寒证而言，宜理中汤、四逆汤为主，第原本为王叔和所乱耳。论以腹中满、吐食、自利不渴、手足自温、腹时痛为提纲。

但欲寐，少阴编。

少阴居太阴厥阴之界，谓之阴枢，有寒有热。论以脉微细，但欲寐为提纲。寒用麻黄附子细辛汤、麻黄附子甘草汤及白通汤、通脉四逆汤；热用猪苓汤、黄连鸡子黄汤及大承气汤诸法。

吐蛔渴，厥阴编。

厥阴，阴之尽也。阴尽阳生，且属风木。木中有火，主热证而言。论以消渴、气上冲心、心中疼热、饥不欲食、食则吐蛔、下之利不止为提纲，乌梅丸主之。自利下重，饮水者，白头翁汤主之。凡一切宜发表法，备之太阳；一切宜攻里法，备之阳明；一切宜和解法，备之少阳；一切宜温补法，备之太阴；一切宜寒凉法，备之厥阴；一切寒热兼用法，备之少阴。此仲景《伤寒论》之六经与《内经·热病论》之六经不同也。

长沙论，叹高坚。

仰之弥高，钻之弥坚。

存津液，是真诠。

存津液是全书宗旨，善读书者，读于无字处。如桂枝汤甘温以解肌养液也。即麻黄汤直入皮毛，不加姜之辛热，枣之甘壅。从外治外，不伤营气，亦养液也。承气汤急下之，不使邪火灼阴，养液也。即麻黄附子细辛汤，用附子以固少阴之根，令津液内守，不随汗涣，亦养液也。麻黄附子甘草汤，以甘草易细辛，缓麻黄于中焦，取水谷之津而为汗，毫不伤阴，更养液也。推之理中汤、五苓散，必啜粥饮。小柴胡汤、吴茱萸汤皆用人参，何一而非养液之法乎？

汗吐下，温清悬。

在表宜汗，在胸膈宜吐，在里宜下。寒者温之，热者清之。

补贵当，方而圆。

虚则补之，合上为六法。曰方而圆者，言一部《伤寒论》全是活法。

规矩废，甚于今。

自王叔和而后，注家多误。然亦是非参半，今则不知《伤寒论》为何物，规矩尽废矣。

二陈尚，九味寻。

人皆曰二陈汤为发汗平稳之剂，而不知茯苓之渗，半夏之涩，皆能留邪生热，变成谵语、不便等症。人皆曰九味羌活汤视麻、桂二汤较妥，而不知太阳病重，须防侵入少阴。此方中有芩、地之苦寒，服之不汗，恐苦寒陷入少阴，变成脉沉细但欲寐之症。服之得汗，恐苦寒戕伐肾阳，阳虚不能内固，变成遂漏不止之症。时医喜用此方，其亦知此方之流弊，害人匪浅也。

香苏外，平胃临。

香苏饮力量太薄，不能驱邪尽出，恐余邪之传变多端。平胃散为燥湿消导之剂，仲景从无燥药发汗之法。且外邪未去，更无先攻其内法。

汗源涸，耗真阴。

阴者，阳之家也。桂枝汤之芍药及啜粥，俱是滋阴以救汗源。麻黄汤之用甘草与不啜粥，亦是保阴以救汗源。景岳误认其旨，每用归、地，贻害不少。

邪传变，病日深。

治之得法，无不即愈，若逆症、坏症，过经不愈之症，皆误治所致也。

目击者，实痛心。

人之死于病者少，死于药者多。今行道人先学利口，以此药杀人，即以此药得名，是可慨也。

医医法，脑后针。

闻前辈云，医人当先医医。以一医而治千万人，不过千万人计耳。救一医便救千万人，救千万医便救天下后世无量恒河沙数人耳。余所以于医者脑后，痛下一针。

若瘟疫，治相侔。

四时不正之气，及方土异气，病人秽气，感而成病，则为瘟疫。虽有从经络入、从口鼻入之分，而见证亦以六经为据，与伤寒同。

通圣散，两解求。

仲师于太阳条，独挈出发热不恶寒而渴为温病，是遵《内经》“人伤于寒，则为热病；冬伤于寒，春必病温；先夏至日为病温，后夏至日为病暑”之三说也。初时用麻杏甘石汤，在经用白虎加人参汤，入里用承气汤及太阴之茵陈蒿汤，少阴之黄连阿胶汤、猪苓汤，厥阴之白头翁汤等，皆其要药，究与瘟疫之病不同也。瘟疫之病，皆新感乖戾之气而发，初起若兼恶寒者，邪从经络入，用人参败毒散为匡正托邪法。初起若兼胸满、口吐黄涎者，邪从口鼻入，用藿香正气散为辛香解秽法。唯防风通圣散，面面周到，即初起未必内实，而方中之硝黄，别有妙用，从无陷邪之害。若读仲师书死于句下者，闻之无不咋舌，而不知其有利无弊也。

六法备，汗为尤。

汗、吐、下、温、清、补，为治伤寒之六法。六法中唯取汗为要，以瘟疫得汗则生，不得汗则死。汗期以七日为准，如七日无汗，再俟七日以汗之。又参论仲圣法，以吐之、下之、温之、清之、补之，皆所以求其汗也。详于《时方妙用》中。

达原饮，昧其由。

吴又可谓，病在膜原，以达原饮为首方，创异说以欺人，实昧其病由也。

司命者，勿逐流。

医为人之司命，熟读仲圣书而兼临症之多者，自有定识，切不可随波逐流。

妇人经产杂病第二十三

妇人病，四物良。

与男子同，唯经前产后异耳。《济阴纲目》以四物汤加香附、炙甘草为主，凡经前产后，俱以此出入加减。

月信准，体自康。

经水一月一至，不愆其期，故名月信。调经则体自康。

渐早至，药宜凉。

血海有热也，宜加味四物汤，加续断、地榆、黄芩、黄连之类。

渐迟至，重桂姜。

血海有寒也，宜加味四物汤，加干姜、肉桂之类；甚加附子。

错杂至，气血伤。

经来或早或迟不一者，气血虚而经乱也，宜前汤加人参、白术、黄芪之类。

归脾法，主二阳。

《内经》云：二阳之病发心脾，有不得隐曲，为女子不月，宜归脾汤。

兼郁结，逍遥长。

郁气伤肝，思虑伤脾，宜加味逍遥散。

种玉者，即此详。

种子必调经，以归脾汤治其源，以逍遥散治其流，并以上诸法皆妙，不必他求。唯妇人体肥厚者，恐子宫脂满，另用二陈汤，加川芎、香附为丸。

经闭塞，禁地黄。

闭塞脉实，小腹胀痛，与二阳病为女子不月者不同。虽四物汤为妇科所不禁，而经闭及积瘀实症，宜去地黄之濡滞，恐其护蓄，血不行也。加醋炒大黄二钱，桂一钱，桃仁二钱，服五六剂。

孕三月，六君尝。

得孕三月之内，多有呕吐、不食，名恶阻，宜六君子汤。俗疑半夏碍胎，而不知仲师惯用之妙品也。高鼓峰云：半夏合参术为安胎、止呕、进食之上药。

安胎法，寒热商。

四物汤去川芎为主。热加黄芩、白术、续断，寒加艾叶、阿胶、杜仲、白术。大抵胎气不安，虚寒者多。庸医以“胎火”二字惑人，误人无算。

难产者，保生方。

横生倒产，浆水太早，交骨不开等症，宜保生无忧散。

开交骨，归芎乡。

交骨不开，阴虚故也，宜加味芎归汤。

血大下，补血汤。

胎，犹舟也；血，犹水也。水满则舟浮，血下太早，则干涸而胎阻矣，宜当归补血汤，加附子三钱。欲气旺则血可速生，且欲气旺而推送有力，如附子者取其性急，加酒所以速芪、归之用也。保生无忧散治浆水未行，此方治浆水过多，加味归芎汤治交骨不开。三方鼎峙，不可不知。

脚小指，艾火炀。

张文仲治妇人横产手先出，诸般符药不效，以艾火如小麦大，灸产妇右脚小指头尖，下火立产。

胎衣阻，失笑匡。

胎衣不下，宜以醋汤送失笑散三钱，即下。

产后病，生化将。

时医相传云：生化汤加减，治产后百病。若非由于停瘀而误用之，则外邪反入于血室，中气反因以受伤，危症蜂起矣。慎之，慎之！

合诸说，俱平常。

以上相沿之套法，轻病可愈，治重病则不效。

资顾问，亦勿忘。

商治时，不与众医谈到此法，反为其所笑。

精而密，长沙室。

《金匮要略》第二十卷、第二十一卷、第二十二卷，义精而法密。

妊娠篇，丸散七。

《妊娠篇》凡十方，丸散居七，汤居三。盖以汤者，荡也。妊娠以安胎为主，攻，补俱不宜骤，故缓以图之，即此是法。

桂枝汤，列第一。

此汤表证得之为解肌和营卫，内症得之为化气调阴阳，今人只知为伤寒首方。此于《妊娠篇》列为第一方，以喝醒千百庸医之梦，亦即是法。师云：妇人得平脉，阴脉小弱，其人渴，不能食，无寒热，名妊娠，桂枝汤主之。注：阴搏阳别为有子，今反云阴脉弱小，是孕只两月，蚀下焦之气，不能作盛势也，过此则不然。妊娠初得，上下本无病，因子室有凝，气溢上下，故但以芍药一味固其阴气，使子得上溢。以桂、姜、甘、枣扶上焦之阳，而和其胃气，但令上焦之阳气充，能御相侵之阴气足矣。未尝治病，正所以治病也。

附半姜，功超轶。

时医以半夏、附子坠胎不用，干姜亦疑其热而罕用之，而不知附子补命门之火以举胎，半夏和胃气以安胎，干姜暖土脏，使胎易长。俗子不知。

内十方，皆法律。

桂枝汤治妊娠，附子汤治腹痛小腹如扇，茯苓桂枝丸治三月余漏下，动在脐上为癥瘕，当归芍药散治怀妊腹中疞痛，干姜人参半夏丸治妊娠呕吐不止，当归贝母苦参丸治妊娠小便难。当归散妊娠常服，白术散妊娠养胎，方方超妙，用之如神。惟妊娠有水气、身重、小便不利、恶寒、起即头眩，用葵子茯苓散，不能无疑。

产后篇，有神术。

共九方。

小柴胡，首特笔。

妊娠以桂枝汤为第一方，产后以小柴胡汤为第一方，即此是法。新产妇人有三病，一者病痉，二者病郁冒，三者大便难。产妇郁冒，脉微弱，呕不能食，大便反坚，但头汗出者，以小柴胡汤主之。

竹叶汤，风痉疾。

《金匮》云：产后中风，发热，面正赤，喘而头痛，竹叶汤主之。钱院使注云：中风之下当有"病痉者"三字。按：庸医于此症，以生化汤加姜、桂、荆芥、益母草之类，杀人无算。

阳旦汤，功与匹。

即桂枝汤增桂加附子，《活人》以桂枝汤加黄芩者误也。风乘火势，火借风威，灼筋而成痉，宜竹叶汤。若数日之久，恶寒症尚在，则为寒风，宜此汤。二汤为一热一寒之对子。师云：产后风持续数十日不解，头微痛，恶寒，时时有热，心下闷，干呕，汗出，虽久，阳旦证续在者，可与阳旦汤。

腹痛条，须详悉。

此下八句，皆言腹痛不同，用方各异。

羊肉汤，疞痛谧。

疞痛者，痛之缓也，为虚证。

痛满烦，求枳实。

满烦不得卧，里实也，宜枳实芍药散。二味无奇，妙在以麦粥下之。

着脐痛，下瘀吉。

腹中有瘀血，著于脐下而痛，宜下瘀血汤。

痛而烦，里热窒。

小腹痛虽为停瘀，而不大便，日晡烦躁，谵语，非停瘀专症也。血因热裹而不行，非血自结于下，但攻其瘀而可愈也。《金匮》以大承气汤攻热。

攻凉施，毋固必。

攻有大承气汤，凉有竹皮大丸、白头翁加甘草阿胶汤。《金匮》云：病解能食，七八日更发热者，此为胃实，大承气汤主之。又云：妇人乳中虚，烦乱呕逆，安中益气，竹皮大丸主之。又云：产后下利虚极，白头翁加甘草阿胶汤主之。读此，知丹溪产后以大补气血为主，余以末治之说，为大谬也。

杂病门，还熟读。

《金匮》妇人杂病，以“因虚、积冷、结气”六字为纲，至末段谓千变万端，总出于阴阳虚实。而独以弦紧为言者，以经阻之始。大概属寒，气结则为弦，寒甚则为紧，以此为主，而参之兼脉可也。

二十方，效俱速。

随证详，难悉录。

唯温经，带下服。

十二瘕、九痛、七害、五伤、三痼共三十六种。因经致病，统名曰带下，言病在带脉，非近时赤白带下之说也。温经汤治妇人年五十，前阴下血、暮发热、手掌烦热、腹痛、口干云云，其功实不止此也。

甘麦汤，脏躁服。

《金匮》云：妇人脏躁，悲伤欲哭，象如神灵所作，数欠伸，甘麦大枣汤主之。

药到咽，效可卜。

闽中诸医，因余用此数方奇效，每缮录于读本之后，亦医风之将转也，余日望之。

道中人，须造福。

小儿第二十四

小儿病，多伤寒。

喻嘉言曰：方书谓小儿八岁以前无伤寒，此胡言也。小儿不耐伤寒，初传太阳一经，早已身强多汗，筋脉牵动，人事昏沉，势已极于本经，误药即死，无由见其传经，所以谓其无伤寒也。俗云惊风皆是。

稚阳体，邪易干。

时医以稚阳为纯阳，生死关头，开手便错。

凡发热，太阳观。

太阳主身之表，小儿腠理未密，最易受邪。其症头痛、项强、发热、恶寒等，小儿不能自明，唯发热一扪可见。

热未已，变多端。

喻嘉言曰：以其头摇手动也，而立抽掣之名；以其卒口噤、脚挛急也，而立目斜、心乱、搐搦之名；以其脊强背反也，而立角弓反张之名；造出种种不同名目，谓为惊风。而用攻痰、镇惊、清热之药，投之立死矣。不知太阳之脉起于目内眦，上额交巅入脑，还出别下项，夹脊抵腰中，是以见上诸症。当时若以桂枝汤照法服之，则无余事矣。

过此失治，则变为痉症，无汗用桂枝加葛根汤，有汗用桂枝加栝蒌根汤，此太阳而兼阳明之治也。抑或寒热往来，多呕，以桂枝汤合小柴胡汤或单用小柴胡汤，此太阳而兼少阳之治也。

太阳外，仔细看。

喻嘉言云：三日即愈为贵，若待经尽方解，必不能耐矣。然亦有耐得去而传他经者，亦有即时见他经之症者，宜细认之。

遵法治，危而安。

遵六经提纲之法而求之，详于《伤寒论》。

若吐泻，求太阴。

太阴病以吐食、自利、不渴、手足自温、腹时痛为提纲，以理中汤主之。

吐泻甚，变风淫。

吐泻不止，则土虚而木邪乘之。《左传》云：风淫末疾。末，四肢之末也。即抽掣挛急之象。

慢脾说，即此寻。

世谓慢脾风多死，而不知即太阴伤寒也。有初时即伤于太阴者，有渐次传入太阴者，有误用神曲、麦芽、山楂、莱菔子、枳壳、葶苈、大黄、栝蒌、胆南星等药，陷入太阴者。既入太阴，其治同也。如吐泻后，冷汗不止，手足厥逆，理中汤加入附子，或通脉四逆汤、白通汤佐之，此太阴而兼少阴之治也。如吐泻，手足厥冷，烦躁欲死，不吐食而吐涎沫，服理中汤不应，宜吴茱萸汤佐之，此太阴而兼厥阴之治也。若三阴热化之证，如太阴腹时痛时止，用桂枝加芍药汤；大便实而痛，用桂枝加大黄汤。少阴之咳而呕渴，心烦不得眠，宜猪苓汤；心中烦、不得卧，宜黄连阿胶汤。厥阴之消渴、气冲、吐蛔、下利，宜乌梅丸；下利后重，喜饮水，用白头翁汤等症，亦间有之。熟《伤寒论》者自知，而提纲不在此也。

阴阳证，二太擒。

三阳独取太阳，三阴独取太阴，擒贼先擒王之手段也。太阳、阳明、少阳为三阳，太阴、少阴、厥阴为三阴。

千古秘，理蕴深。

喻嘉言通禅理，后得异人所授，独得千古之秘。胡卣臣曰：习幼科者，能虚心领会，便可免乎殃咎，若骇为异说，则造孽无极矣。

即痘疹，此传心。

痘为先天之毒，伏于命门，因感外邪而发。初起时用桂枝汤等，从太阳以化其气，气化则毒不留，自无一切郁热诸症，何用服连翘、紫草、牛蒡、生地、犀角、石膏、芩、连诸药，以致寒中变症乎？及报点已齐后，冀其浆满，易于结痂而愈，当求之太阴，用理中汤等补中宫土气，以为成浆脱痂之本，亦不赖保元汤及鹿茸、人乳、糯米、桂圆之力也。若用毒药取浆，先损中宫土气，浆何由成？误人不少！此古今痘书所未言，唯张隐庵《侣山堂类辩》微露其机于言外，殆重其道而不敢轻泄欤？疹症视痘症稍轻，亦须知此法。高士宗《医学真传》有桂枝汤加金银花、紫草法。

谁同志，度金针。

附：敷药拔风害人说

《金匮》云：人得风气以生长。此一语最精，风即气也。人在风中而不见风，犹鱼在水中而不见水，鼻息出入，顷刻离风即死。但风静即为养人之和风，风动即为杀人之邪风。若大人之中风、小儿之惊风、卒倒、搐掣、角弓反张、目上视、口流涎，皆风动之象，即气之乖也。医者宜化邪风为和风，即所以除邪气而匡正气。闽中市医，遇小儿诸病及惊痫危症，以蓖麻子、巴豆、南星、莱菔子、全蝎、大黄、急性子、皂角为末，加樗皮、冰片、麝香，以香油或白蜜，或姜、葱汁调。敷于囟门以及胸中、脐中、足心，为拔风法。秘其方以射利，十敷十死。既死而仍不归怨之者，以为外敷之法，不妨姑试，俟未效而即去之，似不为害。而不知一敷之后，元气为其拔散，即揭去其药，而既散之气，永不能使之复聚矣。况囟门为元阳之会，胸中为宗气之宅，脐中为性命之根，足心为肾脉之本，皆不可轻动。昔人以附子、海狗肾补药敷于脐中而蒸之，名医犹且戒其勿用，况大伤人之物乎？凡以保赤为心者，宜共攻此法。而又有惑于急惊、慢惊、食积之说，预用羌活、独活、防风、秦艽、前胡、赤芍、钩藤钩、荆芥、天麻、厚朴、神曲、山楂、苍术、胆星、葶苈子、莱菔子、贝母、牛黄、朱砂、天竺黄、枳壳、杏仁、石菖蒲、甘草，或合为一方，或分为二三方者，亦五十步笑百步耳。

卷之三

中风方

小续命汤《千金》　中风总方。

麻黄去节根　人参　黄芩　川芎　白芍　炙草　杏仁　防己　桂枝　防风各一钱　附子五分，炮

加生姜三片，水二杯半，先煎麻黄至二杯，入诸药，煎八分服。

古今录验续命汤　治中风风痱，身体不能自收持，口不言，昏冒不知痛处，或拘急不能转侧。方出《金匮》附方。

麻黄　桂枝　当归　人参　石膏　干姜　甘草各三钱　川芎一钱五分　杏仁十三粒，又一粒取三分之一

水三杯，煎一杯，温服。当小汗，薄覆脊，汗出则愈。不汗更服，无所禁，勿当风。并治但伏不得卧，咳逆上气，面目浮肿。

三化汤　治热风中脏，大便不通。

大黄　羌活　枳壳各三钱

水二杯，煎八分服。

稀涎散　治中风口噤，并治单蛾、双蛾。

巴豆六枚，每枚分作两片　牙皂三钱，切　明矾一两

先将矾化开，却入二味搅匀，待矾枯为末，每用三分吹喉中。痰盛者灯心汤下五分，在喉即吐，在膈即下。

参附汤　元气暴脱，以此方急回其阳，可救十中一二。

人参一两　附子五钱

水二杯半，煎八分服。此汤治肾气脱。以人参换白术，名术附汤，治脾气脱。换黄芪，名芪附汤，治卫气脱；换当归名归附汤，治营气脱。

三生饮　治寒风中脏，四肢厥冷，痰涎上涌。

生乌头二钱　生南星三钱　生附子一钱　木香五分　生姜五片

水二杯，煎七分。薛氏用人参一两，煎汤半杯调服。

防风通圣散 治热风卒中，外而经络手足瘛疭，内而脏腑二便闭塞，用此两解之。较之三化汤较妥，亦为类中风实火治法。所用表药，火郁发之之义也；所用下药，釜下抽薪之义也。

防风 荆芥 连翘 麻黄 薄荷 川芎 当归 白芍 白术 山栀 大黄 芒硝各五分 黄芩 石膏 桔梗各一钱 甘草二钱 滑石三钱

水二杯，加生姜三片，煎八分服。自利去硝、黄。自汗，去麻黄，加桂枝。涎嗽加半夏、五味子。

地黄饮子 治类中风肾虚火不归源，舌强不能言，足废不能行。类中风虚火治法。

熟地 山茱肉 远志 巴戟天 石斛 石菖蒲 五味子 肉苁蓉洗 肉桂 麦冬 附子 茯苓各三钱

加薄荷叶七叶，水二杯，煎八分服。此方法在轻煎，不令诸药之味尽出。其性厚重，以镇诸逆；其气味轻清，速走诸窍也。

补中益气汤 治劳役饥饱过度，致伤元气，气虚而风中之。此类中风气中虚证，更有七气上逆，亦名气中，宜越鞠丸之类。

炙芪二钱 人参 白术炒 当归各一钱 炙甘草 陈皮各五分 升麻 柴胡各三分

加生姜三片，大枣二枚，水二杯，煎八分服。

二陈汤 痰饮通剂。

陈皮一钱五分 半夏 茯苓各三钱 炙甘草一钱

加生姜三片，水三杯，煎七分服。加白术一钱，苍术二钱，竹沥四汤匙，生姜汁二汤匙，名加味二陈汤，治类中风痰中证。亦名湿中，以湿生痰也。加枳实、胆南星、竹茹，名涤痰汤。

加味六君子汤 治中风王道之剂。方见“隔食”。

加麦冬三钱为君，附子一钱为使，再调入竹沥五钱，生姜汁二钱，以行经络之痰，久服自愈。

资寿解语汤喻嘉言 治中风脾缓，舌强不语，半身不遂，与地黄饮子同意。但彼重在肾，此重在脾。

防风 附子 天麻 枣仁各二钱 羚角 肉桂各八分 羌活 甘草各

五分

水二杯，煎八分，入竹沥五钱，姜汁二钱五分服。

喻嘉言治肾气不荣于舌本，加枸杞、首乌、生地、菊花、天冬、石菖蒲、元参。

侯氏黑散《金匮》　治大风四肢烦重，心中恶寒不足者。《外台》治风癫。

菊花四两　白术　防风各一两　桔梗八钱　细辛　茯苓　牡蛎　人参　矾石　当归　川芎　干姜　桂枝各三钱　黄芩五钱

上十四味，杵为散。酒服方寸匕约有八分，余每用一钱五分，日二服，温酒调服。忌一切鱼肉、大蒜，宜常冷食，六十日止，热即下矣。

风引汤《金匮》　除热瘫痫。治大人风引，少小惊痫瘛疭，日数十发。

大黄　干姜　龙骨各一两　桂枝一两五钱　甘草　牡蛎各一两　寒水石　赤石脂　滑石　紫石英　白石脂　石膏各三两

上十二味，研末粗筛，用韦布盛之。取三指约六七钱零井花水一杯，煎七分，温服。按：干姜宜减半。

附录：中风俗方杀人以示戒

俗传中风方　风症以攻痰为大戒，凡人将死之顷，皆痰声辘辘，不独中风一症。元阳无主，一身之津血俱化为痰，欲攻尽其痰，是欲攻尽其津血也。故录此以为戒。

胆南星寒腻大伤胃气，且能引痰入于心包、肝、胆以成痼疾。制一二次者力尚轻，若九制则为害愈酷。枳壳耗散元气，痰盛得此，暂开少顷，旋而中气大伤，痰涎如涌。石菖蒲能开心窍，心窍开则痰涎直入其中，永无出路。半夏此药虽能降逆开结，但与胆星同用，未免助纣为虐。秦艽、羌活、钩藤、天麻、羚角、防风以上六味虽风证所不忌，但无要药以主持之，亦徒成糟粕无用之物。天竺黄真者难得，然亦治火痰之标品。僵蚕虽祛风之正药，但力薄不足恃。牛黄虽为风痰之妙药，然与胆南星、石菖蒲、枳壳同用，则反引痰火于心窍，驱之弗出矣。竹沥以姜汁和之，虽能驱经络之痰，而与胆星等同用，不得中气之输布，反致寒中败胃之患。甘草虽为元老之才，但与诸药同用，小人道长，君子道消，亦无如之何矣。

以上诸品，或作一方，或分作二三方。患者误服之，轻者致重，重者即死；即幸免于死，亦必变为痴呆及偏枯无用之人矣，戒之！戒之！

虚劳方

归脾汤 此方补养后天第一药。治食少、不眠、怔忡，吐血下血，大便或溏或秘，妄梦健忘，七情所伤，遗精带浊，及女子不月等证。

炙芪三钱 人参 白术蒸 枣仁炒黑 当归身 茯神 龙眼肉各二钱 木香五分 炙草一钱 远志五分，去心

水三杯，煎八分，温服。高鼓峰去木香，加白芍一钱五分，甚妙。咳嗽加麦冬二钱，五味七分。郁气加贝母二钱。脾虚发热加丹皮、栀子。

六味地黄丸 壮水之主，以制阳光。凡一切吐血、下血、咳嗽、不眠、骨蒸、遗精、淋浊，属于阴虚者，无不统治之。

熟地八两 山茱肉 怀山药各四两 丹皮 茯苓 泽泻各三两

研末，炼蜜为丸，如桐子大，晒干。每服三钱，淡盐汤送下，一日两服。加五味子，名都气丸；加麦冬，名八仙长寿丸，治咳嗽。本方减两为钱，水煎服，名六味地黄汤。

八味地黄丸 益火之源，以消阴翳。治腰膝无力，饮食不进，肿胀疝瘕，阳痿遗精带浊，属于元阳虚者，无不统治之。

即六味丸加附子、肉桂各一两。本方去附子，名七味丸，能引火归源；本方去附子，加五味子，名加减八味丸，治大渴不止；本方加牛膝、车前子，名济生肾气丸，俗名金匮肾气丸，治水肿喘促；本方减两为钱，水煎服，名八味汤。

小建中汤仲景 此方为治虚劳第一方，今人不讲久矣！凡痨证必有蒸热，此方有姜桂以扶心阳，犹太阳一出，则爝火无光，即退热法也。凡痨证必饮食日少，此方温脾，即进食法也。凡痨证必咳嗽，此方补土以生金，即治嗽法也。凡痨证多属肾虚，此方补脾以输精及肾，所谓精生于谷也。今人不能读仲景书，反敢侮谤圣法，徒知生脉、六味、

八味、归脾、补中，及款冬、贝母、玉竹、百合、苏陈酱、地黄炭之类，互服至死，诚可痛恨！

生白芍三钱　桂枝一钱五分　炙草一钱

加生姜一钱五分，大枣二枚，水二杯，煎八分，入饴糖三钱五分，烊服。加黄芪二钱，名黄芪建中汤，治虚劳诸不足。饱闷者，去大枣加茯苓二钱。气逆者，加半夏一钱五分。此方人参、当归、白术，俱随宜加之。

金匮炙甘草汤　肺燥、肺痿、咽痛、脉代等症。

生地四钱　桂枝木一钱　阿胶一钱五分　炙草二钱　人参一钱　麦冬二钱五分　枣仁原方火麻仁，一钱五分

加生姜一钱，大枣二枚，水一杯，酒半杯，煎八分服。

喻嘉言清燥救肺汤　治燥气郁而成痨。

桑叶经霜者，去蒂，三钱　人参一钱　石膏二钱三分，研　杏仁去皮尖，一钱二分　甘草一钱二分　麦冬一钱　枇杷叶去毛，蜜炙，一钱三分　黑芝麻一钱五分，炒研

水二杯半，煎八分，热服。痰多，加贝母三钱；或加梨汁半盏。

金匮薯蓣丸　治虚痨诸不足，风气百疾。

薯蓣三十分　当归　桂枝　神曲　干地黄　豆黄卷各十分　甘草二十八分　人参　阿胶各七分　芎䓖　芍药　白术　麦冬　杏仁　防风各六分　柴胡　桔梗　茯苓各五分　干姜三分　白蔹二分　大枣百枚为膏

上二十一味，末之，炼蜜和丸如弹子大。空腹酒服一丸，一百丸为剂。分，去声。古以二钱半为一分。

金匮大黄䗪虫丸　治五劳虚极羸瘦，腹满不能饮食，食伤、忧伤、房室伤、饥伤、劳伤、经络荣卫伤，内有干血，肌肉甲错，目黯黑，缓中补虚。

大黄十分，蒸　黄芩二两　甘草三两　桃仁一升　杏仁一升　芍药四两　干漆一两　干地黄十两　虻虫一升　水蛭百个　蛴螬一升　䗪虫半升

上十二味，末之，炼蜜丸如小豆大。酒服五丸，日三服。

愚按：以搜血之品，为补血之用，仿于《内经》四乌鲗骨一藘茹丸。张路玉以此丸药及鲍鱼入绒毛鸡腹内，黄酒、童便煮烂，汁干，

将鸡去骨取肉，同诸药悬火上烘干为末，加炼蜜为丸。每服二钱，以黄酒送下，日三服。代䗪虫丸甚妥。

咳嗽诸方

六安煎景岳　治外感咳嗽。

半夏二钱　陈皮一钱五分　茯苓二钱　甘草一钱　杏仁二钱，去皮尖　白芥子一钱，炒研

加生姜七片，水煎服。寒甚，加细辛七分。愚每用必去白芥子加五味子、干姜、细辛。

小青龙汤　治一切咳嗽。方见《伤寒》。方中随寒热虚实加减。唯细辛、干姜、五味三药不去，读《金匮》者自知。

加减小柴胡汤　治发热咳嗽。

柴胡四钱　半夏二钱　黄芩　炙草各一钱五分　干姜一钱　五味子八分

水二杯半，煎一杯半，去滓，再煎八分，温服，一日二服。

五味子汤《千金》　治伤燥咳唾中有血，牵引胸胁痛，皮肤干枯。

五味子五分，研　桔梗　甘草　紫菀茸　续断　竹茹　桑根皮各一钱　生地黄二钱　赤小豆一撮，即赤豆之细者

上九味，水煎空心服。《秘旨》加白蜜一匙。

愚按：赤豆易生扁豆五钱，囫囵不研，最能退热补肺，但有寒热往来忌之。去续断、赤豆、地黄，加葳蕤、门冬、干姜、细辛亦妙。

麦门冬汤《千金》　治大病后火热乘肺，咳唾有血，胸膈胀满，上气羸瘦，五心烦热，渴而便秘。

麦门冬二钱，去心　桔梗　桑根皮　半夏　生地黄　紫菀茸　竹茹各一钱　麻黄七分　甘草五分，炙　五味子十粒，研　生姜一片

上十一味，水煎，空心服。

疟疾方

小柴胡汤方见伤寒　一切疟病俱治。

痢症方

芍药汤 行血，则脓血自愈；调气，则后重自除。三日内俱可服。

白芍 当归各一钱半 黄连 黄芩各一钱二分 桂四分 槟榔一钱 木香六分 甘草四分 大黄一钱，虚人不用 厚朴一钱，炙 枳壳一钱 青皮五分

水二杯，煎八分，温服。小便不利，加滑石、泽泻；滞涩难出，虚者，倍归、芍；实者，倍大黄；红痢，加川芎、桃仁。

人参败毒散 喻嘉言最重此方，令微汗则阳气升，而陷者举矣。此法时医不讲，余每用此方加陈仓米四钱，或加黄芩、黄连，屡用屡效。

羌活 独活 前胡 柴胡 川芎 枳壳 茯苓 桔梗 人参以上各一钱 甘草一分

水二杯，加生姜三片，煎七分服。加仓米，名仓廪汤，治噤口痢。

心腹痛胸痹方

乌梅丸方见伤寒 治虫痛。

苏合香丸 治注痛。

拙着《从众录》有方论。又鬼注不去，宜虎骨、鹿茸、羚羊角、龙骨各三钱。以羊肉汤煎，入麝香少许服。取腥膻之味，引浊阴之气从阴而泄，此喻嘉言《寓意草》法也。

香苏饮 治气痛。一切感冒俱佳。

香附二钱，制研 紫苏叶三钱 陈皮 甘草各一钱

加生姜五片，水二杯，煎八分服。心痛，加元胡二钱，酒一盏。

七气汤亦名四七汤 治七情之气郁逆。

半夏 厚朴 茯苓各三钱 紫苏叶一钱

加生姜三片，水二杯，煎八分服。

百合汤 治心口痛诸药不效。亦属气痛。

百合一两 乌药三钱

水三杯，煎八分服。此方余自海坛得来。

失笑散 治一切血滞作痛如神。

五灵脂醋炒　蒲黄各一两

共研末。每服三钱，以醋汤送下，日二服。

桃仁承气汤　治心腹痛，大便不通，其人如狂，属死血。

桂枝二钱　桃仁十七枚，去皮尖　大黄四钱　芒硝七分　甘草七分

水二杯，煎八分，去滓，入硝二沸，温服。

丹参饮　治心胸诸痛神验，妇人更宜。亦属血痛。亦可通治诸痛。

丹参一两　白檀香要真者，极香的切片　砂仁各一钱

水二杯，煎八分服。

妙香散方见遗精

平胃散　治一切饮食停滞。

苍术　厚朴炒　陈皮各二钱　甘草一钱

加生姜五片，水二杯，煎八分服。肉积，加山楂；面积，加麦芽、莱菔子；谷积，加谷芽；酒积，加葛根、砂仁。

二陈汤方见中风

十枣汤　治水饮作痛。峻剂，不可轻用。

大戟　芫花炒　甘遂各等分，研末

用大枣十枚，水二杯，煎七分，去滓，入药方寸匕约有七分服。次早当下，未下，再一服。服后体虚，以稀粥调养。

理中汤方见伤寒　治冷痛。

吴茱萸汤仲景　治冷痛。通治食谷欲呕，头痛如破，烦躁欲死者，及大吐不已之症。

吴茱萸汤泡，二钱五分　人参一钱五分　大枣五枚　生姜五钱，切片

水二杯，煎八分，温服。

金铃子散　治心口痛及胁痛、腹痛，如神。属热者。

金铃子去核　元胡索各二两，研末

每服三钱，黄酒送下。

厚朴三物汤《金匮》　治心腹实痛，大便闭者。

厚朴四钱　大黄二钱　枳实一钱五分

水二杯，煎八分，温服。

厚朴七物汤《金匮》

即前方加桂枝　甘草各一钱五分　生姜二钱五分　大枣五枚

水二杯，煎八分服。呕者，加半夏一钱；寒多者，加生姜一钱五分。

附子粳米汤《金匮》　治腹中寒气，雷鸣切痛，胸胁逆满、呕吐。

附子二钱，制　半夏四钱　炙草一钱　粳米五钱，布包　大枣一枚

水三杯，煎八分，温服，日夜作三服。

大黄附子汤《金匮》　胁下偏痛，发热，脉紧弦者。

大黄　附子各三钱　细辛二钱

水二杯，煎八分服。

当归生姜羊肉汤《金匮》　治心腹诸痛虚极，诸药不效者，一服如神。及胁痛里急，妇人产后腹中疞痛。

当归七钱五分　生姜一两二钱五分　羊肉四两，去筋膜，用药戥秤方准

水五杯，煎取二杯，温服一杯，一日两服。若寒多者，加生姜五钱；痛多而呕者，加橘皮五钱、白术二钱五分。

栝蒌薤白白酒汤《金匮》　治胸痹喘息咳唾，胸背痛，寸沉迟，关上小紧。

栝蒌连皮子捣，五钱　薤白如干者用三钱，生者用六钱

白酒三杯，煎八分服。加半夏二钱，名栝蒌薤白半夏汤，治胸痹不得卧，心痛彻背。

大建中汤《金匮》　治胸大寒痛，呕不能饮食，腹中寒上冲，皮起出见有头足，上下痛不可触近。

川椒三钱，微炒出汗　干姜四钱　人参三钱

水二盅，煎一盅，去滓，入胶饴四钱，煎取八分，温服。如一炊顷，可食热粥半碗。

隔食反胃方

左归饮景岳

即六味汤去丹皮、泽泻，加枸杞、炙草。

启隔饮《心悟》　治食入即吐。

川贝母一钱五分，切片，不研　沙参三钱　丹参二钱　川郁金五分　干荷

蒂三个　砂仁壳四分　杵头糠三钱，布包　茯苓一钱五分　石菖蒲四分

水二杯，煎一杯服。

大半夏汤《金匮》　治反胃。

人参二钱　半夏俗用明矾制者不可用，只用姜水浸二日，一日一换。清水浸三日，一日一换。摅起蒸熟，切片晒干，四钱

长流水入蜜扬二百四十遍，取二杯半，煎七分服。

吴茱萸汤方见心腹痛

六君子汤　此方为补脾健胃、祛痰进食之通剂，百病皆以此方收功。

人参　白术炒　茯苓　半夏各二钱　陈皮　炙草各一钱

加生姜五片，大枣二粒。

水二杯，煎八分服。治反胃，宜加附子二钱，丁香、藿香、砂仁各一钱。

附子理中汤　治反胃。

即理中汤加附子三钱。治反胃，加茯苓四钱，甘草减半。

附：隔食方法：

《人镜经》曰：《内经》云：三阳结谓之隔。盖足太阳膀胱经，水道不行；手太阳小肠经，津液枯槁；足阳明胃经，燥粪结聚。所以饮食拒而不入，纵入太仓，还出喉咙。夫肠胃一日一便，乃常度也。今五七日不便，陈物不去，新物不纳，宜用三一承气汤节次下之，后用脂麻饮啜之。陈腐去而肠胃洁，癥瘕尽而营卫昌，饮食自进矣。

三一承气汤

大黄　芒硝　甘草　厚朴　枳实各一钱

水二杯，煎八分服。按：此方太峻，姑存之以备参考。

气喘方

苏子降气汤　治上盛下虚，气喘等证。

紫苏子二钱，微炒　前胡　当归　半夏　陈皮　厚朴各一钱　沉香　炙草各五分

加生姜三片，大枣二枚，水二杯，煎八分服。

葶苈大枣泻肺汤《金匮》　治支饮满而肺气闭，气闭则呼吸不能自如，用此苦降，以泄实邪。

葶苈子隔纸炒研如泥，二钱二分

水一杯半，大枣十二枚，煎七分，入葶苈子服之。

十枣汤方见心腹痛

小青龙汤方见伤寒

贞元饮景岳　阴血为阳气之依归，血虚则气无所依，时或微喘，妇人血海常虚，多有此症。景岳方意在“济之缓之”之四字。济之以归、地，缓之以甘草，颇有意义。今人加紫石英、黑铅之重镇，则失缓之之义；加沉香、白芥子之辛香，则失济之之义矣。且此方非为元气奔脱而设，时医每遇大喘之症，必以此方大剂与服。气升则火升，偶得濡润之药，气亦渐平一晌，旋而阴柔之性与饮水混为一家，则胸膈间纯是阴霾之气，其人顷刻归阴矣。吾乡潘市医倡此法以局人神智，无一人悟及，诚可痛恨！

熟地黄五七钱或一二两　当归身三四钱　炙草一二三钱

水三四杯，煎八分服。

苓桂术甘汤《金匮》　治气短。喻嘉言云：此治呼气短。

茯苓四钱　白术　桂枝各二钱　炙草一钱五分

水二杯，煎八分服。

肾气丸《金匮》　治气短。喻嘉言云：此治吸气短，即八味地黄丸，但原方系干生地黄、桂枝。

茯苓甘草大枣汤仲景　治气喘脐下动气，欲作奔豚。

茯苓六钱　桂枝　甘草炙，各二钱　大枣四枚

用甘澜水三杯半，先煎茯苓至二杯，入诸药，煎七分服。作甘澜水法：取长流水扬之数百遍，或千遍愈妙。

真武汤仲景　镇水逆，定痰喘之神剂。方见伤寒。

宜倍茯苓。咳嗽甚者，去生姜，加干姜一钱五分，五味、细辛各一钱。

黑锡丹　治脾肾虚冷，上实下虚，奔豚，五种水气，中风痰潮危急。

喻嘉言曰：凡遇阴火逆冲，真阳暴脱，气喘痰鸣之急症，舍此方再无他法可施。予每用小囊佩带随身，恐遇急症不及取药，且欲吾身元气温养其药，借丹效灵，厥功历历可纪。即痘症倒塌逆候，服此亦可回生。

沉香　附子炮　胡芦巴　肉桂各五钱　小茴香　补骨脂　肉豆蔻　木香　金铃子去核，各一两　硫黄　黑铅与硫黄炒成砂子，各三两

上为末，酒煮面糊丸梧子大，阴干，以布袋擦令光莹。每服四五十丸，姜汤送下。

血症方

麻黄人参芍药汤《脾胃论》　治吐血外感寒邪，内虚蕴热。

桂枝五分，补表虚　麻黄去外寒　黄芪实表益卫　炙甘草补脾　白芍安太阴　人参益元气而实表　麦冬补肺气，各三分　五味子五粒，安肺气　当归五分，和血养血

水煎，热服。按：此方以解表为止血，是东垣之巧思幸中，非有定识也。观其每味自注药性，俱悖圣经，便知其陋。

甘草干姜汤《金匮》

炙甘草四钱　干姜二钱，炮

水二杯，煎八分服。

柏叶汤《金匮》　治吐血不止。

柏叶生用三钱，无生者用干者二钱　干姜一钱　艾叶生用二钱，如无生者用干者一钱

水四杯，取马通二杯，煎一杯服。如无马通，以童便二杯，煎八分服。

黄土汤《金匮》　治先便后血为远血。亦治衄血、吐血不止。

灶心黄土八钱，原方四钱　生地　黄芩　甘草　阿胶　白术　附子炮，各一钱五分

水三杯，煎八分服。

赤小豆散《金匮》　治先血后便为近血。

赤小豆浸令出芽，晒干，一两　当归四钱

共研末。每服三钱，浆水下即洗米水，三日后有酸味是也。按：凡止血标药可随宜作引，血余灰可用一二两同煎，诸血皆验。栀子、茜草、干侧柏治上血，槐花、生地黄、乌梅、续断治血崩。凡下血及血痢，口渴，后重，脉洪有力者为火盛。可用苦参子去壳，仁勿破，外以龙眼肉包之，空腹以仓米汤送下九粒，一日二三服，渐至十四粒，二日效。

水肿方

五皮饮　此方出华元化《中藏经》，以皮治皮，不伤中气，所以为治肿通用之剂。

大腹皮酒洗　桑白皮生，各二钱　云苓皮四钱　陈皮二钱　生姜皮一钱

水三杯，煎八分，温服。上肿，宜发汗，加紫苏叶、荆芥各二钱，防风一钱，杏仁一钱五分；下肿，宜利小便，加防己二钱，木通、赤小豆各一钱五分；喘而腹胀，加生莱菔子、杏仁各二钱；小便不利者，为阳水，加赤小豆、防己、地肤子；小便自利者，为阴水，加白术二钱，苍术、川椒各一钱五分；热，加海蛤三钱，知母一钱五分；寒，加附子、干姜各二钱，肉桂一钱；呕逆，加半夏、生姜各二钱；腹痛，加白芍二钱，桂枝一钱，炙甘草一钱。

导水茯苓汤　治水肿，头面、手足、遍身肿如烂瓜之状，按而塌陷。胸腹喘满，不能转侧安睡，饮食不下。小便秘涩，溺出如割，或如黑豆汁而绝少。服喘嗽气逆诸药不效者，用此即渐利而愈。

泽泻　赤茯苓　麦门冬去心　白术各三两　桑白皮　紫苏　槟榔　木瓜各一两　大腹皮　陈皮　砂仁　木香各七钱五分

上㕮咀，每服一二两，水二杯，灯草三十根，煎八分，食远服。如病重者，可用药五两，又加麦冬及灯草半两，以水一斗，于砂锅内熬至一大碗。再下小锅内，煎至一盅。五更空心服。

加减金匮肾气丸　治脾肾两虚，肿势渐大，喘促不眠等证。

熟地四两　云茯苓三两　肉桂　牛膝　丹皮　山药　泽泻　车前子　山茱萸各二两　附子五钱

研末，炼蜜丸如桐子大。每服三钱，灯草汤送下，一日两服。以

两为钱，水煎服，名加减金匮肾气汤，但附子必倍用方效。加川椒目一钱五分，巴戟天二钱，治脚面肿。

风　水

因风而病水也。

防己黄芪汤《金匮》　治风水，脉浮身重，汗出恶风。

防己二钱　炙甘草一钱五分　白术二钱　黄芪三钱　生姜四片　大枣一粒

水二杯，煎八分服。服后如虫行皮中，从腰下如冰，后坐被上，又以一被绕腰下，温令微汗瘥。喘者，加麻黄；胃中不和者，加芍药；气上冲者，加桂枝。

虚汗自出，故不用麻黄以散之，只用防己以驱之。服后身如虫行及腰下如冰云云，皆湿下行之征也，然非芪、术、甘草，焉能使卫气复振，而驱湿下行哉！

越婢汤《金匮》　治恶风一身悉肿，脉浮不渴，续自汗出，无大热者。

麻黄六钱　石膏八钱　甘草二钱　生姜三钱　大枣五枚

水四杯，先煮麻黄至三杯，去沫，入诸药煎八分服，日夜作三服。恶风者，加附子一钱。风水，加白术三钱。

前云身重为湿多，此云一身悉肿为风多。风多气多热亦多，且属急风，故用此猛剂。

杏子汤　脉浮者为风水，发其汗即已。方阙，或云即甘草麻黄汤加杏仁。

皮　水

水行于皮中也。其脉浮，外证跗肿，按之没指。曰不恶风者，不兼风也。曰其腹如鼓者，外有胀形内不坚满也。曰不渴者，病不在内也。曰当发其汗者，以水在皮宜汗也。

防己茯苓汤《金匮》　治四肢肿，水在皮中聂聂动者。

防己　桂枝　黄芪各三钱　茯苓六钱　炙草一钱

水三杯，煎八分服，日夜作三服。

药亦同防己黄芪汤，但去术加桂、苓者，风水之湿在经络，近内；

皮水之湿在皮肤，近外。故但以苓协桂，渗周身之湿，而不以术燥其中气也。不用姜、枣者，湿不在上焦之营卫，无取乎宣之也。

蒲灰散《金匮》　厥而为皮水者，此主之。肿甚而溃之逆证，厥之为言逆也。

蒲灰半斤　滑石一斤

为末。饮服方寸匕，日三服。

愚按：当是外敷法，然利湿热之剂，亦可内服外掺也。

越婢加术汤《金匮》　里水此主之，甘草麻黄汤亦主之。按：里水当是皮水笔误也。或水在皮里，即皮水之重者，亦未可知。

方见风水。

甘草麻黄汤

甘草四钱　麻黄二钱

水二杯，先煮麻黄至一杯半，去沫，入甘草煮七分服。重覆汗出，不汗再服，慎风寒。

二药上宣肺气，中助土气，外行水气。

正　水

水之正伏也。其脉迟者，水属阴也。外证自喘者，阴甚于下，不复与胸中之阳气相调，水气格阳而喘也。其目窠如蚕，两胫肿大诸证，《金匮》未言，无不俱见。

愚按：正水《金匮》未出方。然提纲云：脉沉迟，外症自喘，则真武汤、小青龙汤皆正治之的方，越婢加附子汤、麻黄附子汤亦变症之备方，桂甘麻辛附子汤加生桑皮五钱、黑豆一两，为穷极之巧方，此正水之拟治法也。

石　水

谓下焦水坚如石也。其脉自沉，外证少腹满，不喘。

麻黄附子汤

麻黄三钱　炙草二钱　附子一钱

水二杯，先煮麻黄至一杯半，去沫，入诸药煎七分温服，日作三服。此即麻黄附子甘草汤，分两略异。即以温经散寒之法，变为温经利水之妙。

黄 汗

汗出沾衣而色黄也。汗出入水，水邪伤心；或汗出当风所致。汗与水皆属水气，因其入而内结，则郁热而黄，其脉沉而迟。外证身发热，四肢头面肿，久不愈必致痈脓。

黄芪桂枝芍药苦酒汤《金匮》 治身体肿，发热汗出而渴，状如风水。汗出沾衣色正黄如檗汁，脉自沉风水脉浮，黄汗脉沉。以汗出入水中浴，水从毛孔得入。水气从毛孔入而伤其心，故水火相侵而色黄，水气搏结，而脉沉也。凡看书宜活看，此证亦有从酒后汗出当风所致者，虽无外水，而所出之汗，因风内返亦是水。凡脾胃受湿，湿久生热，湿热交蒸而成黄色，皆可以汗出入水之意悟之！

黄芪五钱　芍药　桂枝各三钱

苦酒一杯半，水一杯，煎八分，温服。当心烦，至六七日乃解。汗出于心，苦酒止之太急，故心烦。至六七日，正复而邪自退也。

桂枝加黄芪汤《金匮》 黄汗之病，两胫自冷，盗汗出。汗已反发热，久久身必甲错，发热不止者，必生恶疮。若身重汗出已辄轻者，久久必身瞤，瞤即胸中痛。又从腰以上汗出，下无汗，腰髋弛痛，如有物在皮中状。剧者不能食，身疼重，烦躁，小便不利。以上皆黄汗之变证，师备拟之，以立治法。兹因集隘，不能全录，只辑其要。此为黄汗。言变证虽多，而其源总由水气伤心所致。结此一句，见治法不离其宗。

桂枝　芍药　生姜各三钱　甘草炙　黄芪各二钱　大枣四枚

水三杯，煮八分，温服。须臾啜热粥一杯余，以助药力。温覆取微汗，若不汗，更服。

前方止汗，是治黄汗之正病法。此方令微汗，是治黄汗之变症法。

胀满蛊胀方

七气汤方见心腹痛

治实胀属七情之气者。

胃苓散 消胀行水。

苍术一钱五分，炒　白术　厚朴各一钱五分　桂枝一钱　陈皮　泽泻　猪苓各一钱五分炙草七分　茯苓四钱加生姜五片，水三杯，煎八分服。去桂、草，以煨半熟，蒜头捣为丸。陈米汤下三四钱，一日两服更妙。

三物厚朴汤

七物厚朴汤

二方俱见腹痛。

桂甘姜枣麻辛附子汤《金匮》　治气分，心下坚大如盘，边如旋杯。

桂枝　生姜各三钱　甘草　麻黄　细辛各二钱　附子一钱　大枣三枚

水三杯，先煮麻黄至二杯，去沫，入诸药，煎八分，温服，日夜作三服。当汗出如虫行皮上即愈。

此症是心肾不交病。上不能降，下不能升，日积月累，如铁石难破。方中桂、甘、姜、枣以和其上，而复用麻黄、细辛、附子少阴的剂以治其下，庶上下交通而病愈。所谓大气一转，其气乃散也。

枳术汤《金匮》　治心下坚大如盘如盘而不如杯，邪尚散漫未结，虽坚大而不满痛也，水饮所作与气分有别也，气无形以辛甘散之，水有形以苦泄之。

枳实二钱　白术四钱

水二杯，煎八分服，日夜作三服。腹中软即止。

禹余粮丸《三因》　治十肿水气，脚膝肿，上气喘急，小便不利，但是水气，悉皆主之许学士及丹溪皆云此方治臌胀之要药。

蛇含石大者，三两，以新铁铫盛，入炭火中烧石与铫子一般红，用钳取石，倾入醋中，候冷取出，研极细　禹余粮石三两　真针砂五两，先以水淘净炒干，入余粮一处，用米醋二升，就铫内煮醋干为度，后用铫，并药入炭中，烧红钳出，倾药净砖地上，候冷研细

以三物为主，其次量人虚实，入下项。治水妙在转输，此方三物，既非大戟、甘遂、芫花之比，又有下项药扶持，故虚人老人亦可服。

羌活　木香　茯苓　川芎　牛膝酒浸　桂心　蓬术　青皮　附子炮　干姜炮　白豆蔻炮　大茴香炒　京三棱炮　白蒺藜　当归酒浸一宿，各半两

上为末，入前药拌匀，以汤浸蒸饼，捩去水，和药再杵极匀，丸如桐子大。食前温酒白汤送下三十丸至五十丸。最忌盐，一毫不可入口，否则发疾愈甚。但试服药，即于小便内旋去，不动脏腑。病去日，日三服，兼以温和调补气血药助之，真神方也。

此方昔人用之屡效，以其大能暖水脏也，服此丸更以调补气血药助之，不为峻也。

暑症方

六一散河间　治一切暑病。

滑石六两　甘草一两

研末，每服三钱，井花水下，或灯草汤下。

白虎汤仲景　治伤暑大渴、大汗之证。

方见伤寒。加人参者，以暑伤元气也。加苍术者，治身热足冷，以暑必挟湿也。

香薷饮　治伤暑，发热，身痛，口燥，舌干，吐泻。

甘草一钱　厚朴一钱五分　扁豆二钱　香薷四钱

水二杯，煎八分，冷服或温服。泻利，加茯苓、白术；呕吐，加半夏；暑气发搐，加羌活、秦艽。

大顺散　治阴暑，即畏热贪凉之病。

干姜一钱，炒　甘草八分，炒　杏仁去皮尖，六分，炒　肉桂六分

共为细末，每服三钱，水一杯，煎七分服。如烦躁，井花水调下一钱半。

生脉散　却暑良方。

人参一钱　麦冬三钱　五味一钱

水一杯，煎七分服。

清暑益气汤东垣

炙芪一钱五分　人参　白术　苍术　青皮　陈皮　麦冬　猪苓　黄柏各五分　干葛　泽泻各二钱　神曲八分　五味　炙草各三分　升麻三分加生姜三片，大枣二枚，水二杯，煎七分服。

一物瓜蒂汤《金匮》

瓜蒂二十个

水二杯，煎八分服。

泄泻方

胃苓散

方见胀满。加减详《三字经》小注。

四神丸　治脾肾虚寒，五更泄泻。

补骨脂四两，酒炒　肉豆蔻面煨，去油　吴茱萸泡　五味炒，各二两

用红枣五两，生姜五两，同煮。去姜，将枣去皮核捣烂为丸，如桐子大。每日五更服三钱，临卧服三钱，米汤下。加白术、附子、罂粟、人参更效。

生姜泻心汤

黄连汤

甘草泻心汤

半夏泻心汤

干姜黄芩黄连人参汤

厚朴生姜半夏甘草人参汤

以上六方，俱见《伤寒论》。

按：以上诸法，与《内经》中“热消瘅则便寒、寒中之属则便热”一节，揆脉证而择用，甚验。张石顽《医通》载之甚详，但古调不弹久矣！

余新悟出一方，有泻心之意。上可消痞，下可止泻。肠热胃寒，能分走而各尽其长。非有他方，即伤寒厥阴条之乌梅丸也。屡用屡验。

卷之四

眩晕方

一味大黄散

鹿茸酒

二方见上《三字经》小注。

加味左归饮 治肾虚头痛如神，并治眩晕目痛。

熟地七八钱 山茱萸 怀山药 茯苓 枸杞各三钱 肉苁蓉酒洗，切片三四钱 细辛 炙草各一钱 川芎二钱

水三杯，煎八分，温服。

正元丹《秘旨》 治命门火衰，不能生土，吐利厥冷。有时阴火上冲，则头面赤热，眩晕恶心。浊气逆满，则胸胁刺痛，脐肚胀急。

人参三两，用附子一两煮汁收入，去附子 黄芪一两五钱，用川芎一两酒煮汁收入，去川芎 山药一两，用干姜二钱煮汁收入，去干姜 白术二两，用陈皮五钱煮汁收入，去陈皮 茯苓二两，用肉桂六钱酒煎汁收入，晒干勿见火，去桂 甘草一两五钱，用乌药一两煮汁收入，去乌药

上六味，除茯苓，文武火缓缓焙干，勿炒伤药性，杵为散。每服三钱，水一盏，姜三片，红枣一枚，擘，煎数沸，入盐一捻，和滓调服。服后，饮热酒一杯，以助药力。

呕哕吐方

二陈汤

半夏二钱 陈皮一钱 茯苓三钱 炙草八分

加生姜三片，水二杯，煎八分服。加减法详《三字经》小注。

小柴胡汤方见伤寒

吴茱萸汤方见隔食反胃

大黄甘草汤《金匮》 治食已即吐。

大黄五钱　甘草一钱五分

水二杯，煎八分服。

干姜黄连黄芩人参汤仲景　凡呕家挟热，不利于香砂橘半者，服此如神。

干姜不炒　黄芩　黄连　人参各一钱五分

水一杯半，煎七分服。

进退黄连汤

黄连姜汁炒　干姜炮　人参人乳拌蒸，一钱五分　桂枝一钱　半夏姜制，一钱五分　大枣二枚

进法：用本方七味俱不制，水三茶杯，煎一杯温服。退法：不宜用桂枝，黄连减半，或加肉桂五分。如上逐味制熟，煎服法同。但空腹服崔氏八味丸三钱，半饥服煎剂耳。

癫狂痫方

滚痰丸王隐君　治一切实痰异症。孕妇忌服。

青礞石三两，研如米大，同焰硝三两，入新磁罐内封固，以铁线扎之，外以盐泥封固，煅过研末。水飞，二两实　沉香一两，另研　川大黄酒蒸　黄芩炒，各八两

共为末，水泛为丸，绿豆大。每服一钱至二钱，食远沸汤下。

生铁落饮　治狂妄不避亲疏。

铁落一盏，用水六杯，煮取三杯，入下项药　石膏一两　龙齿　茯苓　防风各七分　玄参　秦艽各五钱

铁落水三杯，煎一杯服，一日两服。

当归承气汤秘传方　治男妇痰迷心窍，逾墙越壁，胡言乱走。

归尾一两　大黄酒洗　芒硝　枳实　厚朴各五钱　炙草三钱

水二杯，煎八分服。

温胆汤　骆氏《内经拾遗》云：癫狂之由，皆是胆涎沃心，故神不守舍，理宜温胆。亦治痫病。

即二陈汤加枳实、鲜竹茹各二钱，或调下飞矾分半。

当归龙荟丸　治肝经实火，大便秘结，小便涩滞。或胸膈疼痛，阴囊肿胀。凡属肝经实火，皆宜用之。

叶天士云：动怒惊触，致五志阳越莫制，狂乱不避亲疏，非苦降之药，未能清爽其神识也。

当归　龙胆草　栀子仁　黄柏　黄连　黄芩各一两　大黄　芦荟　青黛各五钱　木香二钱五分　麝香五分，另研

共为末，神曲糊丸。每服二十丸，姜汤下。

丹矾丸《医通》　治五痫。

黄丹一两　白矾二两

二味入银罐煅通红，为末。入腊茶一两，不落水猪心血为丸，朱砂为衣。每服三十丸，茶清下。久服其涎自便出，半月后更以安神药调之。按：猪心血不粘，宜加炼蜜少许合捣。

磁朱丸　治癫狂痫如神。

磁石一两　朱砂一两　六神曲三两，生研

共研末。另以六神曲一两，水和作饼，煮浮。入前药加炼蜜为丸，如麻子大。沸汤下二钱。解见《时方歌括》。

五淋癃闭赤白浊遗精方

五淋汤

赤茯苓三钱　白芍　山栀子各二钱　当归　细甘草各一钱四分

加灯芯十四寸，水煎服。解见《时方歌括》。

滋肾丸　又名通关丸。治小便点滴不通，及治冲脉上逆、喘呃等证。

黄柏　知母各一两　肉桂一钱

共研末，水泛为丸，桐子大，阴干。每服三钱，淡盐汤下。

补中益气汤　方见中风。治一切气虚下陷。

萆薢分清饮　治白浊。

川萆薢四钱　益智仁　乌药各一钱五分　石菖蒲一钱

一本加甘草梢一钱五分，茯苓二钱。水二杯，煎八分，入盐一捻服，一日两服。

四君子汤《时方歌括》

歌曰：白浊多因心气虚，不应只作肾虚医。四君子汤加远志，一服之间见效奇。

龙胆泻肝汤 治胁痛，口苦，耳聋，筋痿，阴湿热痒，阴肿，白浊，溲血。

龙胆草三分 黄芩 栀子 泽泻各一钱 木通 车前子各五分 当归 甘草 生地各三分 柴胡一钱

水一杯半，煎八分服。

五倍子丸 治遗精固脱之方。

五倍子青盐煮干，焙 茯苓各二两

为末，炼蜜丸桐子大。每服二钱，盐汤下，日两服。

妙香散

怀山药二两 茯苓 茯神 龙骨 远志 人参各一两 桔梗五钱 木香三钱 甘草一两 麝香一钱 朱砂二钱

共为末。每服三钱，莲子汤调下。

疝气方

五苓散 仲景 本方治太阳证身热、口渴、小便少。今变其分两，借用治疝。

猪苓 泽泻 茯苓各二钱 肉桂一钱 白术四钱

水三杯，煎八分服。加木通、川楝子各一钱五分，橘核三钱，木香一钱。

三层茴香丸 治一切疝气如神。

大茴香五钱，同盐五钱炒 川楝子一两 沙参 木香各一两

为末，米糊丸，如桐子大。每服三钱，空心温酒下，或盐汤下。才服尽，接第二料。

又照前方加荜茇一两，槟榔五钱，共五两半。依前丸服法。

若未愈，再服第三料。

又照前第二方加茯苓四两，附子炮一两，共前八味，重十两。丸服如前。虽三十年之久，大如栲栳，皆可消散，神效。

千金翼洗方 治丈夫阴肿如斗，核中痛。

雄黄末一两 矾石二两 甘草七钱

水五杯，煎二杯洗。

消渴方

白虎汤

调胃承气汤

理中丸

乌梅丸

四方俱见伤寒。

肾气丸

六味汤

炙甘草汤

三方俱见虚劳。

麦门冬汤

麦门冬四钱　半夏一钱五分　人参二钱　粳米四钱　炙甘草一钱　大枣二枚

水二杯，煎八分，温服。

麻仁丸

火麻仁二两　芍药　枳实各五钱　大黄　厚朴各一两

研末，炼蜜丸如桐子大，每服十丸，米饮下，以知为度。

痰饮方

王节斋化痰丸　治津液为火熏蒸，凝浊郁结成痰，根深蒂固，以此缓治之。

香附童便浸炒，五钱　橘红一两　栝蒌仁一两　黄芩酒炒　天门冬　海蛤粉各一两　青黛三钱　芒硝三钱，另研　桔梗五钱　连翘五钱

共研为末，炼蜜人生姜汁少许，为丸如弹子大，每用一丸，噙化。或为小丸，姜汤送下二钱。

苓桂术甘汤《金匮》　治胸胁支满目眩。并治饮邪阻滞心肺之阳，令呼气短。

肾气丸　治饮邪阻滞肝肾之阴，令吸气短。

二方俱见喘症方。

甘遂半夏汤《金匮》　治饮邪留连不去，心下坚满。

甘遂大者三枚　半夏汤洗七次，十三枚，以水中一中杯，煮取半杯，去滓　芍药五枚，约今之三钱　甘草如指一枚，炙，约今一钱三分

水二杯半，煎七分，去滓，入芒硝微煎，温服，微利自愈。

泽泻汤《金匮》　饮虽不中正，而迫近于心，饮邪上乘清阳之位。其人苦冒眩，冒者，昏冒而神不清，如有物冒蔽之也；眩者，目旋转而乍见眩黑者。宜此汤。

泽泻五钱　白术二钱

水二杯，煎七分，温服。

葶苈大枣泻肺汤《金匮》　治支饮不得息。

方见气喘。

小半夏汤《金匮》　治心下支饮，呕而不渴。

半夏四钱　生姜八钱

水二杯，煎八分，温服。

己椒苈黄丸《金匮》　治腹满口舌干燥，肠间有水气。

防己　椒目　葶苈熬　大黄各一两

共为细末，炼蜜丸如梧子大，先饮食服一丸，日三服，稍增之，口中有津液。渴者加芒硝半两。

程氏曰：防己、椒目导饮于前，清者从小便而出；大黄、葶苈推饮于后，浊者从大便而下。此前后分消，则腹满减而水饮行，脾气转输而津液生矣。

小半夏加茯苓汤《金匮》　治卒然呕吐，心下痞，膈间有水气，眩悸者。

即小半夏汤加茯苓四钱。

五苓散《金匮》　治脐下悸，吐涎沫而颠眩，此水也。

泽泻一两六株　猪苓　茯苓　白术各十八株，按：十黍为一株，约今四分一厘七毫　桂枝半两

为末，白饮和服方七寸匕，日三服。多暖水，汗出愈。六株为一分，即今之二钱半也。泽泻应一两二钱五分。猪苓、白术、茯苓应一两二钱五分。猪苓、白术、茯苓各应七钱五分也。方寸匕者，匕即匙，也作匙。正方一寸大，约八九分也。余用二钱。

愚按：脐下动气去术加桂，理中丸法也。今因吐涎沫是水气盛，必得苦燥之白术，方能制水。颠眩是土中湿气化为阴霾，上弥清窍，必得温燥之白术，方能胜温。证有兼见，法须变通。

附方：外台茯苓饮 治积饮既去，而虚气塞满其中，不能进食。此证最多，此方最妙。

茯苓 人参 白术各一钱五分 枳实一钱 橘皮一钱二分五厘 生姜二钱

水二杯，煮七分服，一日三服。

徐忠可曰：俗谓陈皮能减参力，此不唯陈皮，且加枳实之多，补泻并行，何其妙也。

三因白散

滑石五钱 半夏三钱 附子二钱，炮

共研末，每服五钱，加生姜三片，蜜三钱，水一杯半，煎七分服。

伤寒方

太 阳

桂枝汤

桂枝 白芍各三钱 甘草二钱，炙 生姜三钱，切片 大枣四枚

水二杯，煎八分，温服。服后少顷，啜粥一杯，以助药力，温覆微似汗。若一服病止，不必再服；若病重者，一日夜作三服。

麻黄汤

麻黄三钱，去根节 桂枝二钱 杏仁去皮尖，二十三枚 甘草一钱

水三杯，先煮麻黄至二杯，吹去上沫，纳诸药，煎八分，温服。不须啜粥，余将息如前法。

大青龙汤

麻黄六钱，去根节 桂枝二钱 甘草二钱，炙 杏仁去皮尖，十二枚 生姜三钱，切片 大枣四枚 石膏碎以绵裹，四钱五分

水四杯，先煮麻黄至二杯半。去上沫，纳诸药，再煮八分，温服。温覆取微似汗，汗出多者，以温粉扑之。白术、牡蛎、龙骨研末。若汗多亡阳者，以真武汤救之。

小青龙汤

麻黄去根节　白芍　干姜不炒　甘草　桂枝各二钱　半夏三钱　五味子一钱　细辛八分

水三杯半，先煮麻黄至二杯半，去沫，纳诸药，煎八分，温服。若渴者，去半夏，加栝蒌根二钱。若噎者，去麻黄，加附子一钱五分。小便不利，小腹痛满，去麻黄，加茯苓四钱。若喘者，去麻黄，加杏仁二十一枚。按：论云：若微利者，去麻黄，加芫花。今芫花不常用，时法用茯苓四钱代之，即猪苓、泽泻亦可代也，但行道人当于方后注明。

桂枝加葛根汤

即桂枝汤加葛根四钱。

水三杯半，先煮葛根至二杯半，吹去沫，入诸药，煎至八分，温服。不须啜粥。

葛根汤

葛根四钱　麻黄三钱　生姜三钱　甘草二钱　桂枝二钱　大枣四枚　白芍二钱

水三盅半，先煎麻黄、葛根至二杯，去沫，入诸药，煎至八分，温服。微似汗，不须啜粥。

阳　明

白虎汤

石膏八钱，碎，绵裹　知母三钱　炙草一钱　粳米四钱

水三杯，煎一杯，温服。

调胃承气汤

大黄四钱，清酒润　炙草二钱　芒硝三钱

水二杯半，先煮大黄、甘草，取一杯，去滓，入芒硝微煮令沸，少少温服之。

小承气汤

大黄四钱　厚朴　枳实各二钱

水二杯，煎八分，温服。初服当更衣，不尔者再煮服，若更衣

勿服。

大承气汤

大黄二钱，酒润　厚朴四钱　枳实　芒硝各二钱

水三杯，先煮枳实、厚朴至一杯半，去滓，纳大黄；煮一杯，去滓，纳芒硝，微火煮一二沸服。得下，勿再服。

少　阳

小柴胡汤

柴胡四钱　人参　黄芩　炙草　生姜各一钱　半夏二钱　大枣二枚

水二盅，煎一盅，去滓，再煎八分，温服，一日夜作三服。胸中烦而不呕者，去半夏、人参，加栝蒌二钱；渴者，去半夏，加人参七分、栝蒌根二钱；腹中痛者，去黄芩，加芍药一钱半；胁下痞硬，去大枣，加牡蛎二钱；心下悸、小便不利者，去黄芩，加茯苓一钱；不渴外有微热者，去人参，加桂枝一钱五分，温覆取微似汗愈；咳者，去人参、大枣、生姜，加五味子一钱，干姜一钱五分。

大柴胡汤

柴胡四钱　半夏二钱　黄芩　芍药　枳实各钱半　生姜二钱五分　大枣二枚　一本有大黄五分。水三盅，煎八分，温服一盅，一日夜作三服。

太　阴

理中丸汤

人参　白术　干姜　甘草各三两

共研末，蜜丸如鸡子黄大，研碎以沸汤服一丸，日三四服。服后啜热粥，以腹热为度。或用各三钱，水三盅，煎八分，温服。服后啜热粥。若脐上筑者，去术，加桂；吐多者，去术，加生姜二钱；下多者，还用术；悸者，加茯苓；渴欲饮水者，加术；腹痛者，加人参；寒者，加干姜；腹满者，去术，加附子；服汤后如食顷，啜热粥，微自温，勿揭衣被。

四逆汤

甘草四钱，炙　干姜二钱　附子生用，二钱

水三盅，煎八分，温服。

通脉四逆加人尿猪胆汤

干姜六钱　甘草四钱　附子二钱，生用

水三盅，煎八分，加猪胆汁一汤匙、人尿半汤匙，温服。

桂枝加芍药汤

桂枝　生姜三钱　大枣四枚　芍药六钱　炙草二钱

水三杯，煎一杯服。

桂枝加大黄汤

桂枝　生姜各三钱　芍药六钱　炙草三钱　大黄七分　大枣四枚

水三杯，煎八分，温服。

少　阴

麻黄附子细辛汤

麻黄去根节　细辛各三钱　附子一钱五分

水三盅，先煮麻黄至二盅，去沫，入诸药煎七分，温服。

麻黄附子甘草汤

麻黄去根　甘草各三钱　附子一钱五分

煎法同上。

通脉四逆汤

干姜六钱　炙草四钱　附子二钱，生用

水三杯，煎八分，温服。

白通汤

干姜三钱　附子三钱，生用　葱白二根

水三杯，煎八分，温服。

吴茱萸汤

吴茱萸三钱，汤泡　人参一钱五分　大枣四枚　生姜六钱

水煎服。

猪苓汤

猪苓　茯苓　泽泻　滑石　阿胶各三钱

水一杯，先煮四味至一杯，去滓，入胶煎化服。

黄连阿胶鸡子黄汤

黄连四钱　黄芩一钱　芍药二钱　阿胶三钱　鸡子黄一枚

水二杯半，煎一杯半，去滓，入胶烊尽，小冷，入鸡子黄搅令相得。温服，一日三服。

大承气汤方见阳明

厥　阴

乌梅丸

乌梅九十三枚　细辛六钱　干姜一两　当归四钱　黄连一两六钱　附子六钱，炮　蜀椒四钱，炒　桂枝　人参　黄柏各六钱

各另研末，合筛之，以苦酒浸乌梅一宿，去核，饭上蒸之，捣成泥，入炼蜜共捣千下，丸如梧子大。先饮食白饮服十丸，日三服，渐加至二十丸。

当归四逆汤

当归　桂枝　白芍各三钱　甘草炙　木通　细辛各二钱　大枣八粒，又一粒取三分之一，擘

水三杯，煎八分，温服。寒气盛者，加吴茱萸二钱半，生姜八钱，以水二杯，清酒二杯，煮取一杯半，温分二服。

白头翁汤

白头翁一钱　黄连　黄柏　秦皮各一钱五分

水二杯，煎八分，温服。余详于《时方妙用·附录伤寒门》。

瘟疫方

人参败毒散方见痢疾

防风通圣散方见中风

藿香正气散　治外受四时不正之气，内停饮食，头痛寒热。或霍乱吐泻，或作疟疾。

藿香　白芷　大腹皮　紫苏　茯苓各三两　陈皮　白术　厚朴　半夏曲　桔梗各二两　甘草一两

每服五钱，加姜、枣煎。

神圣辟瘟丹　神圣辟瘟丹，留传在世间。正元焚一炷，四季保平

安。此歌出聂久吾《汇函》

羌活　独活　白芷　香附　大黄　甘松　山柰　赤箭　雄黄各等分　苍术倍用

上为末，面糊为丸弹子大，黄丹为衣，晒干。正月初一侵晨，焚一炷辟瘟。

妇人科方

四物汤　统治妇人百病。

当归身　熟地　白芍酒炒，各三钱　川芎一钱五分

水三杯，煎八分服。加制香附二钱，研碎，炙草一钱。加减详《三字经》。

归脾汤方见虚劳

逍遥散景岳　治妇人思郁过度，致伤心脾冲任之源，血气日枯，渐至经脉不调者。

当归三钱　芍药一钱五分　熟地五钱　枣仁二钱，炒　茯神一钱五分　远志五分　陈皮八分　炙草一钱

水三杯，煎八分服。气虚，加人参；经滞痛，加香附。按：方虽庸陋，能滋阳明之燥，故从俗附录之。地黄生用佳

当归散《金匮》　瘦而有火，胎不安者，宜此。

当归　黄芩　芍药　芎䓖各一斤　白术半斤

共研末。酒服方寸匕。今用一钱，日再服。妊娠常服即易产，胎无疾苦。产后百病悉主之。

白术散《金匮》　肥白有寒，胎不安者，此能养胎。

白术　川芎　川椒　牡蛎

为末，酒服一钱匕。今用一钱，日三服，夜一服。但苦痛，加芍药；心下毒痛，加川芎；心烦吐痛不食，加细辛、半夏服之，后更以醋浆服之。复不解者，小麦汁服之。已后渴者，大麦汁服之。病虽愈，服勿置。

保生无忧散　妇人临产，先服一二剂，自然易生。或遇横生倒产，连日不生，服二三剂，神效。

当归一钱五分，酒洗　川贝母一钱　黄芪八分，生用　艾叶七分　酒芍一钱二分，冬日一钱　菟丝子一钱四分　厚朴姜汁炒，七分　荆芥穗八分　枳壳麸炒，六分　川芎二钱二分　羌活　甘草各五分

加生姜三片，水二杯，煎八分，空心服。

此方全用撑法。当归、川芎、白芍养血活血者也，厚朴去瘀血者也，用之撑开血脉，俾恶露不致填塞。羌活、荆芥疏通太阳，将背后一撑，太阳经脉最长，太阳治则诸经皆治。枳壳疏理结气，将面前一撑，俾胎气敛抑而无阻滞之虞。艾叶温暖子宫，撑动子宫则胞胎灵动。贝母、菟丝最能滑胎顺气，将胎气全体一撑，大具天然活泼之趣矣。加黄芪者，所以撑扶元气，元气旺，则转动有力也。生姜通神明、去秽恶、散寒止呕，所以撑扶正气而安胃气。甘草协和诸药，俾其左宜右有，而全其撑法之神也。此方人多不得其解，程钟龄注独超，故全录之。

加味归芎汤

川芎三钱　当归身五钱　龟板三钱，生研　妇人生过男女顶门发烧如鸡子大

水三杯，煎八分服。如人行五里即生。

当归补血汤

当归三钱　炙芪一两

水煎服。加附子三钱，神效；或加桂一钱。

失笑散方见心腹痛

生化汤

当归五钱　川芎二钱　干姜五分，炮　桃仁一钱五分，去皮尖　甘草一钱，炙

水二杯，煎八分服。产后风，口噤、角弓反张者，宜加荆芥穗三钱。又方，中风口噤，用华佗愈风散，即荆芥穗一味焙为末，勿焦黑，以童便和酒送下。口噤药不下者，用一两零，再以童便煎好，从鼻孔灌下。

当归生姜羊肉汤方见心腹痛

竹叶汤《金匮》　治产后中风，病痉发热，面正赤，喘而头痛。

鲜竹叶四十九片　葛根三钱　防风一钱　桔梗　桂枝　人参　附子炮

甘草各一钱　大枣五枚　生姜五钱

水三杯，煎八分，温服，温覆使汗出，日夜作三服。头项强，加附子五分，煎药扬去沫；呕者，加半夏二钱。

愚按： 自汗者，去葛根，加栝蒌根三钱，附子五分。产后痉症，十中只可救一，除此方外，无一善方。

甘麦大枣汤

甘草三钱　小麦一两六钱　大枣十枚

水三杯，煎一杯服，日作三服。

《金匮》方只录五首。余见拙著《金匮浅说》《金匮读》内，二书即欲梓行，集隘不能尽登。

小儿科方

小儿无专方，以上诸方，折为小剂用之。今儿科开口即曰食、曰惊、曰风、曰疳，所用之药，大抵以钩藤、秦艽、防风、羌活、独活、天麻、前胡、全蝎、僵蚕为祛风之品；朱砂、牛黄、胆星、石菖蒲、天竺黄、代赭石、青黛、赤芍，金银煎汤，为定惊之品；以山楂、神曲、麦芽、谷芽、莱菔子、枳壳、厚朴、槟榔、草果为消食之品；以芜荑、榧子、使君子、螟蛉土、五谷虫为治疳之品。如杏仁、葶苈、酒芩、桑白皮、半夏曲、苏陈皮、贝母、天花粉之类，谓为通用调气化痰之善药。父传子，师传徒，其专方皆杀人之具也。钱仲阳以金石之药为倡，犹有一二方近道处，至《铁镜》采薇汤则乱道甚矣。近日儿科，只用以上所列诸药，任意写来，造孽无已，实堪痛恨！

附　录

阴阳

识一字便可为医说

客有问于余曰：医之为道，乃古圣人泄天地之秘，夺造化之权，起死回生，非读破万卷书，参透事事物物之理者不能。今非通儒而业此，亦能疗人病获盛名，何也？

余曰：天地间有理有数，理可胜数，则有学问之医，远近崇之，遂得以尽其活人之道。然仲景为医中之圣，尚未见许于当时，观《伤寒论》之序文可见，犹宣圣以素王老其身，天之意在万世，不在一时也。仲景之后，名贤辈出，类皆不得志于时，闭门著书，以为传道之计；而喻嘉言、柯韵伯二先生书，尤感愤而为不平之鸣，此理数之可言而不可言者矣。今之业医者，无论不足为通儒，而求其识一字者，亦可以为良医矣。无论其识多字也，只求其识一字者，则亦可以为良医矣。客曰：此何字也，得毋所谓丁字乎？余曰：亦其类耳。不必他求，即“人”字是也。人乃阴精阳气合而成之者也，左为阳，左边一“丿”，阳之位也；右为阴，右边一“㇏”，阴之位也。作书者，遇“丿”处自然轻手挥之，阳主乎气，轻清之象也；遇“㇏”处自然重手顿之，阴主乎精，重浊之象也。两画不相离，阴阳互根之道也；两画各自位置，阴阳对待之道也。“丿”在左者不可使之右，“㇏”在右者不可使之左，阴阳不离之道也。左“丿”由重而轻，万物生于水，即男女媾精，万物化生之义，由阴而阳也。右“㇏”由轻而重，形生于气，即大哉乾元，乃通统天，至哉坤元，乃顺承天之义，阳统乎阴也。二者合之则成人，合之之义，医书谓之曰抱，《周易》名之曰交，交则为泰矣。试以形景浅言之，人之鼻下口上水沟穴，一名人中，取人身居乎天地中之义也天气通于鼻，地气通于口。天食人以五气，鼻受之；地食人以五味，口受之。穴居其中，故曰人中。自人中而上，目、鼻、耳皆两窍偶画，自人中而下，口与二便皆单窍奇画。上三画偶而为阴，下三画奇而为阳，取天地之义，合成泰卦也。形景主外，犹必合阴阳之象而成人，况人之所以生之理乎，人之为义大矣哉！子若遇医者，问此一字，恐高车驷马，诩诩以名医自负者，亦一字不识也。客闻予言，亦大笑而去。

脏腑

十二官

《灵兰秘典论》云：心者，君主之官也，神明出焉。肺者，相傅之官，治节出焉。肝者，将军之官，谋虑出焉。胆者，中正之官，决断出焉。膻中者，臣使之官，喜乐出焉。脾胃者，仓廪之官，五味出焉。大肠者，传道之官，变化出焉。小肠者，受盛之官，化物出焉。肾者，作强之官，伎巧出焉。三焦者，决渎之官，水道出焉。膀胱者，州都之官，津液藏焉，气化则能出矣。按：此以脾胃合为一官，恐错简耳。《刺法补遗篇》云：脾者，谏议之官，知周出焉；胃者，仓廪之官，五味出焉。采此补入，方足十二官之数。

心说

心，火脏，身之主，神明之舍也。《小篆》尝言，“心”字篆文只是一倒“火”字耳。盖心，火也；不欲炎上，故颠倒之，以见调燮之妙也。祝无功曰：庖氏一画，直竖之则为“丨”，左右倚之则为“丿”为“乀”，缩之则为“丶”，曲之则“乚”，“乚”“丶”圆而神，“一”“丨”“丿”“乀”方以直，世间字变化浩繁，未有能外“一”“丨”“丿”“乀”结构之者。独“心”字欲动欲流，圆妙不居，出之乎“一”“丨”“丿”“乀”之外，更索一字与作对不得。正以“心”者，“新”也。神明之官，变化而日新也。心主血脉，血脉日新，新新不停，则为平人，否则疾矣。其合脉也，其荣色也，开窍于舌。

肝说

肝，木脏，魂所藏也。肝者，榦也，以其体状有枝榦也。又位于东方，而主生气。时医昧其理，反云肝无补法，宜凉、宜伐，只泥木克土之一说，而不知后天八卦配河图之象。三八为木，居东，即后天震巽之位，巽上坤下则为观，《易》曰：观，天之神道，而四时不忒。

上坤下震则为复，《易》曰：复，其见天地之心乎，为义大矣哉！其合筋也，其荣爪也，开窍于目。

脾说

脾为土脏，藏意与智，居心肺之下，故从卑。又脾者，裨也，裨助胃气以化谷也。经云“纳谷者昌”，其在此乎。其合肉也，其荣唇也，开窍于口。

肺说

肺，金脏，魄所藏也。肺者，沛也，中有二十四孔，分布清浊之气，以行于诸脏，使沛然莫御也。《内经》曰：肺恶寒。又曰：形寒饮冷则伤肺。勿只守火克金之一说也。其合皮也，其荣毛也，开窍于鼻。

肾说

肾，水脏，藏精与志，华元化谓为性命之根也。又肾者，任也，主骨，而任周身之事，故强弱系之。《甲乙经》曰：肾者，引也，能引气通于骨髓。《卮言》曰：肾者，神也，妙万物而言也。其合骨也，其荣发也，开窍于二阴。

胃说

胃，属土，脾之腑也，为仓廪之官，五谷之府，故从田。田乃五谷所出，以为五谷之市也。又胃者，卫也，水谷入胃，游溢精气，上出于肺，畅达四肢，布护周身，足以卫外而为固也。

膽说

字从詹，不从旦。胆音檀，乃口脂泽也，与膽不同。今从胆者，乃传袭之讹也。膽，属木，肝之腑也。为中正之官，中清之府，十一经皆取决于膽。人之勇怯邪正，于此詹之，故字从詹。又，膽者，擔也，有膽量方足以擔天下之事。肝主仁，仁者不忍，故以膽断；膽附于肝之短叶间，仁者必有勇也。

大肠小肠说

大肠，传道之官，变化出焉，属金，为肺之腑。小肠，受盛之官，化物出焉，属火，为心之腑。人纳水谷，脾气化而上升，肠则化而下降。盖以肠者，畅也，所以畅达胃中之气也。肠通畅则为平人，否则病矣。

三焦说

三焦者，上、中、下三焦之气也。焦者，热也，满腔中热气布护，能通调水道也。为心包络之腑，属火。上焦不治，则水泛高源。中焦不治，则水留中脘。下焦不治，则水乱二便。三焦气治，则脉络通而水道利，故曰决渎之官。

手心主说即心包络

心乃五脏六腑之主，其包络为君主之外卫，相火代君主而行事也，所以亦有主名。何以系之以手？盖以手厥阴之脉，出属心包；手三阳之脉，散络心包；是手与心主合，故心包络称手心主。五脏加此一脏，实六脏也。

膀胱说

膀胱，属水，为肾之腑。经云：膀胱者，州都之官，津液藏焉，气化则能出矣。言其能得气化，而津液外出，滋润于皮毛也。若水道之专司，则在三焦之腑。故经云：三焦决渎之官，水道出焉。言其热气布护，使水道下出而为溺也。《内经》两出字：一为外出，一为下出，千古罕明其旨，兹特辨之。又膀者，旁也；胱者，光也。言气海之元气足，则津液旁达不穷，而肌腠皮毛皆因以光滑也。

命门说

越人指右肾为命门，诸家非之。余考《内经》太阳根于至阴，结于命门。命门者，目也。《灵枢·结根篇》《卫气篇》《素问·阴阳离合论》，三说俱同。后读《黄庭经》云：上有黄庭，下有关元；后有幽门，前有命门。方悟其处。凡人受生之初，先天精气聚于脐下，当关元、气海之间。其在女者，可以手扪而得，俗名产门。其在男者，于泄精之时，自有关阑知觉。此北门锁钥之司，人之至命处也。又考越人七冲门之说谓：飞门，唇也；户门，齿也；吸门，会厌也；贲门，胃之上口也；幽门，大肠下口也；阑门，小肠下口也；魄门，肛门也，便溺由气化而出。又增溺窍为气门。凡称之曰门，皆指出入之处而言也。况身形未生之初，父母交会之际，男之施由此门而出，女之受由此门而入。及胎元既足，复由此门而生。故于八门之外，重之曰命门也。若夫督脉十四椎中，有命门之穴，是指外腧而言，如五脏六腑腧一理。非谓命门即在此也。

经　络

经络歌诀

汪讱庵《本草备要》后附此，宜熟读之，无庸再著。

四　诊

望　色

春夏秋冬长夏时，青黄赤白黑随宜。
左肝右肺形呈颊，心额肾颐鼻主脾。
察位须知生者吉，审时若遇克堪悲。
更于黯泽分新旧，隐隐微黄是愈期。

又有辨舌之法。舌上无苔为在表，鲜红为火，淡白为寒。主无苔言，非谓苔之淡白也。

若有白苔为半表半里，黄苔为在里，黑苔病入少阴，多死。苔润有液为寒，苔燥无液为火，舌上无苔如去油腰子为亡液，不治。

闻　声

肝怒声呼心喜笑，脾为思念发为歌，
肺金忧虑形为哭，肾主呻吟恐亦多。

又法，气衰言微者为虚，气盛言厉者为实，语言首尾不相顾者神昏，狂言怒骂者实热，痰声辘辘者死，久病闻呃为胃绝。大抵语言声音以不异于平时者吉，反者为凶。

问　症

出《景岳全书》。张心在增润之

一问寒热二问汗，三问头身四问便，
五问饮食六问胸，七聋八渴俱当辨，
九问旧病十问因，再兼服药参机变，
妇人尤必问经期，迟速闭崩皆可见，
再添片语告儿科，天花麻疹虔占验。

切脉

微茫指下最难知，条绪寻来悟治丝旧诀以浮、芤、滑、实、弦、紧、洪为七表，以沉、微、迟、缓、濡、伏、弱、涩为八里，以长、短、虚、促、结、代、牢、动、细为九道。李濒湖、李士材加入数、革、散三脉，共二十七字，实难摸索。必得其头绪如治丝者，始有条不紊。三部分持成定法左寸外以候心，内以候膻中。右寸外以候肺，内以候胸中。左关外以候肝，内以候膈。右关外以候胃，内以候脾。两尺外以候肾，内以候腹。腹者，大小二肠、膀胱俱在其中。前以候前，后以候后。上竟上者，胸喉中事也；下竟下者，小腹、腰股、膝胫中事也。此照《内经》分配之法。八纲易见是良规浮主表，沉主里，二脉于指下轻重辨之，易见也。迟主寒，数主热，二脉以息之至数分之，易见也。大主邪实，细主正虚，二脉以形之阔窄分之，易见也。长主素盛，短主素弱，二脉以部之长短分之，易见也。以此八脉为纲。其余诸脉，辨其兼见可也，置而弗辨亦可也。起四句，总提切脉之大法也。胃资水谷人根本脉属肺而肺受气于胃，土具冲和脉委蛇不坚直而和缓也，脉得中土之生气如此，此以察胃气为第一要。脏气全凭生克验审脏气之生克为第二要。如脾病畏弦，木克土也。肺病畏洪，火克金也。反是，则与脏气无害。天时且向逆从窥推天运之顺逆为第三要。如春气属木脉宜弦，夏气属火脉宜洪之类。反是，则与天气不应。阳为浮数形偏亢仲景以浮、大、动、滑、数为阳，凡脉之有力者俱是，阴则沉迟势更卑仲景以沉、涩、弱、弦、迟为阴，凡脉之无力者皆是。此又提出阴阳二字，以起下四句辨脉病之宜忌，为第四要。外感阴来非吉兆外感之证，脉宜浮洪，而反细弱，则正不胜邪矣，内虚阳现实堪悲脱血之后，脉宜静细，而反洪大，则气亦外脱矣。诸凡偏胜皆成病偏阳而洪大，偏阴而细弱，皆病脉也，忽变非常即弗医旧诀有雀啄、屋漏、鱼翔、虾游、弹石、解索、釜沸七怪之说，总因阴阳离决，忽现出反常之象。只此数言占必应，《脉经》铺叙总支离病之名有万，而脉象不过数十种，且一病而数十种之脉无不可见，何能诊脉而即知为何病耶？脉书欺人之语，最不可听。

运气

张飞畴运气不足凭说

谚云：不读五运六气，检遍方书何济。所以稍涉医理者，动以司运为务。曷知《天元纪》等篇，本非《素问》原文，王氏取《阴阳大论》补入经中，后世以为古圣格言，孰敢非之，其实无关于医道也。况论中明言，时有常位，而气无必然，犹谆谆详论者，不过穷究其理而已。纵使胜复有常，而政分南北。四方有高下之殊，四序有非时之化；百步之内，晴雨不同；千里之外，寒暄各异。岂可以一定之法，而测非常之变耶？若熟之以资顾问则可，苟奉为治病之法，则执一不通矣。

濒湖脉学

明 · 李时珍◎著
李兴广　郑少奇◎整理

内容提要

《濒湖脉学》是明代医药学家李时珍所著。李时珍（1518—1593），字东璧，晚年自号濒湖山人，蕲州（今湖北蕲春县）人。《濒湖脉学》为李时珍晚年所著，以号命书，是为《濒湖脉学》。本书语言简明，论脉清澈，不但把临床复杂脉象总结归纳成27种脉象，而且还把主要内容，即脉象、相类脉鉴别、脉象主病，皆以韵文歌括形式撰述，便于诵记，该书流传深广，深受后世医家推崇。至今仍是学习中医者重要的入门书。适合中医药院校学生、临床中医师、中医爱好者阅读参考。

序

李时珍曰：宋有俗子，杜撰《脉诀》，鄙陋纰缪，医学习诵，以为权舆，逮臻颁白，脉理竟昧。戴同父常刊其误，先考月池翁著《四诊发明》八卷，皆精诣奥室，浅学未能窥造，珍因撮粹撷华，僭撰此书，以便习读，为脉指南。世之医病两家，咸以脉为首务，不知脉乃四诊之末，谓之巧者尔。上士欲会其全，非备四诊不可。

明嘉靖甲子上元日谨书于濒湖迩所

目录

浮阳

浮脉，举之有余，按之不足《脉经》。如微风吹鸟背上毛，厌厌聂聂轻泛貌，如循榆荚《素问》，如水漂木崔氏，如捻葱叶黎氏。

浮脉法天，有轻清在上之象，在卦为乾，在时为秋，在人为肺，又谓之毛。太过则中坚旁虚，如循鸡羽，病在外也。不及则气来毛微，病在中也。《脉诀》言，寻之如太过，乃浮兼洪紧之象，非浮脉也。

〔**体状诗**〕浮脉惟从肉上行，如循榆荚似毛轻。三秋得令知无恙，久病逢之却可惊。

〔**相类诗**〕浮如木在水中浮，浮大中空乃是芤。拍拍而浮是洪脉，来时虽盛去悠悠。浮脉轻平似捻葱，虚来迟大豁然空。浮而柔细方为濡，散似杨花无定踪。

浮而有力为洪，浮而迟大为虚，虚甚为散，浮而无力为芤，浮而柔细为濡。

〔**主病诗**〕浮脉为阳表病居，迟风数热紧寒拘。浮而有力多风热，无力而浮是血虚。寸浮头痛眩生风，或有风痰聚在胸。关上土衰兼木旺，尺中溲便不流通。

浮脉主表，有力表实，无力表虚，浮迟中风，浮数风热，浮紧风寒，浮缓风湿，浮虚伤暑，浮芤失血，浮洪虚热，浮散劳极。

沉阴

沉脉，重手按至筋骨乃得《脉经》。如绵裹砂，内刚外柔杨氏。如石投水，必极其底。

沉脉法地，有渊泉在下之象，在卦为坎，在时为冬，在人为肾。又谓之石，亦曰营。太过则如弹石，按之益坚，病在外也。不及则气来虚微，去如数者，病在中也。《脉诀》言缓度三关，状如烂绵者，非也。沉有缓数及各部之沉，烂绵乃弱脉，非沉也。

〔**体状诗**〕水行润下脉来沉，筋骨之间软滑匀。女子寸兮男子尺，四时如此号为平。

〔**相类诗**〕沉帮筋骨自调匀，伏则推筋着骨寻。沉细如绵真弱脉，弦长实大是牢形。沉行筋间，伏行骨上，牢大有力，弱细无力。

〔**主病诗**〕沉潜水蓄阴经病，数热迟寒滑有痰。无力而沉虚与气，沉而有力积并寒。寸沉痰郁水停胸，关主中寒痛不通。尺部浊遗并泄痢，肾虚腰及下元痌。

沉脉主里，有力里实，无力里虚。沉则为气，又主水蓄，沉迟痼冷，沉数内热，沉滑痰食，沉涩气郁，沉弱寒热，沉缓寒湿，沉紧冷痛。

迟阴

迟脉，一息三至，去来极慢《脉经》。

迟为阳不胜阴，故脉来不及。《脉诀》言，重手乃得，是有沉无浮。一息三至，甚为易见。而曰隐隐、曰状且难，是涩脉矣，其谬可知。

〔体状诗〕迟来一息至惟三，阳不胜阴气血寒。但把浮沉分表里，消阴须益火之原。

〔体状诗〕脉来三至号为迟，小快于迟作缓持。迟细而难知是涩，浮而迟大以虚推。

三至为迟，有力为缓，无力为涩，有止为结，迟甚为败，浮大而软为虚。黎氏曰：迟小而实，缓大而慢；迟为阴盛阳衰，缓为卫盛营弱，宜别之。

〔主病诗〕迟司脏病或多痰，沉痼癥瘕仔细看。有力而迟为冷痛，迟而无力定虚寒。寸迟必是上焦寒，关主中寒痛不堪。尺是肾虚腰脚重，溲便不禁疝牵丸。

迟脉主脏，有力冷痛，无力虚寒。浮迟表寒，沉迟里寒。

数阳

数脉，一息六至《脉经》。脉流薄疾《素问》。

数为阴不胜阳，故脉来太过焉。浮、沉、迟、数，脉之纲领。《素问》《脉经》皆为正脉。《脉诀》立七表、八里，而遗数脉，止歌于心脏，其妄甚矣。

〔体状诗〕数脉息间常六至，阴微阳盛必狂烦。浮沉表里分虚实，惟有儿童作吉看。

〔相类诗〕数比平人多一至，紧来如索似弹绳。数而时止名为促，数见关中动脉形。

数而弦急为紧，流利为滑，数而有止为促，数甚为疾，数见关中为动。

〔主病诗〕数脉为阳热可知，只将君相火来医。实宜凉泻虚温补，肺病秋深却畏之。寸数咽喉口舌疮，吐红咳嗽肺生疡。当关胃火并肝火，尺属滋阴降火汤。

数脉主腑，有力实火，无力虚火。浮数表热，沉数里热，气口数实肺痈，数虚肺痿。

滑阳中阴

滑脉，往来前却，流利展转，替替然如珠之应指《脉经》。辘辘如欲脱。

滑为阴气有余，故脉来流利如水。脉者，血之府也。血盛则脉滑，故肾脉宜之；气盛则脉涩，故肺脉宜之。《脉诀》云：按之即伏，三关如珠，不进不退，是不分浮滑、沉滑、尺寸之滑也，今正之。

〔**体状相类诗**〕滑脉如珠替替然，往来流利却还前。莫将滑数为同类，数脉惟看至数间。

滑则如珠，数则六至

〔**主病诗**〕滑脉为阳元气衰，痰生百病食生灾。上为吐逆下蓄血，女脉调时定有胎。寸滑膈痰生呕吐，吞酸舌强或咳嗽。当关宿食肝脾热，渴痢癞淋看尺部。

滑主痰饮，浮滑风痰，沉滑食痰，滑数痰火，滑短宿食。《脉诀》言：关滑胃寒，尺滑脐似水。与《脉经》言关滑胃热，尺滑血蓄，妇人经病之旨相反，其谬如此。

涩阴

涩脉，细而迟，往来难，短且散，或一止复来《脉经》。参伍不调《素问》。如轻刀刮竹《脉诀》。如雨沾沙《通真子》。如病蚕食叶。

涩为阳气有余，气盛则血少，故脉来蹇滞，而肺宜之。《脉诀》言：指下寻之似有，举之全无。与《脉经》所云，绝不相干。

〔**体状诗**〕细迟短涩往来难，散止依稀应指间。如雨沾沙容易散，病蚕食叶慢而艰。

〔**相类诗**〕参伍不调名曰涩，轻刀刮竹短而难。微似秒芒微软甚，浮沉不别有无间。

细迟短散，时一止曰涩。极细而软，重按若绝曰微。浮而柔细曰濡，沉而柔细曰弱。

〔**主病诗**〕涩缘血少或伤精，反胃亡阳汗雨淋。寒湿入营为血痹，女人非孕即无经。寸涩心虚痛对胸，胃虚胁胀察关中。尺为精血俱伤候，肠结溲淋或下红。

涩主血少精伤之病，女人有孕为胎病，无孕为败血。杜光庭云：涩脉独见尺中，形同代，为死脉。

虚阴

虚脉，迟大而软，按之无力，隐指豁豁然空《脉经》。

崔紫虚云：形大力薄，其虚可知。《脉诀》言：寻之不足，举之有余。上言浮脉，不见虚状。杨仁斋言：状似柳絮，散漫而迟。滑氏言：散大而软，皆是散脉，非虚也。

〔**体状相类诗**〕举之迟大按之松，脉状无涯类谷空。莫把芤虚为一例，芤来浮大似慈葱。

虚脉浮大而迟，按之无力。芤脉浮大，按之中空，芤为脱血。虚为血虚，浮散二脉见浮脉。

〔**主病诗**〕脉虚身热为伤暑，自汗怔忡惊悸多。发热阴虚须早治，养营益气莫蹉跎。血不荣心寸口虚，关中腹胀食难舒。骨蒸痿痹伤精血，却在神门两部居。

《经》曰：血虚脉虚。曰：气来虚微为不及，病在内。曰：久病脉虚者死。

实阳

实脉，浮沉皆得，脉大而长微弦，应指愊愊然《脉经》。

愊愊，坚实貌。《脉诀》言：如绳应指来，乃紧脉，非实脉也。

〔**体状诗**〕浮沉皆得大而长，应指无虚愊愊强。热蕴三焦成壮火，通肠发汗始安康。

〔**相类诗**〕实脉浮沉有力强，紧如弹索转无常。须知牢脉帮筋骨，实大微弦更带长。

浮沉有力为实，弦急弹指为紧，沉而实大，微弦而长为牢。

〔**主病诗**〕实脉为阳火郁成，发狂谵语吐频频。或为阳毒或伤食，大便不通或气疼。寸实应知面热风，咽疼舌强气填胸。当关脾热中宫满，尺实腰肠痛不通。

《经》曰：血实脉实。曰：脉实者，水谷为病。曰：气来实强是谓太过。《脉诀》言尺实小便不禁，与《脉经》尺实小腹痛、小便难之说何反？洁古不知其谬，诀为虚寒，药用姜附，愈误矣。

长阳

长脉，不小不大，迢迢自若朱氏。如循长竿末梢，为平；如引绳，如循长竿，为病《素问》。

长有三部之长，一部之长，在时为春，在人为肝；心脉长，神强气壮；肾脉长，蒂固根深。《经》曰：长则气治，皆言平脉也。

〔**体状相类诗**〕过于本位脉名长，弦则非然但满张，弦脉与长争较远，良工尺度自能量。

实、牢、弦、紧皆兼长脉。

〔**主病诗**〕长脉迢迢大小匀，反常为病似牵绳。若非阳毒癫痫病，即是阳明热势深。

长主有余之病。

短阴

短脉，不及本位《脉诀》。应指而回，不能满部《脉经》。

戴同父云：短脉只见尺寸，若关中见短，上不通寸，下不通尺，是阴阳绝脉，必死矣。故关不诊短。黎居士云：长短未有定体，诸脉举按之，过于本位者为长，不及本位者为短。长脉属肝宜于春。短脉属肺宜于秋。但诊肝肺，长短自见。

〔**体状相类诗**〕两头缩缩名为短，涩短迟迟细且难。短涩而浮秋喜见，三春为贼有邪干。

涩、微、动、结，皆兼短脉。

〔**主病诗**〕短脉惟于尺寸寻，短而滑数酒伤神。浮为血涩沉为痞，寸主头疼尺腹疼。

《经》曰：短则气病，短主不及之病。

洪阳

洪脉，指下极大《脉经》。来盛去衰《素问》。来大去长《通真子》。

洪脉在卦为离，在时为夏，在人为心。《素问》谓之大，亦曰钩。滑氏曰：来盛去衰，如钩之曲，上而复下。应血脉来去之象，象万物敷布下垂之状。詹炎举言：如环珠者，非。《脉诀》云：季夏宜之，秋季、冬季，发汗通阳，俱非洪脉所宜，盖谬也。

〔**体状诗**〕脉来洪盛去还衰，满指滔滔应夏时。若在春秋冬月分，升阳散火莫狐疑。

〔**相类诗**〕洪脉来时拍拍然，去衰来盛似波澜。欲知实脉参差处，举按弦长愊愊坚。

洪而有力为实，实而无力为洪。

〔**主病诗**〕脉洪阳盛血应虚，相火炎炎热病居。胀满胃翻须早治，阴虚泄痢可踌躇。寸洪心火上焦炎，肺脉洪时金不堪。肝火胃虚关内察，肾虚阴火尺中看。

洪主阳盛阴虚之病，泄痢、失血、久嗽者忌之。《经》曰：形瘦脉大多气者死。曰：脉大则病进。

微阴

微脉，极细而软，按之如欲绝，若有若无《脉经》。细而稍长戴氏。

《素问》谓之小。气血微则脉微。

〔**体状相类诗**〕微脉轻微潎潎乎，按之欲绝有如无。微为阳弱细阴弱，细比于微略较粗。

轻诊即见，重按如欲绝者，微也。往来如线而常有者，细也。仲景曰：脉潎潎如羹上肥者，阳气微；萦萦如蚕丝细者，阴气衰；长病得之死，卒病得之生。

〔**主病诗**〕气血微兮脉亦微，恶寒发热汗淋漓。男为劳极诸虚候，女作崩中带下医。寸微气促或心惊，关脉微时胀满形。尺部见之精血弱，恶寒消瘅痛呻吟。

微主久虚血弱之病，阳微恶寒，阴微发热。《脉诀》云：崩中日久肝阴竭，漏下多时骨亦枯。

紧阳

紧脉，来往有力，左右弹人手《素问》。如转索无常仲景，数如切绳《脉经》，如纫箄线丹溪。

紧乃热为寒束之脉，故急数如此，要有神气。《素问》谓之急。《脉诀》言：

寥寥入尺来。崔氏言：如线，皆非紧状。或以浮紧为弦，沉紧为牢，亦近似耳。

〔**体状诗**〕举如转索切如绳，脉象因之得紧名。总是寒邪来作寇，内为腹痛外身疼。

〔**相类诗**〕见弦、实。

〔**主病诗**〕紧为诸痛主于寒，喘咳风痫吐冷痰。浮紧表寒须发越，沉紧温散自然安。寸紧人迎气口分，当关心腹痛沉沉。尺中有紧为阴冷，定是奔豚与疝疼。

诸紧为寒为痛，人迎紧盛伤于寒，气口紧盛伤于食，尺紧痛居其腹。沉乃疾在其腹。中恶浮紧、咳嗽沉紧，皆主死。

缓阴

缓脉，去来小快于迟《脉经》，一息四至戴氏，如丝在经，不卷其轴，应指和缓，往来甚匀张太素，如初春杨柳舞风之象杨玄操，如微风轻飐柳梢滑伯仁。

缓脉在卦为坤，在时为四季，在人为脾。阳寸、阴尺，上下同等，浮大而软，无有偏胜者，平脉也。若非其时，即为有病。缓而和匀，不浮不沉，不疾不徐，不微不弱者，即为胃气。故杜光庭云：欲知死期何以取？古贤推定五般土。阳土须知不遇阴，阴土遇阴当细数。详《玉函经》。

〔**体状诗**〕缓脉阿阿四至通，柳梢袅袅飐轻风。欲从脉里求神气，只在从容和缓中。

〔**相类诗**〕见迟脉。

〔**主病诗**〕缓脉营衰卫有余，或风或湿或脾虚。上为项强下痿痹，分别浮沉大小区。寸缓风邪项背拘，关为风眩胃家虚。神门濡泄或风秘，或者蹒跚足力迂。

浮缓为风，沉缓为湿，缓大风虚，缓细湿痹，缓涩脾虚，缓弱气虚。《脉诀》言：缓主脾热口臭、反胃、齿痛、梦鬼之病。出自杜撰，与缓无关。

芤阳中阴

芤脉，浮大而软，按之中央空，两边实《脉经》。中空外实，状如慈葱。

芤，慈葱也。《素问》无芤名。刘三点云：芤脉何似？绝类慈葱，指下成窟，有边无中。戴同父云：营行脉中，脉以血为形，芤脉中空，脱血之象也。《脉经》云：三部脉芤，长病得之生，卒病得之死。《脉诀》言：两头有，中间无，是脉断截矣。又言主淋沥、气入小肠。与失血之候相反，误世不小。

〔**体状诗**〕芤形浮大软如葱，按之旁有中央空。火犯阳经血上溢，热侵阴络下流红。

〔**相类诗**〕中空旁实乃为芤，浮大而迟虚脉呼。芤更带弦名曰革，芤为失血革血虚。

〔**主病诗**〕寸芤积血在于胸，关内逢芤肠胃痈。尺部见之多下血，赤淋红痢漏崩中。

弦阳中阴

弦脉，端直以长《素问》，如张弓弦《脉经》，按之不移，绰绰如按琴瑟弦巢氏，状若筝弦《脉诀》，从中直过，挺然指下《刊误》。

弦脉在卦为震，在时为春，在人为肝。轻虚以滑者平，实滑如循长竿者病，劲急如新张弓弦者死。池氏曰：弦紧而数劲为太过，弦紧而细为不及。戴同父曰：弦而软，其病轻；弦而硬，其病重。《脉诀》言：时时带数，又言脉紧状绳牵。皆非弦象，今削之。

〔**体状诗**〕弦脉迢迢端直长，肝经木旺土易伤。怒气满胸常欲叫，翳蒙瞳子泪淋浪。

〔**相类诗**〕弦来端直似丝弦，紧则如绳左右弹。紧言其力弦言象，牢脉弦长沉伏间。又见长脉。

〔**主病诗**〕弦应东方肝胆经，饮痰寒热疟缠身。浮沉迟数须分别，大小单双有重轻。寸弦头痛膈多痰，寒热癥瘕察左关。关右胃寒心腹痛，尺中阴疝脚拘挛。

弦为木盛之病。浮弦支饮外溢，沉弦悬饮内痛。疟脉自弦，弦数多热，弦迟多寒。弦大主虚，弦细拘急。阳弦头痛，阴弦腹痛。单弦饮癖，双弦寒痼。若不食者，木来克土，必难治。

革阴

革脉，弦而芤仲景，如按鼓皮丹溪。

仲景曰：弦则为寒，芤则为虚，虚寒相抟，此名曰革。男子亡血失精，妇人半产漏下。《脉经》曰：三部脉革，长病得之死，卒病得之生。时珍曰：此即芤弦二脉相合，故均主失血之候。诸家脉书，皆以为牢脉，故或有革无牢，有牢无革，混淆不辨。不知革浮牢沉，革虚牢实，形证皆异也。又按：《甲乙经》曰：浑浑革革，至如涌泉，病进而危；弊弊绰绰，其去如弦绝者死。谓脉来浑浊革变，急如涌泉，出而不反也。王贶以为溢脉，与此不同。

〔**体状主病诗**〕革脉形如按鼓皮，芤弦相合脉寒虚。女人半产并崩漏，男子营虚或梦遗。

〔**相类诗**〕见芤、牢。

牢阴中阳

牢脉，似沉似伏，实大而长，微弦《脉经》。

扁鹊曰：牢而长者，肝也。仲景曰：寒则牢坚，有牢固之象。沈氏曰：似沉似伏，牢之位也；实大弦长，牢之体也。《脉诀》不言形状，但云寻之则无，按之则有。云脉入皮肤辨息难，又以牢为死脉，皆孟浪谬误。

〔**体状相类诗**〕弦长实大脉牢坚，牢位常居沉伏间。革脉芤弦自浮起，革虚牢实要详看。

〔**主病诗**〕寒则牢坚里有余，腹心寒痛肝乘脾。疝㿗癥瘕何愁也，失血阴虚却忌之。

牢主寒实之病，木实则为痛。扁鹊云：软为虚，牢为实。失血者，脉宜沉细，反浮大而牢者死，虚病见实脉也。《脉诀》言：骨间疼痛，气居于表。池氏以为肾传于脾，皆谬妄不经。

濡阴　即软字

濡脉，极软而浮细，如帛在水中，轻手相得，按之无有《脉经》，如水上浮沤。

帛浮水中，重手按之，随手而没之象。《脉诀》言：按之似有举还无，是微脉，非濡也。

〔**体状诗**〕濡形浮细按须轻，水面浮绵力不禁。病后产中犹有药，平人若见是无根。

〔**相类诗**〕浮而柔细知为濡，沉细诸柔作弱持。微则浮微如欲绝，细来沉细近于微。

浮细如绵曰濡，沉细如绵曰弱，浮而极细如绝曰微，沉而极细不断曰细。

〔**主病诗**〕濡为亡血阴虚病，髓海丹田暗已亏。汗雨夜来蒸入骨，血山崩倒湿侵脾。寸濡阳微自汗多，关中其奈气虚何。尺伤精血虚寒甚，温补真阴可起疴。

濡主血虚之病，又为伤湿。

弱阴

弱脉，极软而沉细，按之乃得，举手无有《脉经》。

弱乃濡之沉者。《脉诀》言：轻手乃得。黎氏譬如浮沤，皆是濡脉，非弱也。《素问》曰：脉弱以滑，是有胃气。脉弱以涩，是谓久病。病后老弱见之顺，平人少年见之逆。

〔**体状诗**〕弱来无力按之柔，柔细而沉不见浮。阳陷入阴精血弱，白头犹可少年愁。

〔**相类诗**〕见濡脉。

〔**主病诗**〕弱脉阴虚阳气衰，恶寒发热骨筋痿。多惊多汗精神减，益气调营急早医。寸弱阳虚病可知，关为胃弱与脾衰。欲求阳陷阴虚病，须把神门两部推。

弱主气虚之病。仲景曰：阳陷入阴，故恶寒发热。又云：弱主筋，沉主骨，阳浮阴弱，血虚筋急。柳氏曰：气虚则脉弱，寸弱阳虚，尺弱阴虚，关弱胃虚。

散阴

散脉，大而散。有表无里《脉经》，涣漫不收崔氏，无统纪，无拘束，至数不齐，或来多去少，或去多来少。涣散不收，如杨花散漫之象柳氏。

戴同父曰：心脉浮大而散，肺脉短涩而散，平脉也。心脉软散，怔忡；肺脉软散，汗出；肝脉软散，溢饮；脾脉软散，胻胕肿，病脉也。肾脉软散，诸病脉代散，死脉也。《难经》曰：散脉独见则危。柳氏曰：散为气血俱虚，根本脱离之脉，产妇得之生，孕妇得之堕。

〔**体状诗**〕散似杨花散漫飞，去来无定至难齐。产为生兆胎为堕，久病逢之不必医。

〔**相类诗**〕散脉无拘散漫然，濡来浮细水中绵。浮而迟大为虚脉，芤脉中空有两边。

〔**主病诗**〕左寸怔忡右寸汗，溢饮左关应软散。右关软散胻胕肿，散居两尺魂应断。

细阴

细脉，小于微而常有，细直而软，若丝线之应指《脉经》。

《素问》谓之小。王启玄言如莠蓬，状其柔细也。《脉诀》言：往来极微，是微反大于细矣，与《经》相背。

〔**体状诗**〕细来累累细如丝，应指沉沉无绝期。春夏少年俱不利，秋冬老弱却相宜。

〔**相类诗**〕见微、濡。

〔**主病诗**〕细脉萦萦血气衰，诸虚劳损七情乖。若非湿气侵腰肾，即是伤精汗泄来。寸细应知呕吐频，入关腹胀胃虚形。尺逢定是丹田冷，泄痢遗精号脱阴。

《脉经》曰：细为血少气衰。有此证则顺，否则逆。故吐衄得沉细者生。忧劳过度者，脉亦细。

伏阴

伏脉，重按着骨，指下裁动《脉经》。脉行筋下《刊误》。

《脉诀》言：寻之似有，定息全无，殊为舛谬。

〔**体状诗**〕伏脉推筋着骨寻，指间裁动隐然深。伤寒欲汗阳将解，厥逆脐疼证属阴。

〔**相类诗**〕见沉脉。

〔**主病诗**〕伏为霍乱吐频频，腹痛多缘宿食停。蓄饮老痰成积聚，散寒温里莫因循。食郁胸中双寸伏，欲吐不吐常兀兀。当关腹痛困沉沉，关后疝疼还破腹。

伤寒，一手脉伏曰单伏，两手脉伏曰双伏，不可以阳证见阴为诊。乃火邪内郁，不得发越，阳极似阴，故脉伏，必有大汗而解。正如久旱将雨，六合阴晦，雨后庶物皆苏之义。又有夹阴伤寒，先有伏阴在内，外复感寒，阴盛阳衰，四脉厥逆，六脉沉伏，须投姜附及灸关元，脉乃复出也。若太溪、冲阳皆无脉者，必死。《脉诀》言：徐徐发汗。洁古以附子细辛麻黄汤主之，皆非也。刘元宾曰：伏脉不可发汗。

动阳

动乃数脉，见于关上下，无头尾，如豆大，厥厥动摇。

仲景曰：阴阳相搏名曰动，阳动则汗出，阴动则发热，形冷恶寒，此三焦伤也。成无己曰：阴阳相搏，则虚者动，故阳虚则阳动，阴虚则阴动。庞安常曰：关前三分为阳，后三分为阴，关位半阴半阳，故动随虚见。《脉诀》言：寻之似有，举之还无，不离其处，不往不来，三关沉沉。含糊谬妄，殊非动脉。詹氏言其形鼓动如钩、如毛者，尤谬。

〔**体状诗**〕动脉摇摇数在关，无头无尾豆形团。其原本是阴阳搏，虚者摇兮胜者安。

〔**主病诗**〕动脉专司痛与惊，汗因阳动热因阴。或为泄痢拘挛病，男子亡精女子崩。

仲景曰：动则为痛为惊。《素问》曰：阴虚阳搏，谓之崩。又曰：妇人手少阴脉动甚者，妊子也。

促阳

促脉，来去数，时一止复来《脉经》。如蹶之趣，徐疾不常黎氏。

《脉经》但言数而止为促，《脉诀》乃云：并居寸口，不言时止者，谬矣。数止为促，缓止为结，何独寸口哉！

〔**体状诗**〕促脉数而时一止，此为阳极欲亡阴。三焦郁火炎炎盛，进必无生退可生。

〔**相类诗**〕见代脉。

〔**主病诗**〕促脉惟将火病医，其因有五细推之。时时喘咳皆痰积，或发狂斑与毒疽。

促主阳盛之病。促、结之因，皆有气、血、痰、饮、食五者之别。一有留滞，则脉必见止也。

结阴

结脉，往来缓，时一止复来《脉经》。

《脉诀》言：或来或去，聚而却还。与结无关。仲景有累累如循长竿曰阴结，蔼蔼如车盖曰阳结。《脉经》又有如麻子动摇，旋引旋收，聚散不常者曰结，主死。此三脉，名同实异也。

〔**体状诗**〕结脉缓而时一止，独阴偏盛欲亡阳。浮为气滞沉为积，汗下分明在主张。

〔**相类诗**〕见代脉。

〔**主病诗**〕结脉皆因气血凝，老痰结滞苦沉吟。内生积聚外痈肿，疝瘕为殃病属阴。

结主阴盛之病。越人曰：结甚则积甚，结微则积微，浮结外有痛积，伏结内有积聚。

代阴

代脉，动而中止，不能自还，因而复动仲景。脉至还入尺，良久方来吴氏。

脉一息五至，肺、心、脾、肝、肾五脏之气，皆足五十动而一息，合大衍之数，谓之平脉。反此则止乃见焉，肾气不能至，则四十动一止；肝气不能至，则三十动一止。盖一脏之气衰，而他脏之气代至也。《经》曰：代则气衰。滑伯仁曰：若无病，羸瘦脉代者，危脉也。有病而气血乍损，气不能续者，只为病脉。伤寒心悸脉代者，复脉汤主之；妊娠脉代者，其胎百日。代之生死，不可不辨。

〔**体状诗**〕动而中止不能还，复动因而作代看。病者得之犹可疗，平人却与寿相关。

〔**相类诗**〕数而时至名为促，缓止须将结脉呼。止不能回方是代，结生代死自殊涂。

促、结之止无常数，或二动、三动，一止即来。代脉之止有常数，必根据数而止，还入尺中，良久方来也。

〔**主病诗**〕代脉原因脏气衰，腹痛泄痢下元亏。或为吐泻中宫病，女子怀胎三月兮。

《脉经》曰：代散者死。主泄及便脓血。

五十不止身无病，数内有止皆知定。四十一止一脏绝，四年之后多亡命。三十一止即三年，二十一止二年应。十动一止一年殂，更观气色兼形证。两动一止三四日，三四动止应六七。五六一止七八朝，次第推之自无失。

戴同父曰：脉必满五十动，出自《难经》；而《脉诀》五脏歌，皆以四十五动为准，乖于经旨。柳东阳曰：古以动数候脉，是吃紧语。须候五十动，乃知五脏缺失。今人指到腕臂，即云见了。夫五十动，岂弹指间事耶？故学人当诊脉、问证、听声、观色，斯备四诊而无失。

附

四言举要

脉乃血派，气血之先，血之隧道，气息应焉。
其象法地，血之府也，心之合也，皮之部也。
资始于肾，资生于胃，阳中之阴，本乎营卫。
营者阴血，卫者阳气，营行脉中，卫行脉外。
脉不自行，随气而至，气动脉应，阴阳之义。
气如橐籥，血如波澜，血脉气息，上下循环。
十二经中，皆有动脉，惟手太阴，寸口取决。
此经属肺，上系吭嗌，脉之大会，息之出入。
一呼一吸，四至为息，日夜一万，三千五百。
一呼一吸，脉行六寸，日夜八百，十丈为准。
初持脉时，令仰其掌，掌后高骨，是谓关上。
关前为阳，关后为阴，阳寸阴尺，先后推寻。
心肝居左，肺脾居右，肾与命门，居两尺部。
魂魄谷神，皆见寸口，左主司官，右主司府。
左大顺男，右大顺女，本命扶命，男左女右。
关前一分，人命之主，左为人迎，右为气口。
神门决断，两在关后，人无二脉，病死不愈。
男女脉同，惟尺则异，阳弱阴盛，反此病至。
脉有七诊，曰浮中沉，上下左右，消息求寻。
又有九候，举按轻重，三部浮沉，各候五动。
寸候胸上，关候膈下，尺候于脐，下至跟踝。

左脉候左，右脉候右，病随所在，不病者否。
浮为心肺，沉为肾肝，脾胃中州，浮沉之间。
心脉之浮，浮大而散，肺脉之浮，浮涩而短。
肝脉之沉，沉而弦长，肾脉之沉，沉实而濡。
脾胃属土，脉宜和缓，命为相火，左寸同断。
春弦夏洪，秋毛冬石，四季和缓，是谓平脉。
太过实强，病生于外，不及虚微，病生于内。
春得秋脉，死在金日，五脏准此，推之不失。
四时百病，胃气为本，脉贵有神，不可不审。
调停自气，呼吸定息，四至五至，平和之则。
三至为迟，迟则为冷，六至为数，数即热证。
转迟转冷，转数转热，迟数既明，浮沉当别。
浮沉迟数，辨内外因，外因于天，内因于人。
天有阴阳，风雨晦冥，人喜怒忧，思悲恐惊。
外因之浮，则为表证，沉里迟阴，数则阳盛。
内因之浮，虚风所为，沉气迟冷，数热何疑。
浮数表热，沉数里热，浮迟表虚，沉迟冷结。
表里阴阳，风气冷热，辨内外因，脉证参别。
脉理浩繁，总括于四，既得提纲，引申触类。
浮脉法天，轻手可得，泛泛在上，如水漂木。
有力洪大，来盛去悠，无力虚大，迟而且柔。
虚甚则散，涣漫不收，有边无中，其名曰芤。
浮小为濡，绵浮水面，濡甚则微，不任寻按。
沉脉法地，近于筋骨，深深在下，沉极为伏。
有力为牢，实大弦长，牢甚则实，愊愊而强。
无力为弱，柔小如绵，弱甚则细，如蛛丝然。
迟脉属阴，一息三至，小快于迟，缓不及四。
二损一败，病不可治，两息夺精，脉已无气。
浮大虚散，或见芤革，浮小濡微，沉小细弱。
迟细为涩，往来极难，易散一止，止而复还。

结则来缓，止而复来，代则来缓，止不能回。
数脉属阳，六至一息，七疾八极，九至为脱。
浮大者洪，沉大牢实，往来流利，是谓之滑。
有力为紧，弹如转索，数见寸口，有止为促。
数见关中，动脉可候，厥厥动摇，状如小豆。
长则气治，过于本位，长而端直，弦脉应指。
短则气病，不能满部，不见于关，惟尺寸候。
一脉一形，各有主病，数脉相兼，则见诸证。
浮脉主表，里必不足，有力风热，无力血弱。
浮迟风虚，浮数风热，浮紧风寒，浮缓风湿。
浮虚伤暑，浮芤失血，浮洪虚火，浮微劳极。
浮濡阴虚，浮散虚剧，浮弦痰饮，浮滑痰热。
沉脉主里，主寒主积，有力痰食，无力气郁。
沉迟虚寒，沉数热伏，沉紧冷痛，沉缓水蓄。
沉牢痼冷，沉实热极，沉弱阴虚，沉细痹湿。
沉弦饮痛，沉滑宿食，沉伏吐利，阴毒聚积。
迟脉主脏，阳气伏潜，有力为痛，无力虚寒。
数脉主腑，主吐主狂，有力为热，无力为疮。
滑脉主痰，或伤于食，下为蓄血，上为吐逆。
涩脉少血，或中寒湿，反胃结肠，自汗厥逆。
弦脉主饮，病属胆肝，弦数多热，弦迟多寒。
浮弦支饮，沉弦悬痛，阳弦头痛，阴弦腹痛。
紧脉主寒，又主诸痛，浮紧表寒，沉紧里痛。
长脉气平，短脉气病，细则气少，大则病进。
浮长风痫，沉短宿食，血虚脉虚，气实脉实。
洪脉为热，其阴则虚，细脉为湿，其血则虚。
缓大者风，缓细者湿，缓涩血少，缓滑内热。
濡小阴虚，弱小阳竭，阳竭恶寒，阴虚发热。
阳微恶寒，阴微发热，男微虚损，女微泻血。
阳动汗出，阴动发热，为痛与惊，崩中失血。

虚寒相搏，其名为革，男子失精，女子失血。
阳盛则促，肺痈阳毒，阴盛则结，疝瘕积郁。
代则气衰，或泄脓血，伤寒心悸，女胎三月。
脉之主病，有宜不宜，阴阳顺逆，凶吉可推。
中风浮缓，急实则忌，浮滑中痰，沉迟中气。
尸厥沉滑，卒不知人，入脏身冷，入腑身温。
风伤于卫，浮缓有汗，寒伤于营，浮紧无汗。
暑伤于气，脉虚身热，湿伤于血，脉缓细涩。
伤寒热病，脉喜浮洪，沉微涩小，证反必凶。
汗后脉静，身凉则安，汗后脉躁，热甚必难。
阳病见阴，病必危殆，阴病见阳，虽困无害。
上不至关，阴气已绝，下不至关，阳气已竭。
代脉止歇，脏绝倾危，散脉无根，形损难医。
饮食内伤，气口急滑，劳倦内伤，脾脉大弱。
欲知是气，下手脉沉，沉极则伏，涩弱久深。
火郁多沉，滑痰紧食，气涩血芤，数火细湿。
滑主多痰，弦主留饮，热则滑数，寒则弦紧。
浮滑兼风，沉滑兼气，食伤短疾，湿留濡细。
疟脉自弦，弦数者热，弦迟者寒，代散者折。
泄泻下痢，沉小滑弱，实大浮洪，发热则恶。
呕吐反胃，浮滑者昌，弦数紧涩，结肠者亡。
霍乱之候，脉代勿讶，厥逆迟微，是则可怕。
咳嗽多浮，聚肺关胃，沉紧小危，浮濡易治。
喘急息肩，浮滑者顺，沉涩肢寒，散脉逆证。
病热有火，洪数可医，沉微无火，无根者危。
骨蒸发热，脉数而虚，热而涩小，必殒其躯。
劳极诸虚，浮软微弱，土败双弦，火炎急数。
诸病失血，脉必见芤，缓小可喜，数大可忧。
瘀血内蓄，却宜牢大，沉小涩微，反成其害。
遗精白浊，微涩而弱，火盛阴虚，芤濡洪数。

三消之脉，浮大者生，细小微涩，形脱可惊。
小便淋闭，鼻头色黄，涩小无血，数大何妨。
大便燥结，须分气血，阳数而实，阴迟而涩。
癫乃重阴，狂乃重阳，浮洪吉兆，沉急凶殃。
痫脉宜虚，实急者恶，浮阳沉阴，滑痰数热。
喉痹之脉，数热迟寒，缠喉走马，微伏则难。
诸风眩晕，有火有痰，左涩死血，右大虚看。
头痛多弦，浮风紧寒，热洪湿细，缓滑厥痰。
气虚弦软，血虚微涩，肾厥弦坚，真痛短涩。
心腹之痛，其类有九，细迟从吉，浮大延久。
疝气弦急，积聚在里，牢急者生，弱急者死。
腰痛之脉，多沉而弦，兼浮者风，兼紧者寒。
弦滑痰饮，濡细肾着，大乃肾虚，沉实闪肭。
脚气有四，迟寒数热，浮滑者风，濡细者湿。
痿病肺虚，脉多微缓，或涩或紧，或细或濡。
风寒湿气，合而为痹，浮涩而紧，三脉乃备。
五疸实热，脉必洪数，涩微属虚，切忌发渴。
脉得诸沉，责其有水，浮气与风，沉石或里。
沉数为阳，沉迟为阴，浮大出厄，虚小可惊。
胀满脉弦，土制于木，湿热数洪，阴寒迟热。
浮为虚满，紧则中实，浮大可治，虚小危极。
五脏为积，六腑为聚，实强者生，沉细者死。
中恶腹胀，紧细者生，脉若浮大，邪气已深。
痈疽浮散，恶寒发热，若有痛处，痈疽所发。
脉数发热，而痛者阳，不数不热，不疼阴疮。
未溃痈疽，不怕洪大，已溃痈疽，洪大可怕。
肺痈已成，寸数而实，肺痿之形，数而无力。
肺痈色白，脉宜短涩，不宜浮大，唾糊呕血。
肠痈实热，滑数可知，数而不热，关脉芤虚，
微涩而紧，未脓当下，紧数脓成，切不可下。

妇人之脉，以血为本，血旺易胎，气旺难孕。
少阴动甚，谓之有子，尺脉滑利，妊娠可喜。
滑疾不散，胎必三月，但疾不散，五月可别。
左疾为男，右疾为女，女腹如箕，男腹如釜。
欲产之脉，其至离经，水下乃产，未下勿惊。
新产之脉，缓滑为吉，实大弦牢，有证则逆。
小儿之脉，七至为平，更察色证，与虎口纹。
奇经八脉，其诊又别，直上直下，浮则为督。
牢则为冲，紧则任脉，寸左右弹，阳跷可决。
尺左右弹，阴跷可别，关左右弹，带脉当诀。
尺外斜上，至寸阴维，尺内斜上，至寸阳维。
督脉为病，脊强癫痫，任脉为病，七疝瘕坚。
冲脉为病，逆气里急，带主带下，脐痛精失。
阳维寒热，目眩僵仆，阴维心痛，胸胁刺筑。
阳跷为病，阳缓阴急，阴跷为病，阴缓阳急。
癫痫瘛疭，寒热恍惚，八脉脉证，各有所属。
平人无脉，移于外络，兄位弟乘，阳溪列缺。
病脉既明，吉凶当别，经脉之外，又有真脉。
肝绝之脉，循刀责责，心绝之脉，转豆躁疾。
脾则雀啄，如屋之漏，如水之流，如杯之覆。
肺绝如毛，无根萧索，麻子动摇，浮波之合。
肾脉将绝，至如省客，来如弹石，去如解索。
命脉将绝，虾游鱼翔，至如涌泉，绝在膀胱。
真脉既形，胃已无气，参察色证，断之以臆。

药性赋

题　金·李东垣◎撰

李兴广　姜昭妍　马家宝◎整理

内容提要

《药性赋》旧题金·李东垣撰。为初学中药的启蒙书，书中将248种常用中药按药性分寒、热、温、平四类，用韵语编写成赋体，言简意赅，朗朗上口，便于诵读记忆。尤其是对药性概括精辟，使学者有法可依，一经铭记在心，受用终生，便于指导临床实践。

本书适合中医药院校学生背诵使用，也适用于中医药初学者及爱好者参阅。

目录

寒性药

诸药赋性，此类最寒。

犀角解乎心热；羚羊清乎肺肝。

泽泻利水通淋而补阴不足；海藻散瘿破气而治疝何难。

闻之菊花能明目而清头风；射干疗咽闭而消痈毒；

薏苡理脚气而除风湿；藕节消瘀血而止吐衄。

瓜蒌子下气润肺喘兮，又且宽中；车前子止泻利小便兮，尤能明目。

是以黄柏疮用，兜铃嗽医。

地骨皮有退热除蒸之效；薄荷叶宜消风清肿之施。

宽中下气，枳壳缓而枳实速也；疗肌解表，干葛先而柴胡次之。

百部治肺热，咳嗽可止；栀子凉心肾，鼻衄最宜。

玄参治结热毒痈，清利咽膈；升麻消风热肿毒，发散疮痍。

尝闻腻粉抑肺而敛肛门；金箔镇心而安魂魄。

茵陈主黄疸而利水；瞿麦治热淋之有血。

朴硝通大肠，破血而止痰癖；石膏治头痛，解肌而消烦渴。

前胡除内外之痰实；滑石利六腑之涩结。

天门冬止嗽，补血涸而润肝心；麦门冬清心，解烦渴而除肺热。

又闻治虚烦、除哕呕，须用竹茹；通秘结、导瘀血，必资大黄。

宣黄连治冷热之痢，又厚肠胃而止泻；淫羊藿疗风寒之痹，且补阴虚而助阳。

茅根止血与吐衄；石韦通淋于小肠。

熟地黄补血且疗虚损；生地黄宣血更医眼疮。

赤芍药破血而疗腹痛，烦热亦解；白芍药补虚而生新血，退热尤良。

若乃消肿满逐水于牵牛；除毒热杀虫于贯众。

金铃子治疝气而补精血；萱草根治五淋而消乳肿。

侧柏叶治血疝崩漏之疾；香附子理气血妇人之用。

地肤子利膀胱，可洗皮肤之风；山豆根解热毒，能止咽喉之痛。

白鲜皮去风治筋弱，而疗足顽痹；旋覆花明目治头风，而消痰嗽壅。

又况荆芥穗清头目便血，疏风散疮之用；瓜蒌根疗黄疸毒痈，消渴解痰之忧。

地榆疗崩漏，止血止痢；昆布破疝气，散瘿散瘤。

疗伤寒、解虚烦，淡竹叶之功倍；除结气、破瘀血，牡丹皮之用同。

知母止嗽而骨蒸退；牡蛎涩精而虚汗收。

贝母清痰止咳嗽利心肺；桔梗开肺利胸膈而治咽喉。

若夫黄芩治诸热，兼主五淋；槐花治肠风，亦医痔痢。

常山理痰结而治温疟；葶苈泻肺喘而通水气。

此六十六种药性之寒者也。

热性药

药有温热，又当审详。

欲温中以荜茇；用发散以生姜。

五味子止嗽痰，且滋肾水；腽肭脐疗劳瘵，更壮元阳。

原夫川芎祛风湿、补血清头；续断治崩漏、益筋强脚。

麻黄表汗以疗咳逆；韭子壮阳而医白浊。

川乌破积，有消痰治风痹之功；天雄散寒，为去湿助精阳之药。

观夫川椒达下，干姜暖中；

胡芦巴治虚冷之疝气；生卷柏破癥瘕而血通。

白术消痰壅、温胃，兼止吐泻；菖蒲开心气、散冷，更治耳聋。

丁香快脾胃而止吐逆；良姜止心气痛之攻冲。

肉苁蓉填精益肾；石硫黄暖胃驱虫。

胡椒主去痰而除冷；秦椒主攻痛而去风。

吴茱萸疗心腹之冷气；灵砂定心脏之怔忡。

盖夫散肾冷、助脾胃，须毕澄茄；疗心痛、破积聚，用蓬莪术。

缩砂止吐泻安胎、化酒食之剂；附子疗虚寒反胃、壮元阳之方。

白豆蔻治冷泻，疗痈止痛于乳香；红豆蔻止吐酸，消血杀虫于干漆。

岂知鹿茸生精血，腰脊崩漏之均补；虎骨壮筋骨，寒湿毒风之并祛。

檀香定霍乱，而心气之痛愈；鹿角秘精髓，而腰脊之痛除。

消肿益血于米醋；下气散寒于紫苏。

扁豆助脾，则酒有行药破结之用；麝香开窍，则葱为通中发汗之需。

尝观五灵脂治崩漏，理血气之刺痛；麒麟竭止血出，疗金疮之伤折。

鹿茸壮阳以助肾；当归补虚而养血。

乌贼骨止带下，且除崩漏目翳；鹿角胶住血崩，能补虚羸劳绝。

白花蛇治瘫痪，疗风痒之癣疹；乌梢蛇疗不仁，去疮疡之风热。

乌药有治冷气之理；禹余粮乃疗崩漏之因。

巴豆利痰水，能破寒积；独活疗诸风，不论新久。

山茱萸治头晕遗精之药；白石英医咳嗽吐脓之人。

厚朴温胃而去呕胀，消痰亦验；肉桂行血而疗心痛，止汗如神。

是则鲫鱼有温胃之功；代赭乃镇肝之剂。

沉香下气补肾，定霍乱之心痛；橘皮开胃去痰，导壅滞之逆气。

此六十种药性之热者也。

温性药

温药总括，医家素谙。

木香理乎气滞；半夏主于湿痰。

苍术治目盲，燥脾去湿宜用；萝卜去膨胀，下气制面尤堪。

况夫钟乳粉补肺气，兼疗肺虚；青盐治腹痛，且滋肾水。

山药而腰湿能医；阿胶而痢嗽皆止。

赤石脂治精浊而止泄，兼补崩中；阳起石暖子宫以壮阳，更疗阴痿。

诚以紫菀治嗽，防风祛风，

苍耳子透脑止涕，威灵仙宣风通气。

细辛去头风，止嗽而疗齿痛；艾叶治崩漏、安胎而医痢红。

羌活明目驱风，除湿毒肿痛；白芷止崩治肿，疗痔漏疮痈。

若乃红蓝花通经，治产后恶血之余；刘寄奴散血，疗烫火金疮之苦。

减风湿之痛则茵芋叶；疗折伤之症则骨碎补。

藿香叶辟恶气而定霍乱；草果仁温脾胃而止呕吐。

巴戟天治阴疝白浊，补肾尤滋；元胡索理气痛血凝，调经有助。

尝闻款冬花润肺，去痰嗽以定喘；肉豆蔻温中，止霍乱而助脾。

抚芎走经络之痛；何首乌治疮疥之资。

姜黄能下气，破恶血之积；防已宜消肿，去风湿之施。

藁本除风，主妇人阴痛之用；仙茅益肾，扶元气虚弱之衰。

乃曰破故纸温肾，补精髓与劳伤；宣木瓜入肝，疗脚气并水肿。

杏仁润肺燥止嗽之剂；茴香治疝气肾病之用。

诃子生精止渴，兼疗滑泄之疴；秦艽攻风逐水，又除肢节之痛。

槟榔豁痰而逐水，杀寸白虫；杜仲益肾而添精，去腰膝重。

当知紫石英疗惊悸崩中之疾；橘核仁治腰痛疝气之瘨。

金樱子兮涩遗精；紫苏子兮下气涎。

淡豆豉发伤寒之表；大小蓟除诸血之鲜。

益智安神，治小便之频数；麻仁润肺，利六腑之燥坚。

抑又闻补虚弱、排疮脓，莫若黄芪；强腰脚、壮筋骨，无如狗脊。

菟丝子补肾以明目；马蔺花治疝而有益。

此五十四种药性之温者也。

平性药

详论药性，平和惟在。

以硇砂而去积；用龙齿以安魂。

青皮快膈除膨胀，且利脾胃；芡实益精治白浊，兼补真元。

原夫木贼草去目翳，崩漏亦医；花蕊石治金疮，血行则却。

决明和肝气，治眼之剂；天麻主头眩，祛风之药。

甘草和诸药而解百毒，盖以性平；石斛平胃气而补肾虚，更医脚弱。

观乎商陆治肿，覆盆益精。

琥珀安神而散血；朱砂镇心而有灵。

牛膝强足补精，兼疗腰痛；龙骨止汗住泄，更治血崩。

甘松理风气而痛止；蒺藜疗风疮而目明。

人参润肺宁心，开脾助胃；蒲黄止崩治衄，消瘀调经。

岂不以南星醒脾，去惊风痰吐之忧；三棱破积，除血块气滞之症。

没食主泄泻而神效；皂角治风痰而响应。

桑螵蛸疗遗精之泄；鸭头血医水肿之盛。

蛤蚧治劳嗽，牛蒡子疏风壅之痰；全蝎主风瘫，酸枣仁去怔忡之病。

尝闻桑寄生益血安胎，且止腰痛；大腹子去臌下气，亦令胃和。

小草、远志，俱有宁心之妙；木通、猪苓，尤为利水之多。

莲肉有清心醒脾之用；没药乃治疮散血之科。

郁李仁润肠宣水，去浮肿之疾；茯神宁心益智，除惊悸之疴。

白茯苓补虚劳，多在心脾之有眚；赤茯苓破结血，独利水道以无毒。

因知麦芽有助脾化食之功；小麦有止汗养心之力。

白附子去面风之游走；大腹皮治水肿之泛溢。

椿根白皮主泻血；桑根白皮主喘息。

桃仁破瘀血兼治腰痛；神曲健脾胃而进饮食。

五加皮坚筋骨以立行；柏子仁养心神而有益。

抑又闻安息香辟恶，且止心腹之痛；冬瓜仁醒脾，实为饮食之资。

僵蚕治诸风之喉闭；百合敛肺痨之嗽萎。

赤小豆解热毒，疮肿宜用；枇杷叶下逆气，哕呕可医。

连翘排疮脓与肿毒；石南叶利筋骨与毛皮。

谷芽养脾，阿魏除邪气而破积；紫河车补血，大枣和药性以开脾。

然而鳖甲治劳疟，兼破癥瘕；龟甲坚筋骨，更疗崩疾。

乌梅主便血疟疾之用；竹沥治中风声音之失。

此六十八种药性之平者也。

十八反歌

本草明言十八反，半蒌贝蔹及攻乌。
藻戟遂芫俱战草，诸参辛芍叛藜芦。

注：乌头反半夏、瓜蒌、贝母、白及、白蔹。甘草反大戟、芫花、甘遂、海藻。藜芦反细辛、芍药、人参、沙参、苦参、丹参、元参。

十九畏歌

硫黄原是火中精，朴硝一见便相争。
水银莫与砒霜见，狼毒最怕密陀僧。
巴豆性烈最为上，偏与牵牛不顺情。
丁香莫与郁金见，牙硝难合京三棱。
川乌草乌不顺犀，人参最怕五灵脂。
官桂善能调冷气，若逢石脂便相欺。
大凡修合看顺逆，炮爁炙煿莫相依。

六陈歌

枳壳陈皮半夏齐，麻黄狼毒及茱萸；
六般之药宜陈久，入药方知奏效奇。

妊娠服药禁歌

蚖斑水蛭及虻虫，乌头附子配天雄，
野葛水银并巴豆，牛膝薏苡与蜈蚣，
三棱芫花代赭麝，大戟蝉蜕黄雌雄，
牙硝芒硝牡丹桂，槐花牵牛皂角同，
半夏南星与通草，瞿麦干姜桃木通，
硇砂干漆蟹爪甲，地胆茅根与䗪虫。

药性歌括四百味

明 · 龚廷贤◎著
李兴广　温　乔◎整理

内容提要

《药性歌括四百味》为明代医家龚廷贤代表著作《寿世保元》中《本草门》的一节。龚廷贤，字子才，号云林，江西金溪人，曾任太医院吏目。

本书采用四言歌诀的形式，介绍了400味常用中药的性味、功能、主治，内容简明，和谐押韵，朗朗上口，便于记忆。是学习中药的启蒙读物，受到后世初学者的喜爱，至今仍是中医药院校学生学习中药的背诵必备书，也可供中医药爱好者阅读。

诸药之性，各有奇功，温凉寒热，补泻宜通。

君臣佐使，运用于衷，相反畏恶，立见吉凶。

人参味甘，大补元气，止渴生津，调荣养卫。去芦用，反藜芦。

黄芪性温，收汗固表，托疮生肌，气虚莫少。绵软如箭干者，疮疡生用，补虚蜜水炒用。

白术甘温，健脾强胃，止泻除湿，兼祛痰痞。去芦油，米泔水洗，薄切晒干，或陈土、壁土炒。

茯苓味淡，渗湿利窍，白化痰涎，赤通水道。去黑皮，中有赤筋者要去净，不损人目。

甘草甘温，调和诸药，炙则温中，生则泻火。一名国老，能解百毒，反甘遂、海藻、大戟、芫花。

当归甘温，生血补心，扶虚益损，逐瘀生新。酒浸，洗净切片。体肥痰盛，姜汁浸晒。身养血，尾破血，全活血。

白芍酸寒，能收能补，泻痢腹痛，虚寒勿与。有生用者，有酒炒用者。

赤芍酸寒，能泻能散，破血通经，产后勿犯。宜用生。

生地微寒，能清湿热，骨蒸烦劳，兼消瘀血。一名苄，怀庆出者，酒洗，竹刀切片，晒干。

熟地微温，滋肾补血，益髓填精，乌须黑发。用怀庆生地黄，酒拌蒸至黑色，竹刀切片，勿犯铁器，忌萝卜、葱、蒜。用姜汁炒，除膈闷。

麦门甘寒，解渴祛烦，补心清肺，虚热自安。水浸，去心用，不令人烦。

天门甘寒，肺痿肺痈，消痰止嗽，喘热有功。水浸，去心皮。

黄连味苦，泻心除痞，清热明眸，厚肠止痢。去须，下火童便，痰火姜汁，伏火盐汤，气滞火吴萸，肝胆火猪胆，实火朴硝，虚火酒炒。

黄芩苦寒，枯泻肺火，子清大肠，湿热皆可。去皮枯朽，或生或酒泡。

黄柏苦寒，降火滋阴，骨蒸湿热，下血堪任。去粗皮，或酒，或蜜，或童便，或乳汁炒，一名黄檗。

栀子性寒，解郁除烦，吐衄胃痛，火降小便。生用清三焦实火，炒黑清三焦郁热，又能清曲屈之火。

连翘苦寒，能消痈毒，气聚血凝，湿热堪逐。去梗心。

石膏大寒，能泻胃火，发渴头疼，解肌立妥。或生或煅，一名解石。

滑石沉寒，滑能利窍，解渴除烦，湿热可疗。细腻洁白者佳，粗纹青黑者勿用，研末以水飞过。

知母味苦，热渴能除，骨蒸有汗，痰咳皆舒。去皮毛，生用泻胃火，酒炒泻肾火。

贝母微寒，止嗽化痰，肺痈肺痿，开郁除烦。去心，黄白色、轻松者佳。

大黄苦寒，实热积聚，蠲痰润燥，疏通便闭。

柴胡味苦，能泻肝火，寒热往来，疟疾均可。去芦，要北者佳。

前胡微寒，宁嗽化痰，寒热头痛，痞闷能安。去芦，要软者佳。

升麻性寒，清胃解毒，升提下陷，牙痛可逐。去须，青绿者佳。

桔梗味苦，疗咽肿痛，载药上升，开胸利壅。去芦，洁白者佳。

紫苏叶辛，风寒发表，梗下诸气，消除胀满。药背面皆紫者佳。

麻黄味辛，解表出汗，身热头痛，风寒发散。去根节，宜陈久，止汗用根。

葛根味甘，伤风发散，温疟往来，止渴解酒。白粉者佳。

薄荷味辛，最清头目，祛风化痰，骨蒸宜服。一名炙苏，用姑苏龙脑者佳。

防风甘温，能除头晕，骨节痹疼，诸风口噤。去芦。

荆芥味辛，能清头目，表汗祛风，治疮消瘀。一名假苏，用穗又能止冷汗虚汗。

细辛辛温，少阴头痛，利窍通关，风湿皆用。华阴者佳，反藜芦。能发少阴之汗。

羌活微温，祛风除湿，身痛头疼，舒筋活骨。一名羌青。

独活甘苦，颈项难舒，两足湿痹，诸风能除。一名独摇草，又名胡王使者。

白芷辛温，阳明头痛，风热瘙痒，排脓通用。一名芳香，可作面脂。

藁本气温，除头巅顶，寒湿可祛，风邪可屏。去芦。

香附味甘，快气开郁，止痛调经，更消宿食。即莎草根，忌铁器。

乌药辛温，心腹胀痛，小便滑数，顺气通用。一名旁其，一名天台乌。

枳实味苦，消食除痞，破积化痰，冲墙倒壁。如鹅眼，色黑陈者佳，水浸去穰，切片麸炒。

枳壳微温，快气宽肠，胸中气结，胀满堪尝。水浸去穰，切片麸炒。

白蔻辛温，能去瘴翳，益气调元，止呕和胃。去壳取仁。

青皮苦寒，能攻气滞，削坚平肝，安胃下食。水浸去穰，切片。

陈皮甘温，顺气宽膈，留白和胃，消痰去白。温水略洗，刮去穰，又名橘红。

苍术甘温，健脾燥湿，发汗宽中，更祛瘴疫。米泔水浸透，搓去黑皮。切片炒干。

厚朴苦温，消胀泄满，痰气泻痢，其功不缓。要厚如紫豆者佳，去粗皮，姜汁炒。

南星性热，能治风痰，破伤强直，风搐自安。姜汤泡透，切片用，或为末，装入牛胆内，名曰牛胆南星。

半夏味辛，健脾燥湿，痰厥头疼，嗽呕堪入。一名守田，反乌头，滚水泡透，切片，姜汁炒。

藿香辛温，能止呕吐，发散风寒，霍乱为主。或用叶，或用梗，或叶梗兼用者。

槟榔辛温，破气杀虫，祛痰逐水，专除后重。类鸡心者佳。

腹皮微温，能下膈气，安胃健脾，浮肿消去。多有鸠粪毒，用黑豆汤洗净。

香薷味辛，伤暑便涩，霍乱水肿，除烦解热。陈久者佳。

扁豆微凉，转筋吐泻，下气和中，酒毒能化。微炒。

猪苓味淡，利水通淋，消肿除湿，多服损肾。削去黑皮，切片。

泽泻苦寒，消肿止渴，除湿通淋，阴汗自遏。去毛。

木通性寒，小肠热闭，利窍通经，最能导滞。去皮，切片。

车前子寒，溺涩眼赤，小便能通，大便能实。去壳。

地骨皮寒，解肌退热，有汗骨蒸，强阴凉血。去骨。

木瓜味酸，湿肿脚气，霍乱转筋，足膝无力。酒洗。

威灵苦温，腰膝冷痛，消痰痃癖，风湿皆用。去芦，酒洗。

牡丹苦寒，破血通经，血分有热，无汗骨蒸。去骨。

玄参苦寒，清无根火，消肿骨蒸，补肾亦可。紫黑者佳，反藜芦。

沙参味甘，消肿排脓，补肝益肺，退热除风。去芦，反藜芦。

丹参味苦，破积调经，生新去恶，祛除带崩。反藜芦。

苦参味苦，痈肿疮疥，下血肠风，眉脱赤癞。反藜芦。

龙胆苦寒，疗眼赤痛，下焦湿肿，肝经热烦。

五加皮寒，祛痛风痹，健步坚筋，益精止沥。此皮浸酒，轻身延寿，宁得一把五加，不用金玉满车。

防己气寒，风湿脚痛，热积膀胱，消痈散肿。

地榆沉寒，血热堪用，血痢带崩，金疮止痛。如虚寒水泻，切宜忌之。

茯神补心，善镇惊悸，恍惚健忘，兼除怒恚。去皮木。

远志气温，能驱惊悸，安神镇心，令人多记。甘草汤浸一宿，去骨，晒干。

酸枣味酸，敛汗驱烦，多眠用生，不眠用炒。去核取仁。

菖蒲性温，开心利窍，去痹除风，出声至妙。去毛，一寸九节者佳，忌铁器。

柏子味甘，补心益气，敛汗润肠，更疗惊悸。去壳取仁，即柏实。

益智辛温，安神益气，遗溺遗精，呕逆皆治。去壳取仁，研碎。

甘松味香，善除恶气，治体香肌，心腹痛已。

小茴性温，能除疝气，腹痛腰疼，调中暖胃。盐酒炒。

大茴味辛，疝气脚气，肿痛膀胱，止呕开胃。即蘹香子。

干姜味辛，表解风寒，炮苦逐冷，虚热尤堪。纸包水浸，火煨，切片，慢火煨至极黑，亦有生用者。

附子辛热，性走不守，四肢厥冷，回阳功有。皮黑，顶正圆，一两一枚者佳，面裹火煨，去皮脐，童便浸一宿，慢火煮，晒干密封，切片用，亦有该生用者。

川乌大热，搜风入骨，湿痹寒疼，破积之物。顶歪斜，制同附子。

木香微温，散滞和胃，诸风能调，行肝泻肺。形如枯木，苦口粘牙者佳。

沉香降气，暖胃追邪，通天彻地，卫气为佳。

丁香辛热，能除寒呕，心腹疼痛，温胃可晓。雄丁香如钉子长，雌丁香如枣核大。

砂仁性温，养胃进食，止痛安胎，通经破滞。去壳取仁。

荜澄茄辛，除胀化食，消痰止哕，能逐鬼气。系嫩胡椒，青时摘取者是。

肉桂辛热，善通血脉，腹痛虚寒，温补可得。去粗皮，不见火，妊娠用要炒黑。厚者肉桂，薄者官桂。

桂枝小梗，横行手臂，止汗舒筋，治手足痹。

吴萸辛热，通调疝气，脐腹寒疼，酸水能治。去梗，汤炮，微炒。

延胡气温，心腹卒痛，通经活血，跌扑血崩。即玄胡索。

薏苡味甘，专除湿痹，筋节拘挛，肺痈肺痿。一名穿谷米，去壳取仁。

肉蔻辛温，脾胃虚冷，泻痢不休，功可立等。一名肉裹，面包煨熟，切片，纸包捶去油。

草寇辛温，治寒犯胃，作痛呕吐，不食能食。建宁有淡红花，内白色子是真的。

诃子味苦，涩肠止痢，痰嗽喘急，降火敛肺。又名诃藜勒，六棱黑色者佳，火煨去核。

草果味辛，消食除胀，截疟逐痰，解瘟辟瘴。去壳取仁。

常山苦寒，截疟除痰，解伤寒热，水胀能宽。酒浸切片。

良姜性热，下气温中，转筋霍乱，酒食能攻。结实秋收名红豆蔻，善解酒毒，余治同。

山楂味甘，磨消肉食，疗疝催疮，消膨健胃。一名糖毬子，俗呼山里红，蒸去核用 。

神曲味甘，开胃进食，破结逐痰，调中下气。要六月六日制造方可用，要炒黄色。

麦芽甘温，能消宿食，心腹膨胀，行血散滞。炒，孕妇勿用，恐堕胎元。

苏子味辛，驱痰降气，止咳定喘，更润心肺。

白芥子辛，专化胁痰，疟蒸痞块，服之能安。微炒。

甘遂苦寒，破癥消痰，面浮蛊胀，利水能安。反甘草。

大戟甘寒，消水利便，腹胀癥坚，其功瞑眩。反甘草。

芫花寒苦，能消胀蛊，利水泻湿，止咳痰吐。反甘草。

商陆苦寒，赤白各异，赤者消风，白利水气。一名樟榔。

海藻咸寒，消瘿散疬，除胀破癥，利水通闭。与海带、昆布散结溃坚功同，反甘草。

牵牛苦寒，利水消肿，蛊胀痃癖，散滞除壅。黑者属水，力速。白者属金，力迟。并取头末用。

葶苈辛苦，利水消肿，痰饮癥瘕，治喘肺痈。隔纸略炒。

瞿麦苦寒，专治淋病，且能堕胎，通经立应。

三棱味苦，利血消癖，气滞作痛，虚者当忌。去毛，火煨，切片醋炒。

五灵味甘，血滞腹痛，止血用炒，行血用生。

莪术温苦，善破痃癖，止痛消淤，通经最宜。去根，火煨，切片醋炒。

甘漆辛温，通经破瘕，追积杀虫，效如奔马。捂砂炒，令烟尽，生则损人伤胃。

蒲黄味甘，逐瘀止崩，止血须炒，破血用生。

苏木甘咸，能行瘀血，产后月经，兼医扑跌。

桃仁甘寒，能润大肠，通经破瘀，血瘕堪尝。汤浸，尖皮皆去尽，研如泥。

姜黄味辛，消痈破血，心腹结痛，下气最捷。

郁金味苦，破血生肌，血淋溺血，郁结能舒。

金银花甘，疗痈无对，未成则散，已成则溃。一名忍冬，一名鹭鸶藤，一名金钗股，一名老翁须。

漏芦性温，祛恶疮毒，补血排脓，生肌长肉。一名野兰。

蒺藜味苦，疗疮瘙痒，白癜头疮，翳除目朗。

白及味苦，功专收敛，肿毒疮疡，外科最善。

蛇床辛苦，下气温中，恶疮疥癞，逐瘀祛风。

天麻味辛，能驱头眩，小儿惊痫，拘挛瘫痪。

白附辛温，治面百病，血痹风疮，中风痰症。

全蝎味辛，祛风痰毒，口眼㖞斜，风痫发搐。去毒。

蝉蜕甘寒，消风定惊，杀疳除热，退翳侵睛。

僵蚕味咸，诸风惊痫，湿痰喉痹，疮毒瘢痕。去系嘴炒。

蜈蚣味辛，蛇虺恶毒，镇惊止痉，堕胎逐瘀。头足赤者佳，炙黄，去头足。

木鳖甘寒，能追疮毒，乳痈腰疼，消肿最速。去壳。

蜂房咸苦，惊痫瘈疭，牙疼肿毒，瘰疬肠痈。

花蛇温毒，瘫痪㖞斜，大风疥癞，诸毒称佳。两鼻孔，四撩牙，头戴二十四朵花，尾上有个佛指甲，是出蕲州者佳。

蛇蜕辟恶，能除翳膜，肠痔蛊毒，惊痫搐搦。

槐花味苦，痔漏肠风，大肠热痢，更杀蛔虫。

鼠粘子辛，能除疮毒，瘾疹风热，咽疼可逐。一名牛蒡子，一名大力子，一名恶实。

茵陈味苦，退疸除黄，泻湿利水，清热为凉。

红花辛温，最消瘀热，多则通经，少则养血。

蔓荆子苦，头疼能医，拘挛湿痹，泪眼堪除。微炒研碎。

兜铃苦寒，能熏痔漏，定喘消痰，肺热久嗽。去膈膜根，名青木香，散气。

百合味甘，安心定胆，止嗽消浮，痈疽可啖。

秦艽微寒，除湿荣筋，肢节风痛，下血骨蒸。新好罗纹者佳。

紫菀苦辛，痰喘咳逆，肺痈吐脓，寒热并济。去头。

款花甘温，理肺消痰，肺痈喘咳，补劳除烦。要嫩茸，去木。

金沸草温，消痰止嗽，明目祛风，逐水尤妙。一名旋覆花，一名金钱花。

桑皮甘辛，止嗽定喘，泻肺火邪，其功不浅。风寒新嗽，生用。虚劳久嗽，蜜水炒用，去红皮。

杏仁温苦，风寒喘嗽，大肠气闭，便难切要。单仁者，泡去皮尖，麸炒入药。双仁者有毒，杀人勿用。

乌梅酸温，收敛肺气，止渴生津，能安泻痢。

天花粉寒，止渴祛烦，排脓消毒，善除热痰。

瓜蒌仁寒，宁嗽化痰，伤寒结胸，解渴止烦。去壳用仁，重纸包，砖压糁之，只一度去油用。

密蒙花甘，主能明目，虚翳青盲，服之效速。酒洗，蒸过晒干。

菊花味甘，除热祛风，头晕目赤，收泪殊功。家园内味甘黄小者佳，去梗。

木贼味甘，益肝退翳，能止月经，更消积聚。

决明子甘，能祛肝热，目疼收泪，仍止鼻血。

犀角酸寒，化毒辟邪，解热止血，消肿毒蛇。

羚羊角寒，明目清肝，祛惊解毒，神志能安。

龟甲味甘，滋阴补肾，逐瘀续筋，更医颅囟。即败龟板。

鳖甲酸平，劳嗽骨蒸，散瘀消肿，祛痞除崩。去裙，蘸醋炙黄。

海螵味咸，破血除痈，通经水肿，目翳心疼。

桑上寄生，风湿腰痛，安胎止崩，疮疡亦用。

火麻味甘，下乳催生，润肠通结，小水能行。微炒，砖擦去壳，取仁。

山豆根苦，疗咽肿痛，敷蛇虫伤，可救急用。俗名金锁匙。

益母草甘，女科为主，产后胎前，生新去瘀。一名茺蔚子。

紫草苦寒，能通九窍，利水消膨，痘疹最要。

紫葳味酸，调经止痛，崩中带下，癥瘕通用。即凌霄花。

地肤子寒，去膀胱热，皮肤瘙痒，除热甚捷。一名铁扫帚子。

楝根性寒，能追诸虫，疼痛立止，积聚立通。

樗根味苦，泻痢带崩，肠风痔漏，燥湿涩精。去粗皮，取白皮，切片酒炒。

泽兰甘苦，痈肿能消，打扑伤损，肢体虚浮。

牙皂味辛，通关利窍，敷肿痛消，吐风痰妙。去弦子皮，不蛀者佳。

芜荑味辛，驱邪杀虫，痔瘘癣疥，化食除风。火煅用。

雷丸味苦，善杀诸虫，癫痫蛊毒，治儿有功。赤者杀人，白者佳。甘草煎水泡一宿。

胡麻仁甘，疔肿恶疮，熟补虚损，筋壮力强。一名巨胜，黑者佳。

苍耳子苦，疥癣细疮，驱风湿痹，瘙痒堪尝。一名枲耳，实多少刺。

蕤仁味甘，风肿烂弦，热胀胬肉，眼泪立痊。

青葙子苦，肝脏热毒，爆发赤障，青盲可服。

谷精草辛，牙齿风痛，口疮咽痹，眼翳通用。一名戴星草。

白薇大寒，疗风治疟，人事不知，鬼邪堪却。

白蔹微寒，儿疟惊痫，女阴肿痛，痈疔可啖。

青蒿气寒，童便熬膏，虚热盗汗，除骨蒸劳。

茅根味甘，通关逐瘀，止吐衄血，客热可去。

大小蓟苦，消肿破血，吐衄咯唾，崩漏可啜。

枇杷叶苦，偏理肺脏，吐哕不已，解酒清上。布拭去毛。

木律大寒，口齿圣药，瘰疬能医，心烦可却。一名胡桐泪。

射干味苦，逐瘀通经，喉痹口臭，痈毒堪凭。一名乌翣根。

鬼箭羽苦，通经堕胎，杀虫祛结，驱邪除乖。一名卫茅。

夏枯草苦，瘰疬瘿瘤，破癥散结，湿痹能疗。冬至后发生，夏至时枯。

卷柏味辛，癥瘕血闭，风眩痿躄，更驱鬼疰。

马鞭甘苦，破血通经，癥瘕痞块，服之最灵。

鹤虱味苦，杀虫追毒，心腹卒痛，蛔虫堪逐。

白头翁寒，散癥逐血，瘿疬疟疝，止痛百节。

旱莲草甘，生须黑发，赤痢堪止，血流可截。

慈菰辛苦，疔肿痈疽，恶疮瘾疹，蛇虺并施。

榆皮味甘，通水除淋，能利关节，敷肿痛定。取里面白皮，切片晒干。

钩藤微寒，疗儿惊痫，手足瘛疭，抽搐口眼。苗类钓钩，故曰钩藤。

豨莶味甘，追风除湿，聪耳明目，乌须黑发。蜜同酒浸，九晒为丸服。

葵花味甘，带痢两功，赤治赤者，白治白同。

辛夷味辛，鼻塞流涕，香臭不闻，通窍之剂。去心毛。

续随子辛，恶疮蛊毒，通经消积，不可过服。一名千金子，一名拒冬实，去壳取仁，纸包，压去油。

海桐皮苦，霍乱久痢，疳䘌疥癣，牙疼亦治。

石楠藤辛，肾衰脚弱，风淫湿痹，堪为妙药。一名鬼目，女人不可久服，犯则切切思男。

鬼臼有毒，辟瘟除恶，虫毒鬼疰，风邪可却。

大青气寒，伤寒热毒，黄汗黄疸，时疫宜服。

侧柏叶苦，吐衄崩痢，能生须眉，除湿之剂。

槐实味苦，阴疮湿痒，五痔肿痛，止涎极莽。即槐角黑子也。

瓦楞子咸，妇人血块，男子痰癖，癥瘕可瘥。即蚶子壳，火煅醋淬。

棕榈子苦，禁泄涩痢，带下崩中，肠风堪治。

冬青子寒，滑胎易产，癃利小便，善通乳难。即葵菜子。

淫羊藿辛，阴起阳兴，坚筋益骨，志强力增。即仙灵脾，俗呼三枝九叶草也。

松脂味甘，滋阴补阳，驱风安脏，膏可贴疮。一名沥青。

覆盆子甘，肾损精竭，黑须明眸，补虚续绝。去蒂。

合欢味甘，利人心志，安脏明目，快乐无虑。即交枝树。

金樱子甘，梦遗精滑，禁止遗尿，寸白虫杀。霜后红熟，去核。

楮实味甘，壮筋明目，益气补虚，阳痿尝服。

郁李仁酸，破血润燥，消肿利便，关格通导。破核取仁，汤泡去皮，研碎。

没食子苦，益血生精，染须最妙，禁痢极灵。即无食子。

空青气寒，治眼通灵，青盲赤肿，去暗回明。

密陀僧咸，止痢医痔，能除白瘢，诸疮可治。

伏龙肝温，治疫安胎，吐血咳逆，心烦妙哉。取年深色变褐者佳。

石灰味辛，性烈有毒，辟虫立死，堕胎甚速。

穿山甲毒，痔癖恶疮，吹奶肿痛，鬼魅潜藏。用甲，锉碎，土炒成珠。

蚯蚓气寒，伤寒温病，大热狂言，投之立应。

蜘蛛气寒，狐疝偏痛，蛇虺咬涂，疔肿敷用。腹大黑色者佳。

蟾蜍气凉，杀疳蚀癖，瘟疫能辟，疮毒可祛。

刺猬皮苦，主医五痔，阴肿疝痛，能开胃气。

蛤蚧味咸，肺痿血咯，传尸劳疰，邪魅可却。

蝼蛄味咸，治十水肿，上下左右，效不旋踵。

蜗牛味咸，口眼㖞僻，惊痫拘挛，脱肛咸治。

桑螵蛸咸，淋浊精泄，除疝腰疼，虚损莫缺。

田螺性冷，利大小便，消肿除热，醒酒立见。浊酒煮熟，挑肉食之。

象牙气平，杂物刺喉，能通小便，诸疮可瘳。

水蛭味咸，除积瘀坚，通经堕产，折伤可痊。即马蝗蜞。

贝子味咸，解肌散结，利水消肿，目翳清洁。

蛤蜊肉冷，能止消渴，酒毒堪除，开胃顿豁。

海粉味咸，大治顽痰，妇人白带，咸能软坚。即海石，火煅研，如无以蛤粉代之。

石蟹味咸，点睛肿翳，解蛊肿毒，催生落地。

海螵蛸咸，漏下赤白，癥瘕惊气，阴肿可得。一名乌贼鱼骨。

青礞石寒，硝煅金色，坠痰消食，神妙莫测。用焰硝同入锅内，火煅如金色者佳。

磁石味咸，专杀铁毒，若误吞针，系线即出。

花蕊石寒，善止诸血，金疮血流，产后血涌。火煅研。

代赭石寒，下胎崩带，儿疳泻痢，惊痫鬼怪。

黑铅味甘，止呕反胃，鬼疰瘿瘤，安神定志。

银屑味辛，谵语恍惚，定志养神，镇心明目。

金屑味甘，善安魂魄，癫狂惊痫，调和血脉。

狗脊味甘，酒蒸入剂，腰背膝疼，风寒湿痹。根类金毛狗脊。

骨碎补温，折伤骨节，风血积疼，最能破血。去毛，即胡孙良姜。

茜草味苦，蛊毒吐血，经带崩漏，损伤虚热。

预知子贵，缀衣领中，遇毒声作，诛蛊杀虫。

王不留行，调经催产，除风痹痛，乳痈当啖。即剪金子花，取酒蒸，火焙干。

狼毒味辛，破积瘕癥，恶疮鼠瘘，杀毒鬼精。

藜芦味辛，最能发吐，肠澼泻痢，杀虫消蛊。反芍药、细辛、人参、沙参、玄参、丹参、苦参，勿同用。

蓖麻子辛，吸出滞物，涂顶肚收，涂足胎出。去壳取仁。

荜茇味辛，温中下气，痃癖阴疝，霍乱泻痢。

百部味甘，骨蒸劳瘵，杀疳蛔虫，久嗽功大。

京墨味辛，吐衄下血，产后崩中，止血甚捷。

黄荆子苦，善治咳逆，骨节寒热，能下肺气。又名荆实。

女贞子苦，黑发乌须，强筋壮力，去风补虚。一名冬青子。

瓜蒂苦寒，善能吐痰，消身肿胀，并治黄疸。即北方甜瓜蒂也。一名苦丁香，散用即吐，丸用则泻。

粟壳性涩，泄痢嗽怯，劫病如神，杀人如剑。不可轻用，蜜水炒。

巴豆辛热，除胃寒积，破癥消痰，大能通痢。一名江子，一名巴椒，反牵牛，去壳，看症制用。

夜明砂粪，能下死胎，小儿无辜，瘰疬堪裁。一名伏翼粪，一名蝙蝠屎。

斑蝥有毒，破血通经，诸疮瘰疬，水道能行。去头翅足，米炒熟用。

蚕砂性温，湿痹瘾疹，瘫风肠鸣，消渴可饮。

胡黄连苦，治劳骨蒸，小儿疳痢，盗汗虚惊。折断一线烟出者佳，忌猪肉。

使君甘温，消疳消浊，泻痢诸虫，总能除却。微火煨，去壳取仁。

赤石脂温，保固肠胃，溃疡生肌，涩精泻痢。色赤粘舌为良，火煅，醋淬，研碎。

青黛咸寒，能平肝木，惊痫疳痢，兼除热毒。即靛花。

阿胶甘温，止咳脓血，吐血胎崩，虚羸可啜。要金井者佳，蛤粉炒成珠。

白矾味酸，化痰解毒，治症多能，难以尽述。火煅过，名枯矾。

五倍苦酸，疗齿疳䘌，痔痈疮脓，兼除风热。一名文蛤，一名百虫仓，百药煎即此造成。

玄明粉辛，能蠲宿垢，化积消痰，诸热可疗。同朴硝，以萝卜同制过者是。

通草味甘，善治膀胱，消痈散肿，能医乳房。

枸杞甘温，添精补髓，明目祛风，阴与阳起。紫熟味甘膏润者佳，去梗蒂。

黄精味甘，能安脏腑，五劳七伤，此药大补。与钩吻略同，切勿误用。洗净，九蒸九晒。

何首乌甘，填精种子，黑发悦颜，长生不死。赤白兼用，泔浸过一宿，捣碎。

五味酸温，生津止渴，久嗽虚劳，金水枯竭。风寒咳嗽用南，虚损劳伤用北，去梗。

山茱性温，涩精益髓，肾虚耳鸣，腰膝痛止。酒蒸，去核取肉，其核勿用，滑精难治。

石斛味甘，却惊定志，壮骨补虚，善驱冷痹。去根，如黄色者佳。

破故纸温，腰膝酸痛，兴阳固精，盐酒炒用。一名补骨脂，盐酒洗炒。

薯蓣甘温，理脾止泻，益肾补中，诸虚可治。一名山药，一名山芋，怀庆者佳。

苁蓉味甘，峻补精血，若骤用之，更动便滑。酒洗，去鳞用，除心内膜筋。

菟丝甘平，梦遗滑精，腰痛膝冷，添髓壮筋。水洗净，热酒砂罐煨烂，捣碎晒干，合药同磨末为丸，不堪作汤。

牛膝味苦，除湿痹痿，腰膝酸疼，小便淋沥。怀庆者佳，去芦酒洗。

巴戟辛甘，大补虚损，精滑梦遗，强筋固本。肉厚连珠者佳，酒浸过宿，治去骨，晒干，俗名二蔓草。

仙茅味辛，腰足挛痹，虚损劳伤，阳道兴起。咀，紧铁器，制米泔，十斤乳石不及一斤仙茅。

牡蛎微寒，涩精止汗，崩带胁痛，老痰祛散。左顾大者佳。火煅红研。

楝子味苦，膀胱疝气，中湿伤寒，利水之剂。即金铃子，酒浸蒸去皮核。

萆薢甘苦，风寒湿痹，腰背冷痛，添精益气。白者为佳，酒浸切片。

寄生甘苦，腰痛顽麻，续筋壮骨，风湿尤佳。要桑寄生。

续断味辛，接骨续筋，跌扑折损，且固遗精。酒洗切片，如鸡脚者佳。

龙骨味甘，梦遗精泄，崩带肠痈，惊痫风热。火煅。

人之头发，补阴甚捷，吐衄血晕，风惊痫热。一名血余。

天灵盖咸，传尸劳瘵，温疟血崩，投之立瘥。即人脑盖，枯也，烧灰存性。

雀卵气温，善扶阳痿，可致坚强，常能固闭。

鹿茸甘温，益气滋阴，泄精尿血，崩带堪任。燎去毛，或酒或酥炙令脆。

鹿角胶温，吐衄虚羸，跌扑伤损，崩带安胎。

腽肭脐热，补益元阳，驱邪辟鬼，痃癖劳伤。酒浸，微炙令香。

紫河车甘，疗诸虚损，劳瘵骨蒸，滋培根本。一名混沌皮，一名混元衣，即胞衣也。长流水洗净，或新瓦烘干，或用甑蒸烂，忌铁器。

枫香味辛，外科要药，瘙痒瘾疹，齿痛亦可。一名白樛香。

檀香味辛，升胃进食，霍乱腹痛，中恶鬼气。

安息香辛，驱除秽恶，逐鬼消蛊，鬼胎能落。黑黄色，烧香，鬼惧神散。

苏和香甘，诛恶杀鬼，蛊毒痫痓，梦魇能起。

熊胆味苦，热蒸黄疸，恶疮虫痔，五疳惊痫。

硇砂有毒，溃痈烂肉，除翳生肌，破癥消毒。水飞，去土石，生用烂肉，火煅可用。

硼砂味辛，疗喉肿痛，膈上热痰，噙化立中。大块光莹者佳。

朱砂味甘，镇心养神，祛邪解毒，定魄安魂。生即无害，炼服杀人。

硫黄性热，扫除疥疮，壮阳逐冷，寒邪敢当。

龙脑味辛，目痛窍闭，狂燥妄语，真为良剂。即冰片。

芦荟气寒，杀虫消疳，癫痫惊搐，服之立安。俗名象胆。

天竺黄甘，急慢惊风，镇心解热，驱邪有功。出天竺国。

麝香辛温，善通关窍，伐鬼安惊，解毒甚妙。不见火。

乳香辛苦，疗诸恶疮，生肌止痛，心腹尤良。去砂石，用灯心同研。

没药温平，治疮止痛，跌打损伤，破血通用。

阿魏性温，除癥破结，却鬼杀虫，传尸可灭。

水银性寒，治疥杀虫，断绝胎孕，催生立通。

轻粉性燥，外科要药，杨梅诸疮，杀虫可托。

灵砂性温，能通血脉，杀鬼辟邪，安魂定魄。系水银、硫黄，水火煅炼成形者。

砒霜大毒，风痰可吐，截疟除哮，能消沉痼。一名人言，一名信石，所畏绿豆、冷水、米醋、姜肉。误中毒，服其中一味即解。

雄黄甘辛，辟邪解毒，更治蛇虺，喉风瘜肉。

珍珠气寒，镇惊除痫，开聋磨翳，止渴坠痰。未钻者，研如粉。

牛黄味苦，大治风痰，安魂定魄，惊痫灵丹。

琥珀味甘，安魂定魄，破郁消癥，利水通涩。拾起草芥者佳。

血竭味咸，跌扑伤损，恶毒疮痈，破血有准。一名麒麟竭，敲断有镜脸光者佳。

石钟乳甘，气乃慓悍，益气固精，明目延寿。

阳起石甘，肾气乏绝，阴痿不起，其功有捷。火煅酒淬七次，再酒煮半日，研细。

桑椹子甘，解金石燥，清除热渴，染须发皓。

蒲公英苦，溃坚消肿，结核能除，食毒堪用。一名黄花地丁草。

石韦味苦，通利膀胱，遗尿或淋，发背疮疡。

萹蓄味苦，疥瘙疽痔，小儿蛔虫，女人阴蚀。

赤箭羽苦，原号定风，杀鬼蛊毒，除疝疗痈。即天麻苗也。

鸡内金寒，溺遗精泄，禁痢漏崩，更除烦热。

鳗鲡味甘，劳瘵杀虫，痔漏疮疹，崩疾有功。

螃蟹味咸，散血解结，益气养精，除胸烦热。

马肉味辛，堪强腰脊，自死老死，并弃勿食。好肉少食，宜醇酒下，无酒杀人，怀孕痢疾生疮者禁食。

白蛤肉平，解诸药毒，能除疥疮，味胜猪肉。

兔肉味辛，补中益气，止渴健脾，孕妇勿食。秋冬宜啖，春夏忌食。

牛肉属土，补脾胃弱，乳养虚羸，善滋血涸。

猪肉味甘，量食补虚，动风痰物，多食虚肥。

羊肉味甘，专补虚羸，开胃补肾，不致阳痿。

雄鸡味甘，动风助火，补虚温中，血漏亦可。有风人并患骨蒸者，俱不宜食。

鸭肉散寒，补虚劳怯，消水肿胀，退惊痫热。

鲤鱼味甘，消水肿满，下气安胎，其功不缓。

鲫鱼味甘，和中补虚，理胃进食，肠澼泻痢。

驴肉微寒，安心解烦，能发痼疾，以动风淫。

鳝鱼味甘，益智补中，能去狐臭，善散湿风。血涂口眼㖞斜，左患涂右，右患涂左也。

白鹅肉甘，大补脏腑，最发疮毒，痼疾勿与。

犬肉性温，益气壮阳，炙食作渴，阴虚禁尝。不可与蒜同食，颇损人。

鳖肉性冷，凉血补阴，癥瘕勿食，孕妇勿侵。合鸡子食杀人，合苋菜食即生鳖癥，切忌多食。

芡实味甘，能益精气，腰膝酸疼，皆主湿痹。一名鸡头，去壳取仁。

石莲子苦，疗噤口痢，白浊遗精，清心良剂。

藕叶甘甜，解酒清热，消烦逐瘀，止吐衄血。

龙眼味甘，归脾益智，健忘怔忡，聪明广记。

莲须味甘，益肾乌须，涩精固髓，悦颜补虚。

柿子气寒，能润心肺，止渴化痰，涩肠禁痢。

石榴皮酸，能禁精漏，止痢涩肠，染须尤妙。

陈仓谷米，调和脾胃，解渴除烦，能止泻痢。愈陈愈佳，即粘米，陈粟米功同。

莱菔子辛，喘咳下气，倒壁冲墙，胀满消去。即萝卜子。

芥菜味辛，除邪通鼻，能利九窍，多食通气。

浆水味酸，酷热当茶，除烦消食，泻痢堪夸。

砂糖味甘，润肺利中，多食损齿，湿热生虫。

饴糖味甘，和脾润肺，止咳消痰，中满休食。

麻油性冷，善解诸毒，百病能治，功难悉述。

白果甘苦，喘嗽白浊，点茶压酒，不可多嚼。一名银杏。

胡桃肉甘，补肾黑发，多食生痰，动气之物。

梨味甘酸，解酒除渴，止嗽消痰，善驱烦热。勿多食，令人寒中作泻，产妇、金疮属血虚，切忌。

榧实味甘，主疗五痔，蛊毒三虫，不可多食。

竹茹止呕，能除寒热，胃热呕哕，不寐安歇。刮去青色，取里黄皮。

竹叶味甘，退热安眠，化痰定喘，止渴消烦。味淡者佳。

竹沥味甘，阴虚痰火，汗热烦渴，效如开锁。截尺余，直劈数片，两砖架起，火烘，两头流沥。每沥一盏，姜汁二匙。

莱菔根甘，下气消谷，痰癖咳嗽，兼解面毒。俗云萝卜。

灯草味甘，通利小水，癃闭成淋，湿肿为最。

艾叶温平，驱邪逐鬼，漏血安胎，心痛即愈。宜陈久者佳，揉烂醋浸炒之。

绿豆气寒，能解百毒，止渴除烦，诸热可服。

川椒辛热，祛邪逐寒，明目杀虫，温而不猛。去目微炒。

胡椒味辛，心腹冷痛，下气温中，跌扑堪用。

石蜜甘平，入药炼熟，益气补中，润燥解毒。

马齿苋寒，青盲白翳，利便杀虫，癥痈咸治。

葱白辛温，发表出汗，伤寒头疼，肿痛皆散。忌与蜜同食。

胡荽味辛，上止头痛，内消谷食，痘疹发生。

韭味辛温，祛除胃寒，汁清血瘀，子医梦泄。

大蒜辛温，化肉消谷，解毒散痈，多用伤目。

食盐味咸，能吐中痰，心腹卒痛，过多损颜。

茶茗性苦，热渴能济，上清头目，下消食气。

酒通血脉，消愁遣兴，少饮壮神，过多损命。用无灰者，凡煎药入酒，药热方入。

醋消肿毒，积瘕可去，产后金疮，血晕皆治。一名苦酒，用味酸者。

乌梅味酸，除烦解渴，霍痁泻痢，止嗽劳热。去核用。

淡豆豉寒，能除懊侬，伤寒头痛，兼理瘴气。用江西淡豉黑豆造者。

莲子味甘，健脾理胃，止泻涩精，清心养气。食不去心，恐成卒暴霍乱。

大枣味甘，调和百药，益气养脾，中满休嚼。

人乳味甘，补阴益阳，悦颜明目，羸劣仙方。要壮盛妇人香浓者佳，病妇勿用。

童便味凉，打扑瘀血，虚劳骨蒸，热嗽尤捷。一名回阳汤，一名轮回酒，一名还元汤，要七八岁儿，清白者佳，赤黄者不可用。

生姜性温，通畅神明，痰嗽呕吐，开胃极灵。去皮即热，留皮即冷。

药共四百，精制不同，生熟新久，炮煅炙烘。

汤丸膏散，各起疲癃，合宜而用，乃是良工。

云林歌括，可以训蒙，略陈梗概，以候明公。

再加斤正，济世无穷。

汤头歌诀

清 · 汪昂◎撰
李兴广　田　昕◎整理

内容提要

《汤头歌诀》，清·汪昂撰，刊于1694年。以七言歌诀的形式对方剂组成、功能、主治等加以归纳和概括，便于初学者习诵，是一部流传较广的方剂学著作。选录常用中医方剂300余首，分为补益、发表、攻里等22类。至今仍是学习中医方剂的背诵必备书，适合中医药院校学生使用，也可供中医药爱好者参阅。

叙

古人治病，药有君臣，方有奇偶，剂有大小，此汤头所由来也。仲景为方书之祖，其《伤寒论》中既曰太阳证、少阳证、太阴证、少阴证矣，而又曰麻黄证、桂枝证、柴胡证、承气证等。不以病名病，而以药名病。明乎因病施药，以药合证，而后用之，岂苟然而已哉！

令人不辨证候，不用汤头，率意任情，治无成法，是犹制器而废准绳，行阵而弃行列，欲以已病却疾，不亦难乎？盖古人制方，佐使君臣，配合恰当；从治正治，意义深长。如金科玉律，以为后人楷则。惟在善用者，神而明之，变而通之，如淮阴背水之阵，诸将疑其不合兵法，而不知其正在兵法之中也。旧本有汤头歌诀，辞多鄙率，义弗赅明，难称善本。不揣愚瞽，重为编辑，并以所主病证括入歌中，间及古人用药制方之意。某病某汤，门分义悉；理法兼备，体用具全；千古心传，端在于此。实医门之正宗，活人之彀率也。然古方甚多，难以尽录。量取便用者，得歌二百首。正方、附方共三百有奇。盖易则易知，简则易从。以此提纲挈领，苟能触类旁通，可应无穷之变也。是在善读者加之意耳。

康熙甲戌夏月休宁八十老人汪昂题

目录

一、补益之剂

属性：十首

四君子汤

四君子汤中和义，参术茯苓甘草比。
益以夏陈名六君，祛痰补气阳虚饵。
除却半夏名异功，或加香砂胃寒使。

升阳益胃汤

升阳益胃参术芪，黄连半夏草陈皮。
苓泻防风羌独活，柴胡白芍枣姜随。

黄芪鳖甲散

黄芪鳖甲地骨皮，艽菀参苓柴半知。
地黄芍药天冬桂，甘桔桑皮劳热宜。

秦艽鳖甲散

秦艽鳖甲治风劳，地骨柴胡及青蒿。
当归知母乌梅合，止嗽除蒸敛汗高。

秦艽扶羸汤

秦艽扶羸鳖甲柴，地骨当归紫菀偕。
半夏人参兼炙草，肺劳蒸嗽服之谐。

紫菀汤

紫菀汤中知母贝，参苓五味阿胶偶。
再加甘桔治肺伤，咳血吐痰劳热久。

百合固金汤

百合固金二地黄，玄参贝母桔甘藏。
麦冬芍药当归配，喘咳痰血肺家伤。

补肺阿胶汤

补肺阿胶马兜铃，鼠粘甘草杏糯停。
肺虚火盛人当服，顺气生津嗽哽宁。

小建中汤

小建中汤芍药多，桂姜甘草大枣和。
更加饴糖补中脏，虚劳腹冷服之瘥。
增入黄芪名亦尔，表虚身痛效无过。
又有建中十四味，阴斑劳损起沉疴。
十全大补加附子，麦夏苁蓉仔细哦。

益气聪明汤

益气聪明汤蔓荆，升葛参麻黄柏并。
并加芍药炙甘草，耳聋目障服之清。

二、发表之剂

属性：十四首

麻黄汤

麻黄汤中用桂枝，杏仁甘草四般施。
发热恶寒头项痛，伤寒服此汗淋漓。

桂枝汤

桂枝汤治太阳风，芍药甘草姜枣同。
桂麻相合名各半，太阳如疟此为功。

大青龙汤

大青龙汤桂麻黄，杏草石膏姜枣藏。
太阳无汗兼烦躁，风寒两解此为良。

小青龙汤

小青龙汤治水气，喘咳呕哕渴利慰。
姜桂麻黄芍药甘，细辛半夏兼五味。

葛根汤

葛根汤内麻黄襄，二味加入桂枝汤。
轻可去实因无汗，有汗加葛无麻黄。

升麻葛根汤

钱氏升麻葛根汤，再加芍药甘草是。
阳明发热与头疼，无汗恶寒均堪倚。
亦治时疫与阳斑，痘疹已出慎勿使。

九味羌活汤

九味羌活用防风，细辛苍芷与川芎。
黄芩生地同甘草，三阳解表益姜葱。
阴虚气弱人禁用，加减临时在变通。

十神汤

十神汤里葛升麻，陈草芎苏白芷加。
麻黄赤芍兼香附，时行感冒效堪夸。

神术散

神术散用甘草苍，细辛藁本芎芷羌。
各走一经祛风湿，风寒泄泻总堪尝。
太无神术即平胃，加入菖蒲与藿香。
海藏神术苍防草，太阳无汗代麻黄。
若以白术易苍术，太阳有汗此汤良。

麻黄附子细辛汤

麻黄附子细辛汤，发表温经两法彰。
若非表里相兼治，少阴反热曷能康。

人参败毒散

人参败毒茯苓草，枳桔柴前羌独芎。
薄荷少许姜三片，时行感冒有奇功。
去参名为败毒散，加入消风治亦同。

再造散

再造散用参芪甘，桂附羌防芎芍参。
细辛加枣煨姜煎，阳虚无汗法当谙。

麻黄人参芍药汤

麻黄人参芍药汤，桂枝五味麦冬襄。
归芪甘草汗兼补，虚人外感服之康。

神白散

神白散用白芷甘，姜葱淡豉与相参。
一切风寒皆可服，疏表祛邪效可推。

三、攻里之剂

属性：七首

大承气汤

大承气汤用芒硝，枳实大黄厚朴饶。
救阴泻热功偏擅，急下阳明有数条。

小承气汤

小承气汤朴实黄，谵狂痞硬上焦强。
益以羌活名三化，中风闭实可消详。

调胃承气汤

调胃承气硝黄草，甘缓微和将胃保。
不用朴实伤上焦，中焦燥实服之好。

木香槟榔丸

木香槟榔青陈皮，枳壳柏连棱术随。
大黄黑丑兼香附，芒硝水丸量服之。
一切实积能推荡，泻痢食疟用咸宜。

枳实导滞丸

枳实导滞首大黄，芩连曲术茯苓襄。

泽泻蒸饼糊丸服，湿热积滞力能攘。
若还后重兼气滞，木香导滞加槟榔。

温脾汤

温脾参附与干姜，甘草当归硝大黄。
寒热并行治寒积，脐腹绞结痛非常。

蜜煎导法

蜜煎导法通大便，或将猪胆灌肛中。
不欲苦寒伤胃腑，阳明无热勿轻攻。

四、涌吐之剂

属性：二首

瓜蒂散

瓜蒂散中赤小豆，或入藜芦郁金凑。
此吐实热与风痰，虚者参芦一味勾。
若吐虚烦栀豉汤，剧痰乌附尖方透。
古人尚有烧盐方，一切积滞功能奏。

稀涎散

稀涎皂角白矾斑，或益藜芦微吐间。
风中痰升人眩仆，当先服此通其关。
通关散用细辛皂，吹鼻得嚏保生还。

五、和解之剂

属性：九首

小柴胡汤

小柴胡汤和解功，半夏人参甘草从。
更用黄芩加姜枣，少阳百病此为宗。

四逆散

四逆散里用柴胡，芍药枳实甘草须。

此是阳邪成厥逆，敛阴泄热平剂扶。

黄连汤

黄连汤内用干姜，半夏人参甘草藏。
更用桂枝兼大枣，寒热平调呕痛忘。

黄芩汤

黄芩汤用甘芍并，二阳合利枣加烹。
此方遂为治痢祖，后人加味或更名。
再加生姜与半夏，前症兼呕此能平。
单用芍药与甘草，散逆止痛能和营。

逍遥散

逍遥散用当归芍，柴芩术草加姜薄。
散郁除蒸功最奇，调经八味丹栀着。

藿香正气散

藿香正气大腹苏，甘桔陈苓术朴俱。
夏曲白芷加姜枣，感伤岚瘴并能驱。

六和汤

六和藿朴杏砂呈，半夏木瓜赤茯苓。
术参扁豆同甘草，姜枣煎之六气平。
或益香藿或苏叶，伤寒伤暑用须明。

清脾饮

清脾饮用青朴柴，芩夏甘苓白术偕。
更加草果姜煎服，热多阳疟此方佳。

痛泻要方

痛泻要方陈皮芍，防风白术煎丸酌。
补土泻木理肝脾，若作食伤医便错。

六、表里之剂

属性：八首

大柴胡汤

大柴胡汤用大黄，枳实芩夏白芍将。
煎加姜枣表兼里，妙法内攻并外攘。
柴胡芒硝义亦尔，仍有桂枝大黄汤。

防风通圣散

防风通圣大黄硝，荆芥麻黄栀芍翘。
甘桔芎归膏滑石，薄荷芩术力偏饶。
表里交攻阳热盛，外科疡毒总能消。

五积散

五积散治五般积，麻黄苍芷芍归芎。
枳桔桂姜甘茯朴，陈皮半夏加姜葱。
除桂枳陈余略炒，熟料尤增温散功。
温中解表祛寒湿，散痞调经用各充。

三黄石膏汤

三黄石膏芩柏连，栀子麻黄豆豉全。
姜枣细茶兼热服，表里三焦热盛宣。

葛根黄芩黄连汤

葛根黄芩黄连汤，甘草四般治二阳。
解表清里兼和胃，喘汗自利保平康。

参苏饮

参苏饮内用陈皮，枳壳前胡半夏宜。
干葛木香甘桔茯，内伤外感此方推。
参前若去芎柴入，饮号芎苏治不瘥。
香苏饮仅陈皮草，感伤内外亦堪施。

茵陈丸

茵陈丸用大黄硝，鳖甲常山巴豆邀。
杏仁栀豉蜜丸服，汗吐下兼三法超。
时气毒疠及疟痢，一丸两服量病调。

大羌活汤

大羌活汤即九味，己独知连白术暨。
散热培阴表里和，伤寒两感瘥堪慰。

七、消补之剂

属性：七首

平胃散

平胃散是苍术朴，陈皮甘草四般药。
除湿散满驱瘴岚，调胃诸方从此扩。
或合二陈或五苓，硝黄麦曲均堪着。
若合小柴名柴平，煎加姜枣能除疟。
又不换金正气散，即是此方加夏藿。

保和丸

保和神曲与山楂，苓夏陈翘菔子加。
曲糊为丸麦汤下，亦可方中用麦芽。
大安丸内加白术，消中兼补效堪夸。

健脾丸

健脾参术与陈皮，枳实山楂麦糵随。
曲糊作丸米饮下，消补兼行胃弱宜。
枳术丸亦消兼补，荷叶烧饭上升奇。

参苓白术散

参苓白术扁豆陈，山药甘莲砂薏仁。
桔梗上浮兼保肺，枣汤调服益脾神。

枳实消痞丸

枳实消痞四君全，麦芽夏曲朴姜连。
蒸饼糊丸消积满，清热破结补虚痊。

鳖甲饮子

鳖甲饮子治疟母，甘草芪术芍芎偶。
草果槟榔厚朴增，乌梅姜枣同煎服。

葛花解酲汤

葛花解酲香砂仁，二苓参术蔻青陈。
神曲干姜兼泽泻，温中利湿酒伤珍。

八、理气之剂

属性：十一首

补中益气汤

补中益气芪术陈，升柴参草当归身。
虚劳内伤功独擅，亦治阳虚外感因。
木香苍术易归术，调中益气畅脾神。

乌药顺气汤

乌药顺气芎芷姜，橘红枳桔及麻黄。
僵蚕炙草姜煎服，中气厥逆此方详。

越鞠丸

越鞠丸治六般郁，气血痰火湿食因。
芎苍香附兼栀曲，气畅郁舒痛闷伸。
又六郁汤苍芎附，甘苓橘半栀砂仁。

苏子降气汤

苏子降气橘半归，前胡桂朴草姜依。
下虚上盛痰嗽喘，亦有加参贵合机。

四七汤

四七汤理七情气，半夏厚朴茯苓苏。

姜枣煎之舒郁结，痰涎呕痛尽能纾。
又有局方名四七，参桂夏草妙更殊。

四磨汤

四磨亦治七情侵，人参乌药及槟沉。
浓磨煎服调逆气，实者枳壳易人参。
去参加入木香枳，五磨饮子白酒斟。

代赭旋覆汤

代赭旋覆用人参，半夏甘姜大枣临。
重以镇逆咸软痞，痞硬噫气力能禁。

绀珠正气天香散

绀珠正气天香散，香附干姜苏叶陈。
乌药舒郁兼除痛，气行血活自经匀。

橘皮竹茹汤

橘皮竹茹治呕呃，参甘半夏枇杷麦。
赤茯再加姜枣煎，方由金匮此加辟。

丁香柿蒂汤

丁香柿蒂人参姜，呃逆因寒中气戕。
济生香蒂仅二味，或加竹橘用皆良。

定喘汤

定喘白果与麻黄，款冬半夏白皮桑。
苏杏黄芩兼甘草，肺寒膈热喘哮尝。

九、理血之剂

属性：十三首

四物汤

四物地芍与归芎，血家百病此方通。
八珍合入四君子，气血双疗功独崇。

再加黄芪与肉桂，十全大补补方雄。
十全除却芪地草，加粟煎之名胃风。

人参养荣汤

人参养荣即十全，除却川芎五味联。
陈皮远志加姜枣，脾肺气血补方先。

归脾汤

归脾汤用术参芪，归草茯神远志随。
酸枣木香龙眼肉，煎加姜枣益心脾。
怔忡健忘俱可却，肠风崩漏总能医。

养心汤

养心汤用草芪参，二茯芎归柏子寻。
夏曲远志兼桂味，再加酸枣总宁心。

当归四逆汤

当归四逆桂枝芍，细辛甘草木通着。
再加大枣治阴厥，脉细阳虚由血弱。
内有久寒加姜茱，发表温中通经脉。
不用附子及干姜，助阳过剂阴反灼。

桃仁承气汤

桃仁承气五般奇，甘草硝黄并桂枝。
热结膀胱少腹胀，如狂蓄血最相宜。

犀角地黄汤

犀角地黄芍药丹，血升胃热火邪干。
斑黄阳毒皆堪治，或益柴芩总伐肝。

咳血方

咳血方中诃子收，栝蒌海石山栀投。
青黛蜜丸口噙化，咳嗽痰血服之瘳。

秦艽白术丸

东垣秦艽白术丸，归尾桃仁枳实攒。

地榆泽泻皂角子，糊丸血痔便艰难。
仍有苍术防风剂，润血疏血燥湿安。

槐花散

槐花散用治肠风，侧柏黑荆枳壳充。
为末等分米饮下，宽肠凉血逐风功。

小蓟饮子

小蓟饮子藕蒲黄，木通滑石生地襄。
归草黑栀淡竹叶，血淋热结服之良。

四生丸

四生丸用三般叶，侧柏艾荷生地协。
等分生捣如泥煎，血热妄行止衄惬。

复元活血汤

复元活血汤柴胡，花粉当归山甲俱。
桃仁红花大黄草，损伤瘀血酒煎祛。

十、祛风之剂

属性：十二首

小续命汤

小续命汤桂附芎，麻黄参芍杏防风。
黄芩防己兼甘草，六经风中此方通。

大秦艽汤

大秦艽汤羌独防，芎芷辛芩二地黄。
石膏归芍苓甘术，风邪散见可通尝。

三生饮

三生饮用乌附星，三皆生用木香听。
加参对半扶元气，卒中痰迷服此灵。
星香散亦治卒中，体肥不渴邪在经。

地黄饮子

地黄饮子山茱斛，麦味菖蒲远志茯。
苁蓉桂附巴戟天，少入薄荷姜枣服。
喑厥风痱能治之，火归水中水生木。

独活汤

独活汤中羌独防，芎归辛桂参夏菖。
茯神远志白薇草，瘛疭昏愦力能匡。

顺风匀气散

顺风匀气术乌沉，白芷天麻苏叶参。
木瓜甘草青皮合，歪僻偏枯口舌喑。

上中下通用痛风方

黄柏苍术天南星，桂枝防己及威灵。
桃仁红花龙胆草，羌芷川芎神曲停。
痛风湿热与痰血，上中下通用之听。

独活寄生汤

独活寄生艽防辛，芎归地芍桂苓均。
杜仲牛膝人参草，冷风顽痹屈能伸。
若去寄生加芪续，汤名三痹古方珍。

消风散

消风散内羌防荆，芎朴参苓陈草并。
僵蚕蝉蜕藿香入，为末茶调或酒行。
头痛目昏项背急，顽麻瘾疹服之清。

川芎茶调散

川芎茶调用荆防，辛芷薄荷甘草羌。
目昏鼻塞风攻上，正偏头痛悉平康。
方内若加僵蚕菊，菊花茶调用亦臧。

清空膏

清空芎草柴芩连，羌防升之入顶巅。

为末茶调如膏服，正偏头痛一时蠲。

人参荆芥散

人参荆芥散熟地，防风柴枳芎归比。
酸枣鳖羚桂术甘，血风劳作风虚治。

十一、祛寒之剂

属性：十二首

理中汤

理中汤主理中乡，甘草人参术黑姜。
呕利腹痛阴寒盛，或加附子总扶阳。

真武汤

真武汤壮肾中阳，茯苓术芍附生姜。
少阴腹痛有水气，悸眩瞤惕保安康。

四逆汤

四逆汤中姜附草，三阴厥逆太阳沉。
或益姜葱参芍桔，通阳复脉力能任。

白通加猪胆汁汤

白通加尿猪胆汁，干姜附子兼葱白。
热因寒用妙义深，阴盛格阳厥无脉。

吴茱萸汤

吴茱萸汤人参枣，重用生姜温胃好。
阳明寒呕少阴利，厥阴头痛皆能保。

益元汤

益元艾附与干姜，麦味知连参草将。
姜枣葱煎入童便，内寒外热名戴阳。

回阳救急汤

回阳救急用六君，桂附干姜五味群。

加麝三厘或胆汁，三阴寒厥见奇勋。

四神丸

四神故纸吴茱萸，肉蔻五味四般须。
大枣百枚姜八两，五更肾泻火衰扶。

厚朴温中汤

厚朴温中陈草苓，干姜草蔻木香停。
煎服加姜治腹痛，虚寒胀满用皆灵。

导气汤

寒疝痛用导气汤，川楝茴香与木香。
吴茱煎以长流水，散寒通气和小肠。

疝气汤

疝气方用荔枝核，栀子山楂枳壳益。
再入吴茱暖厥阴，长流水煎疝痛释。

橘核丸

橘核丸中川楝桂，朴实延胡藻带昆。
桃仁二木酒糊合，癞疝痛顽盐酒吞。

十二、祛暑之剂

属性：五首

三物香薷饮

三物香薷豆朴先，若云热盛加黄连。
或加苓草名五物，利湿祛暑木瓜宣。
再加参芪与陈术，兼治内伤十味全。
二香合入香苏饮，仍有藿薷香葛传。

清暑益气汤

清暑益气参草芪，当归麦味青陈皮。
曲柏葛根苍白术，升麻泽泻枣姜随。

缩脾饮

缩脾饮用清暑气，砂仁草果乌梅暨。
甘草葛根扁豆加，吐泻烦渴温脾胃。
古人治暑多用温，暑为阴证此所谓。
大顺杏仁姜桂甘，散寒燥湿斯为贵。

生脉散

生脉麦味与人参，保肺清心治暑淫。
气少汗多兼口渴，病危脉绝急煎斟。

六一散

六一滑石同甘草，解肌行水兼清燥。
统治表里及三焦，热渴暑烦泻痢保。
益元碧玉与鸡苏，砂黛薄荷加之好。

十三、利湿之剂

属性：十三首

五苓散

五苓散治太阳府，白术泽泻猪茯苓。
膀胱化气添官桂，利便消暑烦渴清。
除桂名为四苓散，无寒但渴服之灵。
猪苓汤除桂与术，加入阿胶滑石停。
此为利湿兼泻热，黄胆便闭渴呕宁。

小半夏加茯苓汤

小半夏加茯苓汤，行水散痞有生姜。
加桂除夏治悸厥，茯苓甘草汤名彰。

肾着汤

肾着汤内用干姜，茯苓甘草白术襄。
伤湿身痛与腰冷，亦名甘姜苓术汤。

黄芪防己除姜茯，术甘姜枣共煎尝。
此治风水与诸湿，身重汗出服之良。

舟车丸

舟车牵牛及大黄，遂戟芫花又木香。
青皮橘皮加轻粉，燥实阳水却相当。

疏凿饮子

疏凿槟榔及商陆，苓皮大腹同椒目。
赤豆艽羌泻木通，煎益姜皮阳水服。

实脾饮

实脾苓术与木瓜，甘草木香大腹加。
草蔻附姜兼厚朴，虚寒阴水效堪夸。

五皮饮

五皮饮用五般皮，陈茯姜桑大腹奇。
或用五加易桑白，脾虚肤胀此方司。

羌活胜湿汤

羌活胜湿羌独芎，甘蔓藁本与防风。
湿气在表头腰重，发汗升阳有异功。
风能胜湿升能降，不与行水渗湿同。
若除独活芎蔓草，除湿升麻苍术充。

大橘皮汤

大橘皮汤治湿热，五苓六一二方缀。
陈皮木香槟榔增，能消水肿及泻泄。

茵陈蒿汤

茵陈蒿汤治疸黄，阴阳寒热细推详。
阳黄大黄栀子入，阴黄附子与干姜。
亦有不用茵陈者，仲景柏皮栀子汤。

八正散

八正木通与车前，萹蓄大黄滑石研。

草梢瞿麦兼栀子，煎加灯草痛淋蠲。

萆薢分清饮

萆薢分清石菖蒲，草梢乌药益智俱。
或益茯苓盐煎服，通心固肾浊精驱。
缩泉益智同乌药，山药糊丸便数需。

当归拈痛汤

当归拈痛羌防升，猪泽茵陈芩葛朋。
二术苦参知母草，疮疡湿热服皆应。

十四、润燥之剂

属性：十三首

炙甘草汤

炙甘草汤参姜桂，麦冬生地大麻仁。
大枣阿胶加酒服，虚劳肺痿效如神。

滋燥养荣汤

滋燥养荣两地黄，芩甘归芍及艽防。
爪枯肤燥兼风秘，火燥金伤血液亡。

活血润燥生津饮

活血润燥生津饮，二冬熟地兼栝蒌。
桃仁红花及归芍，利秘通幽善泽枯。

韭汁牛乳饮

韭汁牛乳反胃滋，养荣散瘀润肠奇。
五汁安中姜梨藕，三般加入用随宜。

润肠丸

润肠丸用归尾羌，桃仁麻仁及大黄。
或加艽防皂角子，风秘血秘善通肠。

通幽汤

通幽汤中二地俱，桃仁红花归草濡。
升麻升清以降浊，噎塞便闭此方需。
有加麻仁大黄者，当归润肠汤名殊。

搜风顺气丸

搜风顺气大黄蒸，郁李麻仁山药增。
防独车前及槟枳，菟丝牛膝山茱仍。
中风风秘及气秘，肠风下血总堪凭。

消渴方

消渴方中花粉连，藕汁地汁牛乳研。
或加姜蜜为膏服，泻火生津益血痊。

白茯苓丸

白茯苓丸治肾消，花粉黄连萆薢调。
二参熟地覆盆子，石斛蛇床膍胵要。

猪肾荠汤

猪肾荠汤参茯神，知芩葛草石膏因。
磁石天花同黑豆，强中消渴此方珍。

地黄饮子

地黄饮子参芪草，二地二冬枇斛参。
泽泻枳实疏二腑，躁烦消渴血枯含。

酥蜜膏酒

酥蜜膏酒用饴糖，二汁百部及生姜。
杏枣补脾兼润肺，声嘶气惫酒温尝。

清燥汤

清燥二术与黄芪，参苓连柏草陈皮。
猪泽升柴五味曲，麦冬归地痿方推。

十五、泻火之剂

二十七首

黄连解毒汤

黄连解毒汤四味，黄柏黄芩栀子备。
躁狂大热呕不眠，吐衄斑黄均可使。
若云三黄石膏汤，再加麻黄及淡豉。
此为伤寒温毒盛，三焦表里相兼治。
栀子金花加大黄，润肠泻热真堪倚。

附子泻心汤

附子泻心用三黄，寒加热药以维阳。
痞乃热邪寒药治，恶寒加附始相当。
大黄附子汤同意，温药下之妙异常。

半夏泻心汤

半夏泻心黄连芩，干姜甘草与人参。
大枣和之治虚痞，法在降阳而和阴。

白虎汤

白虎汤用石膏偎，知母甘草粳米陪。
亦有加入人参者，燥烦热渴舌生苔。

竹叶石膏汤

竹叶石膏汤人参，麦冬半夏竹叶灵。
甘草生姜兼粳米，暑烦热渴脉虚寻。

升阳散火汤

升阳散火葛升柴，羌独防风参芍侪。
生炙二草加姜枣，阳经火郁发之佳。

凉膈散

凉膈硝黄栀子翘，黄芩甘草薄荷饶。

竹叶蜜煎疗膈上，中焦燥实服之消。

清心莲子饮

清心莲子石莲参，地骨柴胡赤茯苓。
芪草麦冬车前子，躁烦消渴及崩淋。

甘露饮

甘露两地与茵陈，芩枳枇杷石斛伦。
甘草二冬平胃热，桂苓犀角可加均。

清胃散

清胃散用升麻连，当归生地牡丹全。
或益石膏平胃热，口疮吐衄及牙宣。

泻黄散

泻黄甘草与防风，石膏栀子藿香充。
炒香蜜酒调和服，胃热口疮并见功。

钱乙泻黄散

钱乙泻黄升防芷，芩夏石斛同甘枳。
亦治胃热及口疮，火郁发之斯为美。

泻白散

泻白桑皮地骨皮，甘草粳米四般宜。
参茯知芩皆可入，肺炎喘嗽此方施。

泻青丸

泻青丸用龙胆栀，下行泻火大黄资。
羌防升上芎归润，火郁肝经用此宜。

龙胆泻肝汤

龙胆泻肝栀芩柴，生地车前泽泻偕。
木通甘草当归合，肝经湿热力能排。

当归龙荟丸

当归龙荟用四黄，龙胆芦荟木麝香。

黑栀青黛姜汤下，一切肝火尽能攘。

左金丸

左金茱连六一丸，肝经火郁吐吞酸。
再加芍药名戊己，热泻热痢服之安。
连附六一治胃痛，寒因热用理一般。

导赤散

导赤生地与木通，草梢竹叶四般攻。
口糜淋痛小肠火，引热同归小便中。

清骨散

清骨散用银柴胡，胡连秦艽鳖甲符。
地骨青蒿知母草，骨蒸劳热保无虞。

普济消毒饮

普济消毒芩连鼠，玄参甘桔蓝根侣。
升柴马勃连翘陈，僵蚕薄荷为末咀。
或加人参及大黄，大头天行力能御。

清震汤

清震汤治雷头风，升麻苍术两般充。
荷叶一枚升胃气，邪从上散不传中。

桔梗汤

桔梗汤中用防已，桑皮贝母栝蒌子。
甘枳当归薏杏仁，黄芪百合姜煎此。
肺痈吐脓或咽干，便秘大黄可加使。

清咽太平丸

清咽太平薄荷芎，柿霜甘桔及防风。
犀角蜜丸治膈热，早间咯血颊常红。

清斑青黛饮

清斑青黛栀连犀，知母玄参生地齐。

石膏柴胡人参草，便实参去大黄跻。
姜枣煎加一匙醋，阳邪里实此方稽。

辛夷散

辛夷散里藁防风，白芷升麻与木通。
芎细甘草茶调服，鼻生息肉此方攻。

苍耳散

苍耳散中用薄荷，辛夷白芷四般和。
葱茶调服疏肝肺，清升浊降鼻渊瘥。

妙香散

妙香山药与参芪，甘桔二茯远志随。
少佐辰砂木香麝，惊悸郁结梦中遗。

十六、除痰之剂

属性：十首

二陈汤

二陈汤用半夏陈，益以茯苓甘草成。
利气调中兼去湿，一切痰饮此为珍。
导痰汤内加星枳，顽痰胶固力能驯。
若加竹茹与枳实，汤名温胆可宁神。
润下丸仅陈皮草，利气祛痰妙绝伦。

涤痰汤

涤痰汤用半夏星，甘草橘红参茯苓。
竹茹菖蒲兼枳实，痰迷舌强服之醒。

青州白丸子

青州白丸星夏并，白附川乌俱用生。
晒露糊丸姜薄引，风痰瘫痪小儿惊。

清气化痰丸

清气化痰星夏橘，杏仁枳实栝蒌实。

芩苓姜汁为糊丸，气顺火消痰自失。

顺气消食化痰丸

顺气消食化痰丸，青皮星夏菔苏攒。
曲麦山楂葛杏附，蒸饼为糊姜汁抟。

礞石滚痰丸

滚痰丸用青礞石，大黄黄芩沉水香。
百病多因痰作祟，顽痰怪症力能匡。

金沸草散

金沸草散前胡辛，半夏荆甘赤茯因。
煎加姜枣除痰嗽，肺感风寒头目颦。
局方不用细辛茯，加入麻黄赤芍均。

半夏天麻白术汤

半夏白术天麻汤，参芪橘柏及干姜。
苓泻麦芽苍术曲，太阴痰厥头痛良。

常山饮

常山饮中知贝取，乌梅草果槟榔聚。
姜枣酒水煎露之，劫痰截疟功堪诩。

截疟七宝饮

截疟七宝常山果，槟榔朴草青陈伙。
水酒合煎露一宵，阳经实疟服之妥。

十七、收涩之剂

属性：九首

金锁固精丸

金锁固精芡莲须，龙骨蒺藜牡蛎需。
莲粉糊丸盐酒下，涩精秘气滑遗无。

茯菟丹

茯菟丹疗精滑脱，菟苓五味石莲末。
酒煮山药为糊丸，亦治强中及消渴。

治浊固本丸

治浊固本莲蕊须，砂仁连柏二苓俱。
益智半夏同甘草，清热利湿固兼驱。

诃子散

诃子散用治寒泻，炮姜粟壳橘红也。
河间木香诃草连，仍用术芍煎汤下。
二者药异治略同，亦主脱肛便血者。

桑螵蛸散

桑螵蛸散治便数，参苓龙骨同龟壳。
菖蒲远志及当归，补肾宁心健忘觉。

真人养脏汤

真人养脏诃粟壳，肉蔻当归桂木香。
术芍参甘为涩剂，脱肛久痢早煎尝。

当归六黄汤

当归六黄治汗出，芪柏芩连生熟地。
泻火固表复滋阴，加麻黄根功更异。
或云此药太苦寒，胃弱气虚在所忌。

柏子仁丸

柏子仁丸人参术，麦麸牡蛎麻黄根。
再加半夏五味子，阴虚盗汗枣丸吞。

牡蛎散

阳虚自汗牡蛎散，黄芪浮麦麻黄根。
扑法芎藁牡蛎粉，或将龙骨牡蛎扪。

十八、杀虫之剂

属性：二首

乌梅丸

乌梅丸用细辛桂，人参附子椒姜继。
黄连黄柏及当归，温脏安蛔寒厥剂。

化虫丸

化虫鹤虱及使君，槟榔芜荑苦楝群。
白矾胡粉糊丸服，肠胃诸虫永绝氛。

十九、痈疡之剂

属性：六首

真人活命饮

真人活命金银花，防芷归陈草节加。
贝母天花兼乳没，穿山角刺酒煎嘉。
一切痈疽能溃散，溃后忌服用毋差。
大黄便实可加使，铁器酸物勿沾牙。

金银花酒

金银花酒加甘草，奇疡恶毒皆能保。
护膜须用蜡矾丸，二方均是疡科宝。

托里十补散

托里十补参芪芎，归桂白芷及防风。
甘桔厚朴酒调服，痈疡脉弱赖之充。

托里温中汤

托里温中姜附羌，茴木丁沉共四香。
陈皮益智兼甘草，寒疡内陷呕泻良。

托里定痛汤

托里定痛四物兼，乳香没药桂心添。
再加蜜炒罂粟壳，溃疡虚痛去如拈。

散肿溃坚汤

散肿溃坚知柏连，花粉黄芩龙胆宣。
升柴翘葛兼甘桔，归芍棱莪昆布全。

二十、经产之剂

十二首

妊娠六合汤

海藏妊娠六合汤，四物为君妙义长。
伤寒表虚地骨桂，表实细辛兼麻黄。
少阳柴胡黄芩入，阳明石膏知母藏。
小便不利加苓泻，不眠黄芩栀子良。
风湿防风与苍术，温毒发斑升翘长。
胎动血漏名胶艾，虚痞朴实颇相当。
脉沉寒厥亦桂附，便秘蓄血桃仁黄。
安胎养血先为主，余因各症细参详。
后人法此治经水，过多过少别温凉。
温六合汤加芩术，色黑后期连附商。
热六合汤栀连益，寒六合汤加附姜。
气六合汤加陈朴，风六合汤加艽羌。
此皆经产通用剂，说与时师好审量。

胶艾汤

胶艾汤中四物先，阿胶艾叶甘草全。
妇人良方单胶艾，胎动血漏腹痛痊。
胶艾四物加香附，方名妇宝调经专。

当归散

当归散益妇人妊，术芍芎归及子芩。
安胎养血宜常服，产后胎前功效深。

黑神散

黑神散中熟地黄，归芍甘草桂炮姜。
蒲黄黑豆童便酒，消瘀下胎痛逆忘。

清魂散

清魂散用泽兰叶，人参甘草川芎协。
荆芥理血兼祛风，产中昏晕神魂帖。

羚羊角散

羚羊角散杏薏仁，防独芎归又茯神。
酸枣木香和甘草，子痫风中可回春。

当归生姜羊肉汤

当归生姜羊肉汤，产后腹痛蓐劳匡。
亦有加入参芪者，千金四物甘桂姜。

达生散

达生紫苏大腹皮，参术甘陈归芍随。
再加葱叶黄杨脑，孕妇临盆先服之。
若将川芎易白术，紫苏饮子子悬宜。

参术饮

妊娠转胞参术饮，芎芍当归熟地黄。
炙草陈皮兼半夏，气升胎举自如常。

牡丹皮散

牡丹皮散延胡索，归尾桂心赤芍药。
牛膝棱莪酒水煎，气行瘀散血瘕削。

固经丸

固经丸用龟板君，黄柏樗皮香附群。

黄芩芍药酒丸服，漏下崩中色黑殷。

柏子仁丸

柏子仁丸熟地黄，牛膝续断泽兰芳。
卷柏加之通血脉，经枯血少肾肝匡。

二十一、附便用杂方

属性：三首

望梅丸

望梅丸用盐梅肉，苏叶薄荷与柿霜。
茶末麦冬糖共捣，旅行赍服胜琼浆。

骨灰固齿散

骨灰固齿猪羊骨，腊月腌成煅碾之。
骨能补骨咸补肾，坚牙健啖老尤奇。

软脚散

软脚散中芎芷防，细辛四味碾如霜。
轻撒鞋中行远道，足无箴疱汗皆香。

二十二、小儿稀痘方

属性：一首

稀痘神丹

稀痘神丹三种豆，粉草细末竹筒装。
腊月厕中浸洗净，风干配入梅花良。
丝瓜藤丝煎汤服，一年一次三年光。
又方蜜调忍冬末，不住服之效亦强。
更有玄参菟丝子，蜜丸如弹空心尝。
白酒调化日二次，或加犀麦生地黄。
此皆验过稀痘法，为力简易免仓皇。

针灸经络腧穴歌诀

李兴广　姜昭妍　马家宝◎整理

内容提要

本书精选历代流传甚广的针灸经络腧穴歌诀46首，当代谷世□教授根据古籍文献编写的歌诀3首，共计49首。按类分为经络腧穴歌、刺法灸法歌赋、针灸治疗歌赋与流注针法歌赋四部分，涵盖针灸经络腧穴理论和针灸治疗各种常见疾病等内容。歌赋选择合理，详略得当，重点突出，通俗易懂，朗朗上口，便于记诵，是中医药院校学生必备背诵书，适合针灸从业人员和针灸爱好者参阅。

目录

一、经络腧穴歌

1. 手足十二经所属歌

五脏六腑共包络，手足所属三阴阳，
太阴足脾手肺脏，阳明足胃手大肠，
少阴足肾手心脏，太阳足膀手小肠，
厥阴足肝手包络，少阳足胆手焦当。

2. 十二经气血多少歌

多气多血经须记，大肠手经足经胃。
少血多气有六经，三焦胆肾心脾肺。
多血少气心包络，膀胱小肠肝所异。

3. 十二经营气流注顺序歌

肺大胃脾心小肠，膀肾包焦胆肝续；
手阴脏手阳手头，足阴足腹阳头足。

4. 十二经脉歌

（1）肺经

手太阴肺中焦生，下络大肠出贲门，
上膈属肺从肺系，系横出腋臑中行。
肘臂寸口上鱼际，大指内侧爪甲根。
支络还从腕后出，接次指属阳明经。
此经多气而少血，是动则病喘与咳，
肺胀彭彭缺盆痛，两手交瞀为臂厥。
所生病者为气嗽，喘渴烦心胸满结，
臑臂之内前廉痛，小便频数掌中热。
气虚肩背痛而寒，气盛亦疼风汗出，
欠伸少气不足息，遗矢无度溺色赤。

（2）大肠经

阳明之脉手大肠，次指内侧起商阳，
循指上廉出合谷，两筋歧骨循臂肪。

入肘外廉循臑外，肩端前廉柱骨旁，
从肩下入缺盆内，络肺下膈属大肠。
支从缺盆直上颈，斜贯颊前下齿当，
环出人中交左右，上夹鼻孔注迎香。
此经气盛血亦盛，是动颇肿并齿痛。
所生病者为鼽衄，目黄口干喉痹生，
大指次指难为用，肩前臑外痛相仍。
气有余兮脉热肿，虚则寒栗病偏增。

（3）胃经

胃足阳明交鼻起，下循鼻外入上齿，
还出挟口绕承浆，颐后大迎颊车里，
耳前发际至额颅。支下人迎缺盆底，
下膈入胃络脾宫。直者缺盆下乳内，
一支幽门循腹中，下行直合气冲逢。
遂由髀关抵膝膑，胻跗中趾内间同。
一支下膝注三里，前出中指外间通。
一支别走足跗趾，大趾之端经尽已。
此经多气复多血，是动欠伸面颜黑，
凄凄恶寒畏见人，忽闻木音心惊惕，
登高而歌弃衣走，甚则腹胀及贲响，
凡此诸疾皆骭厥，所生病者为狂疟，
温淫汗出鼻流血，口㖞唇紧又喉痹，
膝膑疼痛腹胀结，胸膺伏兔胻外廉，
足跗中趾俱痛彻，有余消谷溺色黄，
不足身前寒振栗，胃房胀满食不消，
气盛身前皆有热。

（4）脾经

太阴脾起足大指，上循内侧白肉际，
核骨之后内踝前，上腨循胻胫膝里，
股内前廉入腹中，属脾络胃与膈通，

挟喉连舌散舌下，支络从胃注心宫。
此经气盛而血衰，是动其病气所为，
食入即吐胃脘痛，更兼身体重难移，
腹胀善噫舌本强，得后与气快然衰。
所生病者舌亦痛，体重不食亦如之，
烦心心下仍急痛，泄水溏瘕寒疟随，
不卧强立股膝肿，疸发身黄大趾痿。

（5）心经

手少阴脉起心中，下膈直与小肠通，
支者还从心系走，直上喉咙系目瞳。
直者上肺出腋下，臑后肘内少海从，
臂内后廉抵掌中，锐骨之端注少冲。
多气少血属此经，是动心脾痛难任，
渴欲饮水咽干燥。所生胁痛目如金，
臑臂之内后廉痛，掌中有热向经寻。

（6）小肠经

手太阳经小肠脉，小指之端起少泽，
循手外廉出髁中，循臂骨出肘内侧，
上循臑外出后廉，直过肩解绕肩胛，
交肩下入缺盆内，向腋络心循咽嗌。
下膈抵胃属小肠。一支缺盆贯颈颊，
至目锐眦却入耳，一支别颊上至䪼。
抵鼻升至目内眦，斜络于颧别络接。
此经少气还多血，是动则病痛咽嗌，
颔下肿兮不可顾，肩如拔兮臑似折。
所生病主肩臑痛，耳聋目黄肿腮颊，
肘臂之外后廉痛，部分犹当细分别。

（7）膀胱经

足太阳经膀胱脉，目内眦上起额尖，
支者巅上至耳角，直者从巅脑后悬。

络脑还出别下项，仍循肩膊夹脊边，
抵腰膂肾膀胱内，一支下与后阴连。
贯臀斜入委中穴，一支膊内左右别，
贯胛夹脊过髀枢，髀外后廉腘中合，
下贯腨内外踝后，京骨之下趾外侧。
此经血多气犹少，是动头痛不可当，
项如拔兮腰似折，髀枢痛彻脊中央，
腘如结兮腨如裂，是为踝厥筋乃伤，
所生疟痔小指废，头囟项痛目色黄，
腰尻腘脚疼连背，泪流鼻衄交癫狂。

（8）肾经

足经肾脉属少阴，小趾斜趋涌泉心，
然谷之下下踝后，别入跟中腨内侵。
出腘内廉上股内，贯脊属肾膀胱临。
直者从肾贯肝膈，入肺循喉舌本寻，
支者从肺络心内，仍至胸中部分深。
此经多气而少血，是动病饥不欲食，
喘嗽唾血喉中鸣，坐而欲起面如漆，
目视𥆨𥆨气不足，心悬如饥常惕惕。
所生病者为舌干，口热咽肿气贲逼，
股内后廉并脊痛，烦心心痛疸而澼。
痿厥嗜卧体怠惰，足下热痛皆肾厥。

（9）心包经

手厥阴心主起胸，属包下膈三焦宫，
支者循胸出胁下，胁下连腋三寸同。
仍上抵腋循臑内，太阴少阴两经中，
指透中冲支者别，小指次指络相通。
此经少气原多血，是动则病手心热，
肘臂挛急腋下肿，甚则胸胁支满结。
心中澹澹或大动，善笑目黄面赤色。

所生病者为烦心，心痛掌热病之则。

（10）三焦经

手经少阳三焦脉，起自小指次指端，
两指歧骨手腕表，上出臂外两骨间，
肘后臑外循肩上，少阳之后交别传，
下入缺盆膻中布，散络心包膈里穿。
支者膻中缺盆上，上项耳后耳角旋，
屈下至颊仍注颛，一支入耳出耳前，
却从上关交曲颊，至目锐眦乃尽焉。
此经少血还多气，是动耳鸣喉肿痹。
所生病者汗自出，耳后痛兼目锐眦，
肩臑肘臂外皆痛，小指次指亦如废。

（11）胆经

足脉少阳胆之经，始从两目锐眦生，
抵头循角下耳后，脑空风池次第行。
手少阳前至肩上，又交少阳入缺盆。
支者耳后贯耳内，出走耳前锐眦循。
一支锐眦大迎下，合手少阳抵颛根，
下加颊车缺盆合，入胸贯膈络肝经。
属胆仍从胁里过，下入气冲毛际萦，
横入髀厌环跳内。直者缺盆下腋膺，
过季胁下髀厌内，出膝外廉是阳陵，
外辅绝骨踝前过，足跗小趾次趾分。
一支别从大趾去，三毛之际接肝经。
此经多气而少血，是动口苦善太息，
心胁疼痛难转移，面尘足热体无泽。
所生头痛连锐眦，缺盆肿痛并两腋，
马刀挟瘿生两旁，汗出振寒痎疟疾，
胸胁髀膝至胫骨，绝骨踝痛及诸节。

（12）肝经

厥阴足脉肝所终，大趾之端毛际丛，
足跗上廉太冲分，踝前一寸入中封。
上踝交出太阴后，循腘内廉阴股冲，
环绕阴器抵小腹，夹胃属肝络胆逢。
上贯膈里布胁肋，夹喉颃颡目系同，
脉上巅会督脉出，支者还从目系中，
下络颊里环唇内，支者便从膈肺通。
此经血多气少焉，是动腰痛俯仰难，
男疝女人小腹肿，面尘脱色及咽干。
所生病者为胸满，呕吐洞泄小便难，
或时遗溺并狐疝，临症还须仔细看。

5. 奇经八脉歌

（1）奇经八脉总歌

正经经外是奇经，八脉分司各有名。
任脉任前督于后，冲起会阴肾同行，
阳跷跟外膀胱别，阴跷跟前随少阴，
阳维维络诸阳脉，阴维维络在诸阴，
带脉围腰如束带，不由常度号奇经。

（2）任脉歌

任脉起于中极下，会阴腹里上关元，
循内上行会冲脉，浮外循腹至喉咽，
别络口唇承浆已，过足阳明上颐间，
循面入目至睛明，交督阴脉海名传。

（3）督脉歌

督脉少腹骨中央，女子入系溺孔疆，
男子之络循阴器，绕篡之后别臀方，
至少阴者循腹里，会任直上关元行，
属肾会冲街腹气，入喉上颐环唇当，
上系两目中央下。始合内眦络太阳，

上额交巅入络脑，还出下项肩膊旁，
夹脊抵腰入循膂，络肾茎篡等同乡。
此是申明督脉络，总为阳脉之督纲。

（4）冲脉

冲脉起于腹气街，后天营气气冲来，
并于先天之真气，相并夹脐上胸街，
大气至胸中而散，会合督任充身怀，
分布脏腑诸经络，名之血海不为乖。

（5）带脉

带脉足少阴经脉，上腘别走太阳经，
合肾十四椎属带，起于季胁绕身行。

（6）阳跷脉

阳跷脉起于跟中，上合三阳外踝行，
从胁循肩入颈頄，属目内眦太阳经。

（7）阴跷脉

阴跷亦起于跟中，少阴之别内踝行，
上循阴股入胸腹，上至咽喉至睛明。

（8）阳维脉

阳维脉起足太阳，外踝之下金门疆，
从胻背肩项头面，维络诸阳会督场。

（9）阴维脉

阴维脉起足少阴，内踝上行穴筑宾，
循腹至乳上结喉，维络诸阴会于任。

6. 十五络脉歌

人身络脉一十五，我今逐一从头数，
手太阴络为列缺，手少阴络即通里，
手厥阴络为内关，手太阳络支正是，
手阳明络偏历当，手少阳络外关位，
足太阳络号飞扬，足阳明络丰隆记，
足少阳络为光明，足太阴络公孙记，

足少阴络名大钟，足厥阴络蠡沟配，
阳督之络号长强，阴任之络名屏翳，
脾之大络是大包，十五络名君须记。

7. 十二经原穴歌

甲出丘墟乙太冲，丙归腕骨是原中，
丁出神门原内过，戊胃冲阳气可通，
己出太白庚合谷，辛缘本出太渊同，
壬归京骨期中过，癸出太溪原穴逢，
三焦壬丙是阳池穴，包络大陵癸丁又重。

8. 难经五输穴主治歌

《难经》详论五输穴，井穴专主心下满，
荥穴泻火主身热，俞治体重与节痛，
经主喘咳并寒热，合当逆气而下泄。
阴经输原同一穴，阳井属金阴井木。

9. 十四经腧穴分寸歌

（1）肺经（LU）

LU 十一是肺经，起于中府少商停。
胸肺疾患咳嗽喘，咯血发热咽喉痛。
中府云门下一寸，云门锁骨下窝寻，
二六相差隔一肋，距胸中线六寸平，
天府腋下三寸取，侠白府下一寸擒，
尺泽肘中肌腱外，孔最腕上七寸凭。
列缺交叉食指尽，经渠一寸突脉中，
太渊纹上动脉动，鱼际大鱼骨边中，
少商指甲根外角，去指甲角韭叶明。

（2）大肠经（LI）

LI 二十手大肠，起于商阳止迎香，
头面眼鼻口齿喉，皮肤身热与胃肠。
商阳食指外侧取，二间握拳节前方，
三间握拳节后取，合谷虎口歧骨当，

阳溪腕上两筋陷，偏历腕上三寸良，
温溜腕后上五寸，池前四寸下廉乡，
池下三寸上廉穴，三里池下二寸长，
曲池尺泽髁中央，肘髎肱骨外廉旁，
池上三寸寻五里，臂臑三角肌下方，
肩髃肩峰举臂起，巨骨肩尖骨陷当，
天鼎扶下一寸取，扶突肌中结喉旁，
禾髎孔外平水沟，鼻旁唇沟取迎香。

（3）胃经（ST）

ST 四五是胃经，起于承泣厉兑停，
胃肠血病与神志，头面热病皮肤病。
承泣下眶边缘上，四白穴在眶下孔，
巨髎鼻旁直瞳子，地仓吻旁四分灵，
大迎颌前寸三陷，颊车咬肌高处迎，
下关张口骨支起，头维四五旁神庭，
人迎结喉旁动脉，水突人迎气舍中，
肌间气舍平天突，缺盆锁骨上窝中，
气户锁下一肋上，相去中线四寸平，
库房屋翳膺窗接，都隔一肋乳中停，
乳根乳下一肋处，胸部诸穴要记清，
不容巨阙旁二寸，其下承满与梁门，
关门太乙滑肉门，天枢脐旁二寸平，
外陵大巨水道穴，归来气冲曲骨邻，
髀关髂下平会阴，伏兔膝上六寸中，
阴市膝上方三寸，梁丘膝上二寸呈，
膝外下陷是犊鼻，膝下三寸三里迎，
膝下六寸上巨虚，膝下八寸条口行，
再下一寸下巨虚，条外一寸是丰隆，
解溪跗上系鞋处，冲阳跗上动脉凭，
陷谷跖趾关节后，次中指缝寻内庭，

厉兑次趾外甲角，四十五穴要记清。

（4）脾经（SP）

SP 二一是脾经，起于隐白大包终，
脾胃肠腹泌尿好，五脏生殖血舌病。
隐白大趾内甲角，大都节前陷中寻，
太白节后白肉际，基底前下是公孙，
商丘内踝前下找，踝上三寸三阴交，
踝上六寸漏谷是，陵下三寸地机朝，
膝内辅下阴陵泉，血海股内肌头间，
海上六寸箕门是，冲门距中三五现，
冲上斜七是府舍，横下三寸腹结连，
脐旁四寸大横穴，适当脐旁四寸见，
腹哀建里旁四寸，中庭旁六食窦全，
天溪胸乡周荣上，四肋三肋二肋间，
大包腋下方六寸，腋中线上六肋间。

（5）心经（HT）

HT 九穴是心经，起于极泉止少冲，
神志血病痛痒疮，烦热悸汗皆可用，
极泉腋窝动脉牵，青灵肘上三寸觅，
少海骨髁纹头间，灵道掌后一寸半，
通里掌后一寸间，阴郄五分在掌后，
神门豌豆骨外缘，少府小指本节后，
少冲小指桡侧边。

（6）小肠经（SI）

SI 十九手小肠，少泽听宫起止详，
头项耳目热神志，痒疮痈肿液病良，
少泽小指尺甲角，前谷泽后节前方，
后溪握拳节后取，腕骨腕前骨陷当，
阳谷三角骨上取，养老转手髁空藏，
支正腕后上五寸，小海二骨之中央，

肩贞纹头上一寸，臑俞贞上骨下方，
天宗冈下窝中取，秉风冈上窝中央，
曲垣胛冈内上缘，陶道旁三外俞章，
大椎旁二中俞穴，天窗扶后大筋旁，
天容耳下曲颊后，颧髎颧骨下廉乡，
听宫之穴归何处，耳屏中前陷中央。

（7）膀胱经（BL）

BL 六十七膀胱经，起于睛明至阴终，
脏腑头面筋痔腰，热病神志身后凭，
内眦上外是睛明，眉头陷中攒竹取，
眉冲直上傍神庭，曲差庭旁一寸半，
五处直后上星平，承光通天络却穴，
后行俱是寸半程，玉枕脑户旁寸三，
天柱筋外发际凭，再下脊旁寸半寻，
第一大杼二风门，三椎肺俞四厥阴，
心五督六膈俞七，九肝十胆仔细分，
十一脾俞十二胃，十三三焦十四肾，
十五气海六大肠，七八关元小肠分，
十九膀胱廿中膂，廿一椎旁白环俞，
上次中下四髎穴，骶骨两旁骨陷中，
尾骨之旁会阳穴，承扶臀下横纹中，
殷门扶下六寸当，浮郄委阳上一寸，
委阳腘窝外筋旁，委中腘窝纹中央，
第二侧线再细详，以下夹脊开三寸，
二三附分魄户当，四椎膏肓五神堂，
六七譩譆膈关藏，九椎魂门十阳纲，
十一意舍二胃仓，十三肓门四志室，
十九胞肓廿一秩，小腿各穴牢牢记，
纹下二寸寻合阳，承筋合阳承山间，
承山腨下分肉藏，飞扬外踝上七寸，

跗阳踝上三寸良，昆仑外踝跟腱间，
仆参跟骨外下方，踝下五分申脉穴，
踝前骰陷金门乡，大骨外下寻京骨，
关节之后束骨良，通谷节前陷中好，
至阴小趾外甲角，六十七穴分三段，
头后中外次第找。

（8）肾经（KI）

KI 廿七肾经属，起于涌泉止俞府，
肝心脾肺膀胱肾，肠腹泌尿生殖喉，
足心凹陷是涌泉，舟骨之下取然谷，
太溪内踝跟腱间，大钟溪泉稍后主，
水泉太溪下一寸，照海踝下四分处，
复溜踝上二寸取，交信溜前胫骨后，
踝上五寸寻筑宾，膝内两筋取阴谷，
从腹中线开半寸，横骨平取曲骨沿，
大赫气穴并四满，中注肓俞平脐看，
商曲又恁下脘取，石关阴都通谷言，
幽门适当巨阙侧，诸穴均在肋隙间，
步廊却近中庭穴，神封灵墟神藏间，
彧中俞府平璇玑，都隔一肋仔细研。

（9）心包经（PC）

PC 心包手厥阴，起于天池中冲尽，
心胸肺胃效皆好，诸痛痒疮亦可寻，
天池乳外旁一寸，天泉腋下二寸循，
曲泽腱内横纹上，郄门去腕五寸寻，
间使腕后方三寸，内关掌后二寸停，
掌后纹中大陵在，两条肌腱标准明，
劳宫屈指掌心取，中指末端是中冲。

（10）三焦经（SJ）

SJ 二三三焦经，起关冲止丝竹空，

头侧耳目热神志，腹胀水肿遗尿癃，
关冲无名指甲内，液门握拳指缝讨，
中渚液门上一寸，阳池腕表有陷凹，
腕上二寸取外关，支沟腕上三寸安，
会宗三寸尺骨缘，三阳络在四寸间，
肘下五寸寻四渎，肘上一寸天井见，
肘上二寸清冷渊，消泺渊臑正中间，
臑会三角肌后下，肩髎肩峰后下陷，
天牖平颌肌后缘，乳突颌角取翳风，
下三分之一瘈脉现，上三分之一颅息取，
角孙入发平耳尖，耳门屏上切迹前，
和髎耳根前指宽，丝竹空在眉梢陷。

(11) 胆经 (GB)

GB 四十四足少阳，头侧耳目鼻喉恙，
起瞳子髎止窍阴，身侧神志热妇良，
外眦五分瞳子髎，听会耳前珠陷详，
上关下关上一寸，以下五穴细推商，
头维胃经连颔厌，悬颅悬厘在下方，
曲鬓角孙前一指，头维曲鬓串一行，
五穴间隔均相等，率谷入发寸半量，
天冲率后斜五分，浮白率后一寸乡，
头窍阴穴乳突上，完骨乳突后下方，
本神神庭三寸旁，阳白眉上一寸量，
入发五分头临泣，庭维之间取之良，
目窗正营及承灵，相距寸寸寸半量，
脑空池上平脑户，粗隆上缘外两旁，
风池耳后发际陷，颅底筋外有陷凹，
肩井大椎肩峰间，渊腋腋下三寸见，
辄筋腋前横一寸，日月乳下三肋现，
京门十二肋骨端，带脉章下平脐看，

五枢髂前上棘前，略下五分维道见，
居髎髂前转子取，环跳髀枢陷中间，
风市垂手中指尽，其下二寸中渎陈，
阳关阳陵上三寸，小头前下阳陵泉，
阳交外丘骨前后，踝上七寸丘在前，
光明踝五阳辅四，悬钟三寸骨前缘，
外踝前下丘墟寻，临泣四趾本节扪，
侠溪穴与地五会，跖趾关节前后寻，
四趾外端足窍阴，四十四穴仔细吟。

（12）肝经（LR）

LR 十四是肝经，起于大敦期门终，
肠腹诸疾前阴病，五脏可治胆亦灵。
大敦踇趾外甲角，行间纹端趾缝寻，
太冲关节后凹陷，踝前筋内取中封，
踝上五寸蠡沟穴，中都踝上七寸擒，
膝关阴陵后一寸，曲泉屈膝横纹上，
阴包膝上方四寸，五里气冲下三寸，
阴廉气二动脉中，急脉阴旁二五分，
季肋下缘章门穴，乳下二肋寻期门。

（13）督脉（DU）

DU 督脉二九良，起长强止龈交上，
脑病为主次分段，急救热病及肛肠，
尾骨之端是长强，骶管裂孔取腰俞，
十六阳关平髋量，命门十四三悬枢，
十一椎下脊中藏，十椎中枢九筋缩，
七椎之下乃至阳，六灵台五神道穴，
三椎之下身柱藏，陶道一椎之下取，
大椎就在一椎上，哑门入发五分处，
风府一寸宛中当，粗隆上缘寻脑户，
强间户上寸半量，后顶直上又寸五，

百会前五后七量，会前寸五前顶取，
囟会星后一寸长，小儿禁刺当牢记，
上星入发一寸量，神庭五分入发际，
印堂两眉中间取，素髎鼻尖准头乡，
水沟鼻唇沟上取，兑端唇上尖端藏，
龈交上唇系带底，经行背头居中行。

（14）任脉（RN）

RN 任脉二四呈，起于会阴承浆停，
强壮为主次分段，泌尿生殖作用宏。
会阴两阴中间取，曲骨耻骨联合从，
中极关元石门穴，每穴相距一寸匀，
气海脐下一寸半，脐下一寸阴交明，
肚脐中央名神阙，脐上诸穴一寸匀，
水分下脘与建里，中脘上脘巨阙行，
鸠尾歧骨下一寸，中庭胸剑联合中，
膻中正在两乳间，玉堂紫宫华盖重，
再上一肋璇玑穴，胸骨上缘天突通，
廉泉颌下结喉上，承浆唇下宛宛中。

10. 募穴歌

大肠天枢肺中府，小肠关元心巨阙，
膀胱中极肾京门，肝募期门胆日月，
胃募中脘脾章门，三焦募在石门穴，
膻中穴是包络募，从阴引阳是妙诀。

11. 八会穴歌

脏会章门腑中脘，髓筋绝骨阳陵泉。
骨会大杼脉太渊，血会膈俞气膻中。

12. 八脉交会八穴歌

公孙冲脉胃心胸，内关阴维下总同，
临泣胆经连带脉，阳维目锐外关逢。
后溪督脉内眦颈，申脉阳跷络亦通，

列缺任脉行肺系，阴跷照海膈喉咙。

13. 十六郄穴歌

郄是孔隙义，气血深藏聚，
病证反应点，临床能救急。
阳维郄阳交，阴维筑宾居。
阳跷走跗阳，阴跷交信毕。
肺郄孔最大温溜，脾郄地机胃梁丘。
心郄阴郄小养老，肝郄中都胆外丘。
心包郄门焦会宗，胱金门肾水泉求。

14. 下合穴歌

胃经下合三里乡，上下巨虚大小肠，
膀胱当合委中穴，三焦下合属委阳，
胆经之合阳陵泉，腑病用之效必彰。

15. 井荥输原经合歌

少商鱼际与太渊，经渠尺泽肺相连，
商阳二三间合谷，阳溪曲池大肠牵。
厉兑内庭陷谷胃，冲阳解溪三里随，
隐白大都太白脾，商丘阴陵泉要知。
少冲少府属于心，神门灵道少海寻，
少泽前谷后溪腕，阳谷小海小肠经。
至阴通谷束京骨，昆仑委中膀胱知，
涌泉然谷与太溪，复溜阴谷肾所宜。
中冲劳宫心包络，大陵间使传曲泽，
关冲液门中渚焦，阳池支沟天井索。
窍阴侠溪临泣胆，丘墟阳辅阳陵泉，
大敦行间太冲看，中封曲泉属于肝。

16. 十二经背俞穴歌

胸三肺俞四厥阴，心五肝九胆十临；
十一脾俞十二胃，腰一三焦腰二肾；
腰四骶一大小肠，膀胱骶二椎外寻。

17. 新编根结歌

根结首见《灵枢》五，四根三结汉卿著。
十二经脉行经气，外络支节属脏腑。
根在肢端各井穴，四根即是四肢部。
结于头面与躯干，三结位在头胸腹。
足太阳经根至阴，结于命门即是目。
足少阳经根窍阴，结于双耳名窗笼。
足阳明经根厉兑，结在颡大鼻额部。
足太阴经根隐白，结是太仓即胃腑。
足厥阴经根大敦，结为玉堂膻中处。
足少阴经根涌泉，结在廉泉位颈部。
手经根结今人补，依据经典与俞募。
手太阳经根少泽，结在目旁是两络。
手阳明经根商阳，结是鼻旁之迎香。
手少阳经根关冲，结于耳门应窗笼。
手太阴经根少商，结于肺脏位中府。
手厥阴经根中冲，结在心包巨阙处。
手少阴经根少冲，结在心内膻中主。
十二井穴皆为根，结于器官位三部。
经常离经找结处，根结相配效桴鼓。

18. 四气街歌

经络理论出《内经》，根结标本树比样。
头胸腹胫四气街，本输卫气论述详。
经气汇聚如街衢，横向联接背腹脏。
头气有街位于脑，上取百会风池乡。
胸气有街膺背俞，肺俞心俞膻中彰。
腹气有街俞与腹，肝脾肾俞夹脐旁。
胫气有街在下肢，气冲以下到踝上。
横向联系配穴活，神经节段可相当。

19. 四海歌

脑为髓海主神明，膻中气海能宽胸。
水谷之海即是胃，冲脉血海妇科灵。

二、刺法灸法歌赋

1. 十四经要穴主治歌

（1）头部

百会主治卒中风，兼治癫痫儿病惊，
大肠下气脱肛病，提补诸阳气上升。
神庭主灸羊痫风，目眩头痛灸脑空，
翳风专刺耳聋病，兼刺瘰疬项下生。
上星通天主鼻渊，息肉痔塞灸能痊，
兼治头风目诸疾，炷如小麦灼相安。
哑门风府只宜刺，中风舌缓不能言，
颈项强急及瘛疭，头风百病与伤寒。
头维主刺头风疼，目痛如脱泪不明，
禁灸随皮三分刺，兼刺攒竹更有功。
率谷酒伤吐痰眩，风池主治肺中寒，
兼治偏正头疼痛，颊车落颊风自痊。
临泣主治鼻不通，眵瞒冷泪云翳生，
惊痫反视卒暴厥，日晡发疟胁下疼。
水沟中风口不开，中恶癫痫口眼㖞，
刺治风水头面肿，灸治儿风急慢灾。
承浆主治男七疝，女子瘕聚儿紧唇，
偏风不遂刺之效，消渴牙疳灸功深。
迎香主刺鼻失臭，兼刺面痒若虫行，
先补后泻三分刺，此穴须知禁火攻。
口眼㖞斜灸地仓，颊肿唇弛牙噤强，
失音不语目不闭，瞤动视物目䀮䀮。
听会主治耳聋鸣，兼刺迎香功最灵，

中风瘛疭㖞斜病，牙车脱臼齿根痛。
听宫主治耳聋鸣，睛明攒竹目昏蒙，
迎风流泪皆痒痛，雀目攀睛白翳生。

（2）胸腹部

膻中穴主灸肺痈，咳嗽痰喘及气瘿，
巨阙九种心疼痛，痰饮吐水息贲宁。
上脘奔豚与伏梁，中脘主治脾胃伤，
兼治脾痛疟痰晕，痞满翻胃尽安康。
水分胀满脐突硬，水道不利灸之良，
神阙百病老虚泻，产胀溲难儿脱肛。
气海主治脐下气，关元诸虚泻浊遗，
中极下元虚寒病，一切痼冷总皆宜。
膺肿乳痈灸乳根，小儿龟胸灸亦同，
呕吐吞酸灸日月，大赫专治病遗精。
天枢主灸脾胃伤，脾泻痢疾甚相当，
兼灸鼓胀癥瘕病，艾火多加病必康。
章门主治痞块病，但灸左边可拔根，
若灸肾积脐下气，两边齐灸自然平。
期门主治奔豚病，上气咳逆胸背痛，
兼治伤寒胁硬痛，热入血室刺有功。
带脉主灸一切疝，偏坠木肾尽成功，
兼灸妇人浊带下，丹田温暖自然停。

（3）背部

腰俞主治腰脊痛，冷痹强急动作难，
腰下至足不仁冷，妇人经病溺赤痊。
至阳专治黄疸病，兼灸痞满喘促声，
命门老虚腰痛症，更治脱肛痔肠风。
膏肓一穴灸劳伤，百损诸虚无不良，
此穴禁针惟宜灸，千金百壮效非常。
大杼主刺身发热，兼刺疟疾咳嗽痰，

神道惟灸背上病，怯怯短气艾火添。
风门主治易感风，风寒痰嗽吐血红，
兼治一切鼻中病，艾火多加嗅自通。
肺俞内伤嗽吐红，兼灸肺痿与肺痈，
小儿龟背亦堪灸，肺气舒通背自平。
膈俞主治胸胁痛，兼灸痰疟痃癖攻，
更治一切失血症，多加艾灼总收功。
肝俞主灸积聚病，兼灸气短语声轻，
更同命门一并灸，能使瞽目重复明。
胆俞主灸胁满呕，惊悸卧睡不能安，
兼灸酒疸目黄色，面发赤斑灸自痊。
脾俞主灸肠脾胃，吐泻疟痢疸瘕癥，
喘急吐血诸般证，更治婴儿慢脾风。
三焦俞治胀满疼，积块坚硬痛不宁，
更治赤白休息痢，刺灸此穴自然轻。
胃俞主治黄疸病，食毕头目即晕眩，
疟疾善饥不能食，艾火多加自可痊。
肾俞主灸下元虚，令人有子效多奇，
兼灸吐血聋腰痛，女疸妇带不能遗。
大肠俞治腰脊痛，大小便难此可通，
兼治泄泻痢疾病，先补后泻要分明。
膀胱俞治小便难，少腹胀痛不能安，
更治腰脊强直痛，艾火多添疾自痊。
譩譆主治久疟病，五脏疟灸脏俞平，
意舍主治胁满痛，兼疗呕吐立时宁。
身柱主治羊痫风，咳嗽痰喘腰背痛，
长强惟治诸般痔，百劳穴灸汗津律。

（4）手部

尺泽主刺肺诸疾，绞肠痧痛锁喉风，
伤寒热病汗不解，兼刺小儿急慢风。

列缺主治嗽寒痰，偏正头疼治自痊，
男子五淋阴中痛，尿血精出灸便安。
经渠主刺疟寒热，胸背拘急胀满坚，
喉痹咳逆气数欠，呕吐心痛亦可痊。
太渊主刺牙齿病，腕肘无力或疼痛，
兼刺咳嗽风痰疾，偏正头痛无不应。
鱼际主灸牙齿痛，在左灸左右同然，
更刺伤寒汗不出，兼治疟疾方欲寒。
少冲主治心胆虚，怔忡癫狂不可遗，
少商惟针双蛾痹，血出喉开功最奇。
少海主刺腋下瘰，漏臂痹痛羊痫风，
灵道主治心疼痛，瘛疭暴喑不出声。
通里主治温热病，无汗懊侬心悸惊，
喉痹苦呕暴喑哑，妇人经漏过多崩。
神门主治悸怔忡，呆痴中恶恍惚惊，
兼治小儿惊痫证，金针补泻疾安宁。
少府主治久痃疟，肘腋拘急痛引胸，
兼治妇人挺痛痒，男子遗尿偏坠痛。
曲泽主治心痛惊，身热烦渴肘掣疼，
兼治伤寒呕吐逆，针灸同施立刻宁。
间使主治脾寒证，九种心疼疟渴生，
兼治瘰疬生项下，左右针灸自然平。
内关主刺气块攻，兼灸心胸胁痛疼，
劳热疟疾审补泻，金针抽动立时宁。
痰火胸痛刺劳宫，小儿口疮针自轻，
兼刺鹅掌风证候，先补后泻效分明。
商阳主刺卒中风，暴仆昏沉痰塞壅，
少商中冲关并少，三棱血出立回生。
三里三间并二间，主治牙痛食物难，
兼治偏风眼目疾，针灸三穴莫教偏。

合谷主治破伤风，痹痛筋急针止疼，
兼治头上诸般病，水肿产难小儿惊。
阳溪主治诸热证，瘾疹痂疥亦当针，
头痛牙痛咽喉痛，狂妄惊中见鬼神。
曲池主治中风是，手挛筋急痛痹风，
兼治一切疟疾病，先寒后热自然平。
肩井一穴治仆伤，肘臂难抬浅刺良，
肩髃主治瘫痪疾，手挛肩肿效非常。
少泽主治衄不止，兼治妇人乳肿疼，
大陵一穴何专主，呕血疟疾有奇功。
前谷主治癫痫疾，颈项肩背痛难堪，
更能兼治产无乳，小海喉龈肿痛痊。
腕骨主治臂腕疼，五指诸疾治可平，
后溪能治诸疟疾，能令癫痫渐渐轻。
阳谷主治头面病，手膊诸疾有多般，
兼治痔漏阴痿疾，先针后灸自然痊。
支正穴治七情郁，肘臂十指尽皆挛，
兼治消渴饮不止，补泻分明自可安。
液门主治喉龈肿，手臂红肿出血灵，
又治耳聋难得睡，刺入三分补自宁。
中渚主治肢木麻，战振蜷挛力不加，
肘臂连肩红肿痛，手背痈毒治不发。
阳池主治消渴病，烦闷口干疟热寒，
兼治折伤手腕痛，持物不得举臂难。
外关主治脏腑热，肘臂胁肋五指疼，
瘰疬结核连胸颈，吐衄不止血妄行。
支沟中恶卒心痛，大便不通胁肋疼，
能泻三焦相火盛，兼治血脱晕迷生。
天井主治瘰疬疹，角孙惟主目翳生，
耳门耳聋聤耳病，丝竹空穴治头风。

（5）足部

隐白主治心脾痛，筑宾能医气疝疼，
照海穴治夜发痉，兼疗消渴便不通。
大都主治温热病，伤寒厥逆呕闷烦，
胎产百日内禁灸，《千金》主灸大便难。
太白主治痔漏疾，一切腹痛大便难，
痞疸寒疟商丘主，兼治呕吐泻痢痊。
公孙主治痰壅膈，肠风下血积块疴，
兼治妇人气蛊病，先补后泻自然瘥。
三阴交治痞满坚，痼冷疝气脚气缠，
兼治不孕及难产，遗精带下淋漓痊。
血海主治诸血疾，兼治诸疮病自轻，
阴陵泉治胁腹满，刺中下部尽皆松。
涌泉主刺足心热，兼刺奔豚疝气疼，
血淋气痛疼难忍，金针泻动自安宁。
然谷主治喉痹风，咳血足心热遗精，
疝气温疟多渴热，兼治初生儿脐风。
太溪主治消渴病，兼治房劳不称情，
妇人水蛊胸胁满，金针刺后自安宁。
阴谷舌纵口流涎，腹胀烦满小便难，
疝痛阴痿及痹病，妇人漏下亦能痊。
复溜血淋宜平灸，气滞腰疼贵在针，
伤寒无汗急泻此，六脉沉伏即可伸。
大敦治疝阴囊肿，兼治脑衄破伤风，
小儿急慢惊风病，炷如小麦灸之灵。
行间穴治儿惊风，更刺妇人血蛊癥，
浑身肿胀单腹胀，先补后泻自然平。
太冲主治肿胀满，行动艰辛步履难，
兼治霍乱吐泻证，手足转筋灸可痊。
中封主治遗精病，阴缩五淋溲便难，

臌胀瘿气随年灸，三里合灸步履艰。
曲泉㿗疝阴股痛，足膝胫冷久失精，
兼治女子阴挺痒，少腹冷痛血瘕癥。
伏兔主刺腿膝冷，兼刺脚气痛痹风，
若逢穴处生疮疖，说与医人莫用功。
阴市主治痿不仁，腰膝寒如注水浸，
兼刺两足拘挛痹，寒疝少腹痛难禁。
足三里治风湿中，诸虚耳聋上牙疼，
噎膈臌胀水肿喘，寒湿脚气及痹风。
解溪主治风水气，面腹足肿喘嗽频，
气逆发噎头风眩，悲泣癫狂悸与惊。
陷谷主治水气肿，善噫痛疝腹肠鸣，
无汗振寒痰疟病，胃脉得弦泻此平。
内庭主治痞满坚，左右缪灸腹响宽，
兼刺妇人食蛊胀，行经头晕腹疼安。
厉兑主治尸厥证，惊狂面肿喉痹风，
兼治足寒膝膑肿，相偕隐白梦魇灵。
飞扬主治步艰难，金门能疗病癫痫，
足腿红肿昆仑主，兼治齿痛亦能安。
昼发痫证治若何，金针申脉起沉疴，
上牙疼兮下足肿，亦针此穴自平和。
环跳主治中风湿，股膝筋挛腰痛疼，
委中刺血医前证，开通经络最相应。
阳陵泉治痹偏风，兼治霍乱转筋疼，
承山主针诸痔漏，亦治寒冷转筋灵。
阳辅主治膝酸痛，腰间溶溶似水浸，
肤肿筋挛诸痿痹，偏风不遂灸功深。
风市主治腿中风，两膝无力脚气冲，
兼治浑身麻瘙痒，艾火烧针皆就功。
悬钟主治胃热病，腹胀肋痛脚气疼，

兼治脚胫湿痹痒，足指疼痛针可停。
丘墟主治胸胁痛，牵引腰腿髀枢中，
小腹外肾脚腕痛，转筋足胫不能行。
颈肩腋下马刀疮，连及胸胁乳痈疡，
妇人月经不利病，下临泣穴主治良。
侠溪主治胸胁满，伤寒热病汗难出，
兼治目赤耳聋痛，颔肿口噤疾堪除。
窍阴主治胁间痛，咳不得息热躁烦，
痈疽头痛耳聋病，喉痹舌强不能言。

2. 行针总要歌

黄帝金针法最奇，短长肥瘦在临时，
但将他手横纹处，分寸寻求审用之。
身体心胸或是短，身体心胸或是长，
求穴看纹还有理，医工此理要推详。
定穴行针须细认，瘦肥短小岂同群，
肥人针入三分半，瘦体须当用二分，
不肥不瘦不相同，如此之人但着中，
只在二三分内取，用之无失且收功。
大饥大饱宜避忌，大风大雨亦须容，
饥伤荣气饱伤腑，更看人神俱避之。
妙针之法世间稀，多少医工不得知，
寸寸人身皆是穴，但开筋骨莫狐疑，
有筋有骨傍针去，无骨无筋须透之。
见病行针须仔细，必明升降阖开时，
邪入五脏须早遏，祟侵六脉浪翻飞，
乌乌稷稷空中堕，静意冥冥起发机，
先补真阳元气足，次泻余邪九度嘘，
同身逐穴歌中取，捷法昭然经不迷。
百会三阳顶之中，五会天满名相同，
前顶之上寸五取，百病能祛理中风，

灸后火燥冲双目，四畔刺血令宣通，
井泉水洗原针穴，针刺无如灸有功。
前顶寸五三阳前，甄权曾云一寸言，
棱针出血头风愈，盐油揩根病自痊。
囟会顶前寸五深，八岁儿童不可针，
囟门未合那堪灸，二者须当记在心。
上星会前一寸斟，神庭星前发际寻，
诸风灸庭为最妙，庭星宜灸不宜针。
印堂穴并两眉攒，素髎面正鼻柱端，
动脉之中定禁灸，若燃此穴鼻鼾酸。
水沟鼻下名人中，兑端张口上唇宫，
龈交二龈中间取，承浆下唇宛内踪，
炷艾分半悬浆灸，大则阳明脉不隆。
廉泉宛上定结喉，一名舌本立重楼，
同身捷法须当记，他日声名播九州。

3. 针法歌

先说平针法，含针口内温，
按揉令气散，掐穴故教深，
持针按穴上，令他嗽一声，
随嗽归天部，停针再至人，
再停归地部，待气候针沉，
气若不来至，指甲切其经，
次提针向病，针退天地人。
补必随经刺，令他吹气频，
随吹随左转，逐归天地人，
待气停针久，三弹更熨温，
出针口吸气，急急闭其门。
泻欲迎经取，吸则内其针，
吸时须右转，依次进天人，
转针仍复吸，依法要停针，

出针吸口气，摇动大其门。

4. 行针指要歌

或针风，先向风府百会中。
或针水，水分夹脐上边取。
或针结，针着大肠泻水穴。
或针劳，须向膏肓及百劳。
或针虚，气海丹田委中奇。
或针气，膻中一穴分明记。
或针嗽，肺俞风门须用灸。
或针痰，先针中脘三里间。
或针吐，中脘气海膻中补。
翻胃吐食一般针，针中有妙少人知。

5. 补泻雪心歌

行针补泻分寒热，泻寒补热须分别，
拈指向外泻之方，拈指向内补之诀。
泻左须当大指前，泻右大指当后拽，
补左次指向前搓，补右大指往上拽。
如何补泻有两般，盖是经从两边发。
补泻又要识迎随，随则为补迎为泻。
古人补泻左右分，今人乃为男女别。
男女经脉一般生，昼夜循环无暂歇，
两手阳经上走头，阴经胸走手指辍，
两足阳经头走足，阴经上走腹中结。
随则针头随经行，迎则针头迎经夺。
更为补泻定吸呼，吸泻呼补真奇绝。
补则呼出却入针。要知针用三飞法，
气至出针吸气入，疾而一退急扪穴。
泻则吸气方入针，要知阻气通身达，
气至出针呼气出，徐而三退穴开禁。
此诀出自梓桑君，我今授汝心已雪，

正是补泻玄中玄，莫向人前轻易说。

6. 金针赋

观夫针道，捷法最奇，须要明于补泻，方可起于倾危。先分病之上下，次定穴之高低。头有病而足取之，左有病而右取之。男子之气，早在上而晚在下，取乏之必明其理；女子之气，早在下而晚在上，用之必识其时。午前为早属阳，午后为晚属阴，男女上下，凭腰分之。手足三阳，手走头而头走足；手足三阴，足走腹而胸走手，阴升阳降，出入之机。逆之者为泻为迎，顺之者为补为随。春夏刺浅者以瘦，秋冬刺深者以肥。更观元气厚薄，浅深之刺犹宜。

原夫补泻之法，妙在呼吸手指。男子者，大指进前左转，呼之为补，退后右转，吸之为泻，提针为热，插针为寒；女子者，大指退后右转，吸之为补，进前左转，呼之为泻，插针为热，提针为寒。左与右各异，胸与背不同，午前者如此，午后者反之。是故爪而切之，下针之法；摇而退之，出针之法；动而进之，催气之法；循而摄之，行气之法。搓而去病，弹则补虚，肚腹盘旋，扪为穴闭。重沉豆许曰按，轻浮豆许曰提。一十四法，针要所备。补者一退三飞，真气自归；泻者一飞三退，邪气自避。补则补其不足，泻则泻其有余。有余者为肿为痛曰实，不足者为痒为麻曰虚。气速效速，气迟效迟。死生贵贱，针下皆知，贱者硬而贵者脆，生者涩而死者虚，候之不至，必死无疑。

且夫下针之先，须爪按重而切之，次令咳嗽一声，随咳下针。凡补者呼气，初针刺至皮内，乃曰天才；少停进针，刺入肉内，是曰人才；又停进针，刺至筋骨之间，名曰地才，此为极处，就当补之，再停良久，却须退针至人之分，待气沉紧，倒针朝病，进退往来，飞经走气，尽在其中矣。凡泻者吸气，初针至天，少停进针，直至于地，得气泻之，再停良久，即须退针，复至于人，待气沉紧，倒针朝病，法同前矣。其或晕针者，神气虚也，以针补之，口鼻气回，热汤与之，略停少顷，依前再施。

及夫调气之法，下针至地之后，复人之分。欲气上行，将针右捻；欲气下行，将针左捻；欲补先呼后吸，欲泻先吸后呼。气不至者，以手循摄，以爪切掐，以针摇动，进捻搓弹，直待气至。以龙虎升腾之法，按之在前，使气在后，按之在后，使气在前。运气走至疼痛之所，以纳气之法，扶针直插，复向下纳，使气不回。若关节阻涩，气不过者，以龙虎龟凤通经接气，大段之法，驱而运之，仍以循摄爪切，无不应矣，此通仙之妙。

况夫出针之法，病势既退，针气微松，病未退者，针气如根，推之不动，转之不移，此为邪气吸拔其针，乃真气未至，不可出之，出之者其病即复，再须补泻，停以待之，直候微松，方可出针豆许，摇而停之。补者吸之去疾，其穴急扪；泻者呼之去除，其穴不闭。欲令腠密，然后调气，故曰：下针贵迟，太急伤血；出针贵缓，太急伤气。已上总要，于斯尽矣。

考夫治病，其法有八：一曰烧山火，治顽麻冷痹，先浅后深，用九阳而三进三退，慢提紧按，热至，紧闭插针，除寒之有准。二曰透天凉，治肌热骨蒸，先深后浅，用六阴而三出三入，紧提慢按，徐徐举针，退热之可凭，皆细细搓之，去病准绳。三曰阳中隐阴，先寒后热，浅而深，以九六之法，则先补后泻也。四曰阴中隐阳，先热后寒，深而浅，以六九之方，则先泻后补也。补者直须热至，泻者务待寒侵，犹如搓线，慢慢转针，盖法在浅则用浅，法在深则用深，二者不可兼而紊之也。五曰子午捣臼，水蛊膈气，落穴之后，调气均匀，针行上下，九入六出，左右转之，十遭自平。六曰进气之诀，腰背肘膝痛，浑身走注疼，刺九分，行九补，卧针五七吸，待气上行。亦可龙虎交战，左捻九而右捻六，是亦住痛之针。七曰留气之诀，痃癖癥瘕，刺七分，用纯阳，然后乃直插针，气来深刺，提针再停。八曰抽添之诀，瘫痪疮癞，取其要穴，使九阳得气，提按搜寻，大要运气周遍，扶针直插，复向下纳，回阳倒阴，指下玄微，胸中活法，一有未应，反复再施。

若夫过关过节，催运气，以飞经走气，其法有四：一曰青龙摆尾，如扶船舵，不进不退，一左一右，慢慢拨动。二曰白虎摇头，似手摇铃，退方进圆，兼之左右，摇而振之。三曰苍龟探穴，如入土之象，一退三进，钻剔四方。四曰赤凤迎源，展翅之仪，入针至地，提针至天，候针自摇，复进其原，上下左右，四围飞旋，病在上吸而退之，病在下呼而进之。

至夫久患偏枯，通经接气之法，已有定息寸数。手足三阳，上九而下十四，过经四寸；手足三阴，上七而下十二，过经五寸。在乎摇动出纳，呼吸同法，驱运气血，顷刻周流，上下通接，可使寒者暖而热者凉，痛者止而胀者消。若开渠之决水，立时见功，何倾危之不起哉？虽曰病有三因，皆从气血，针分八法，不离阴阳。盖经脉昼夜之循环，呼吸往来之不息，和则身体康健，否则疾病而生。譬如天下，国家地方，山海田园，江河溪谷，值岁时风雨均调，则水道疏利，民安物阜。其或一方一所，风雨不均，遭以旱涝，使水道涌竭不同，灾伤遂至。人之气血，受病三因，亦犹方所之于旱涝也。盖针砭所以通经脉，均气血，蠲邪扶正，故曰捷法最奇者哉。

嗟夫！轩岐古远，卢扁久亡。此道幽深，非一言而可尽；斯文细密，在久习而能通。岂世上之常辞，庸流之泛术。得之者，若科之及第而悦于心；用之者，如射之发中而进于目。述自先圣，传之后学，用针之士，有志于斯，果能洞察造微，而尽其精妙，则世之伏枕之疴，有缘者遇针到病除，其病皆随手而愈矣。

三、针灸治疗歌赋

1. 十二经子母穴补泻歌

肺泻尺泽补太渊，大肠二间曲池间；
胃泻厉兑解溪补，脾在商丘大都边；
心先神门后少冲，小肠小海后溪连；
膀胱束骨补至阴，肾泻涌泉复溜焉；
包络大陵中冲补，三焦天井中渚痊；
胆泻阳辅补侠溪，肝泻行间补曲泉。

2. 四总穴歌

肚腹三里留，腰背委中求，
头项寻列缺，面口合谷收。

3. 回阳九针歌

哑门劳宫三阴交，涌泉太溪中脘接，

环跳三里合谷并，此是回阳九针穴。

4. 十二经治症主客原络歌

（1）肺之主大肠客

太阴多气而少血，心胸气胀掌发热，
喘咳缺盆痛莫禁，咽肿喉干身汗越，
肩内前廉两乳痛，痰结膈中气如缺，
所生病者何穴求，太渊偏历与君说。

（2）大肠主肺之客

阳明大肠夹鼻孔，面痛齿疼腮颊肿，
生疾目黄口亦干，鼻流清涕及血涌，
喉痹肩前痛莫当，大指次指为一统，
合谷列缺取之奇，二穴针之居病总。

（3）脾主胃客

脾经为病舌本强，呕吐胃翻疼腹脏，
阴气上冲噫难瘳，体重不摇心事妄，
疟生振栗兼体羸，秘结疸黄手执杖，
股膝内肿厥而疼，太白丰隆取为尚。

（4）胃主脾客

腹膜心闷意悽怆，恶人恶火恶灯光，
耳闻响动心中惕，鼻衄唇㖞疟又伤，
弃衣骤步身中热，痰多足痛与疮疡，
气蛊胸腿疼难止，冲阳公孙一刺康。

（5）真心主小肠客

少阴心痛并干嗌，渴欲饮兮为臂厥，
生病目黄口亦干，胁臂疼兮掌发热，
若人欲治勿差求，专在医人心审察，
惊悸呕血及怔忡，神门支正何堪缺。

（6）小肠主真心客

小肠之病岂为良，颊肿肩疼两臂旁，
项颈强疼难转侧，嗌颔肿痛甚非常，

肩似拔兮臑似折，生病耳聋及目黄，
臑肘臂外后廉痛，腕骨通里取为详。

（7）肾之主膀胱客

脸黑嗜卧不欲粮，目不明兮发热狂，
腰痛足疼步难履，若人捕获难躲藏，
心胆战兢气不足，更兼胸结与身黄，
若欲除之无更法，太溪飞扬取最良。

（8）膀胱主肾之客

膀胱颈痛目中疼，项腰足腿痛难行，
痢疟狂癫心胆热，背弓反手额眉棱，
鼻衄目黄筋骨缩，脱肛痔漏腹心臌，
若要除之无别法，京骨大钟任显能。

（9）三焦主包络客

三焦为病耳中聋，喉痹咽干目肿红，
耳后肘疼并出汗，脊间心后痛相从，
肩背风生连膊肘，大便坚闭及遗癃，
前病治之何穴愈，阳池内关法理同。

（10）包络主三焦客

包络为病手挛急，臂不能伸痛如屈，
胸膺胁满腋肿平，心中澹澹面色赤，
目黄善笑不肯休，心烦心痛掌热极，
良医达士细推详，大陵外关病消释。

（11）肝主胆客

气少血多肝之经，丈夫㿗疝苦腰疼，
妇人腹膨小腹肿，甚则嗌干面脱尘，
所生病者胸满呕，腹中泄泻痛无停，
癃闭遗尿疝瘕痛，太光二穴即安宁。

（12）胆主肝客

胆经之穴何病主？胸胁肋痛足不举，
面体不泽头面疼，缺盆腋肿汗如雨，

颈项瘿瘤坚似铁，疟生寒热连骨髓，
以上病症欲除之，须向丘墟蠡沟取。

5. 马丹阳天星十二穴治杂病歌

三里内庭穴，曲池合谷接，
委中配承山，太冲昆仑穴，
环跳并阳陵，通里并列缺，
合担用法担，合截用法截。
三百六十穴，不出十二诀，
治病如神灵，浑如汤泼雪，
北斗降真机，金锁教开彻，
至人可传授，匪人莫浪说。
三里膝眼下，三寸两筋间，
能通心腹胀，善治胃中寒，
肠鸣并腹泻，腿肿膝胻酸，
伤寒羸瘦损，气蛊及诸般，
年过三旬后，针灸眼便宽，
取穴当审的，八分三壮安。
内庭次趾外，本属足阳明，
能治四肢厥，喜静恶闻声，
瘾疹咽喉痛，数欠及牙痛，
疟疾不能食，针着便惺惺。
曲池拱手取，屈肘骨边求，
善治肘中痛，偏风手不收，
挽弓开不得，筋缓莫梳头，
喉闭促欲死，发热更无休，
遍身风癣癞，针着即时瘳。
合谷在虎口，两指歧骨间，
头痛并面肿，疟疾热还寒，
齿龋鼻衄血，口噤不开言，
针入五分深，令人即便安。

委中曲腘里，横纹脉中央，
腰痛不能举，沉沉引脊梁，
酸痛筋莫展，风痹复无常，
膝头难伸屈，针入即安康。
承山名鱼腹，腨肠分肉间，
善治腰疼痛，痔疾大便难，
脚气并膝肿，辗转战疼酸，
霍乱及转筋，穴中刺便安。
太冲足大趾，节后二寸中，
动脉知生死，能医惊痫风，
咽喉并心胀，两足不能行，
七疝偏坠肿，眼目似云蒙，
亦能疗腰痛，针下有神功。
昆仑足外踝，跟骨上边寻，
转筋腰尻痛，暴喘满冲心，
举步行不得，一动即呻吟，
若欲求安乐，须于此穴针。
环跳在髀枢，侧卧屈足取，
折腰莫能顾，冷风并湿痹，
腰胯连腨痛，转侧重欷歔，
若人针灸后，顷刻病消除。
阳陵居膝下，外臁一寸中，
膝肿并麻木，冷痹及偏风，
举足不能起，坐卧似衰翁，
针入六分止，神功妙不同。
通里腕侧后，去腕一寸中，
欲言声不出，懊侬及怔忡，
实则四肢重，头腮面颊红，
虚则不能食，暴喑面无容，
毫针微微刺，方信有神功。

列缺腕侧上，次指手交叉，
善疗偏头患，遍身风痹麻，
痰涎频壅上，口噤不开牙，
若能明补泻，应手即如拿。

6. 孙真人针十三鬼穴歌

百邪癫狂所为病，针有十三穴须认。
凡针之体先鬼宫，次针鬼信无不应。
一一从头逐一求，男从左起女从右。
一针人中鬼宫停，左边下针右出针。
第二手大指甲下，名鬼信刺三分深。
三针足大趾甲下，名曰鬼垒入二分。
四针掌后大陵穴，入针五分为鬼心。
五针申脉为鬼路，火针三下七锃锃。
第六却寻大推上，入发一寸为鬼枕。
七刺耳垂下五分，名曰鬼床针要温。
八针承浆名鬼市，从左出右君须记。
九针间使为鬼窟，十针上星名鬼堂。
十一阴下缝三壮，女玉门头为鬼藏。
十二曲池名鬼臣，火针仍要七锃锃。
十三舌头当舌中，此穴须名是鬼封。
手足两边相对刺，若逢孤穴只单通。
此是先师真妙诀，猖狂恶鬼走无踪。

明代杨继洲注：
一针鬼宫，即人中，入三分。
二针鬼信，即少商，入三分。
三针鬼垒，即隐白，入二分。
四针鬼心，即大陵，入五分。
五针鬼路，即申脉火针，入三分。
六针鬼枕，即风府，入二分。
七针鬼床，即颊车，入五分。

八针鬼市，即承浆，入三分。

九针鬼窟，即劳宫，入二分。

十针鬼堂，即上星，入二分。

十一针鬼藏，男即会阴，女即玉门头，入三分。

十二针鬼臣，即曲池火针，入五分。

十三针鬼封，在舌下中缝，刺出血，仍横安针一枚，就两口吻，令舌不动，此法甚效。更加间使、后溪二穴尤妙。

男子先针左起，女子先针右起。单日为阳，双日为阴。阳日阳时针右转，阴日阴时针左转。

7. 秋夫疗鬼十三穴歌

人中神庭风府始，舌缝承浆颊车次，
少商大陵间使连，乳中阳陵泉有据，
隐白行间不可差，十三穴是秋夫置。

8. 胜玉歌

胜玉歌兮不虚言，此是杨家真秘传。
或针或灸依法语，补泻迎随随手捻。
头痛眩晕百会好，心疼脾痛上脘先。
后溪鸠尾及神门，治疗五痫立便痊。
髀疼要针肩井穴，耳闭听会莫迟延。
胃冷下脘却为良，眼痛须觅清冷渊。
霍乱心疼吐痰涎，巨阙着艾便安然。
脾疼背痛中渚泻，头风眼痛上星专。
头项强急承浆保，牙腮疼紧大迎全。
行间可治膝肿病，尺泽能医筋拘挛。
若人行步苦艰难，中封太冲针便痊。
脚背痛时商丘刺，瘰疬少海天井边。
筋疼闭结支沟穴，颔肿喉闭少商前。
脾心痛急寻公孙，委中驱疗脚风缠。
泻却人中及颊车，治疗中风口吐沫。
五疟寒多热更多，间使大杼真妙穴。

经年或变劳怯者，痞满脐旁章门决。
噎气吞酸食不投，膻中七壮除膈热。
目内红痛苦皱眉，丝竹攒竹亦堪医。
若是痰涎并咳嗽，治却须当治肺俞，
更有天突与筋缩，小儿吼闭自然疏。
两手酸痛难执物，曲池合谷并肩髃。
臂疼背痛针三里，头风头痛灸风池。
肠鸣大便时泄泻，脐旁两寸灸天枢，
诸般气症从何治，气海针之灸亦宜。
小肠气痛归来治，腰痛中空穴最奇。
腿股转酸难移步，妙穴说与后人知，
环跳风市与阴市，泻却金针病自除。
热疮臁内年年发，血海寻来可治之，
两膝无端肿如斗，膝眼三里艾当施。
两股转筋承山刺，脚气复溜不须疑。
踝跟骨痛灸昆仑，更有绝骨共丘墟。
灸罢大敦除疝气，阴交针入下胎衣。
遗精白浊心俞治，心热口臭大陵驱。
腹胀水分多得力，黄疸至阳便能离。
肝血盛兮肝俞泻，痔疾肠风长强欺。
肾败腰痛小便频，督脉两旁肾俞除。
六十六穴施应验，故成歌诀显针奇。

9. 席弘赋

凡欲行针须审穴，要明补泻迎随诀，
胸背左右不相同，呼吸阴阳男女别。
气刺两乳求太渊，未应之时泻列缺；
列缺头痛及偏正，重泻太渊无不应。
耳聋气痞听会针，迎香穴泻功如神。
谁知天突治喉风，虚喘须寻三里中。
手连肩脊痛难忍，合谷针时要太冲。

曲池两手不如意，合谷下针宜仔细。
心痛手颤少海间，若要除根觅阴市。
但患伤寒两耳聋，金门听会疾如风。
五般肘痛寻尺泽，太渊针后却收功。
手足上下针三里，食癖气块凭此取。
鸠尾能治五般痫，若下涌泉人不死。
胃中有疾刺璇玑，三里功多人不知。
阴陵泉治心胸满，针到承山饮食思。
大杼若连长强寻，小肠气痛即行针。
委中专治腰间痛，脚膝肿时寻至阴。
气滞腰痛不能立，横骨大都宜救急。
气海专能治五淋，更针三里随呼吸。
期门穴主伤寒患，六日过经犹未汗，
但向乳根二肋间，又治妇人生产难。
耳内蝉鸣腰欲折，膝下明存三里穴，
若能补泻五会间，且莫向人容易说。
睛明治眼未效时，合谷光明安可缺。
人中治癫功最高，十三鬼穴不须饶。
水肿水分兼气海，皮内随针气自消。
冷嗽先宜补合谷，却须针泻三阴交。
牙齿肿痛并喉痹，二间阳溪疾怎逃。
更有三间肾俞妙，善除肩背消风劳。
若针肩井须三里，不刺之时气未调。
最是阳陵泉一穴，膝间疼痛用针烧。
委中腰痛脚挛急，取得其经血自调。
脚痛膝肿针三里，悬钟二陵三阴交。
更向太冲须引气，指头麻木自轻飘。
转筋目眩针鱼腹，承山昆仑立便消。
肚疼须是公孙妙，内关相应必然瘳。
冷风冷痹疾难愈，环跳腰俞针与烧。

风池风府寻得到，伤寒百病一时消。
阳明二日寻风府，呕吐还须上脘疗。
妇人心痛心俞穴，男子痃癖三里高。
小便不禁关元好，大便闭涩大敦烧。
髋骨腿疼三里泻，复溜气滞便离腰。
从来风府最难针，却用工夫度浅深，
倘若膀胱气未散，更宜三里穴中寻。
若是七疝小腹痛，照海阴交曲泉针。
又不应时求气海，关元同泻效如神。
小肠气撮痛连脐，速泻阴交莫在迟，
良久涌泉针取气，此中玄妙少人知。
小儿脱肛患多时，先灸百会次鸠尾。
久患伤寒肩背痛，但针中渚得其宜。
肩上痛连脐不休，手中三里便须求，
下针麻重即须泻，得气之时不用留。
腰连膝肿急必大，便于三里攻其隘，
下针一泻三补之，气上攻噎只管在，
噎不在时气海灸，定泻一时立便瘥。
补自卯南转针高，泻从卯北莫辞劳，
逼针泻气便须吸，若补随呼气自调，
左右拈针寻子午，抽针行气自迢迢，
用针补泻分明说，更用搜穷本与标。
咽喉最急先百会，太冲照海及阴交。
学者潜心宜熟读，席弘治病最名高。

10. 灵光赋

黄帝岐伯针灸诀，依他经里分明说。
三阴三阳十二经，更有两经分八脉。
灵光典注极幽深，偏正头疼泻列缺。
睛明治眼胬肉攀，耳聋气闭听会间。
两鼻鼽衄针禾髎，鼻窒不闻迎香间。

治气上壅足三里，天突宛中治喘痰。
心痛手颤针少海，少泽应除心下寒。
两足拘挛觅阴市，五般腰痛委中安。
髀枢不动泻丘墟，复溜治肿如神医。
犊鼻治疗风邪疼，住喘脚痛昆仑愈。
后跟痛在仆参求，承山筋转并久痔。
足掌下去寻涌泉，此法千金莫妄传。
此穴多治妇人疾，男蛊女孕两病痊。
百会鸠尾治痢疾，大小肠俞大小便。
气海血海疗五淋，中脘下脘治腹坚。
伤寒过经期门愈，气刺两乳求太渊，
大敦二穴主偏坠，水沟间使治邪癫。
吐血定喘补尺泽，地仓能止两流涎。
劳宫医得身劳倦，水肿水分灸即安。
五指不伸中渚取，颊车可针牙齿愈。
阴跷阳跷两踝边，脚气四穴先寻取。
阴阳陵泉亦主之，阴跷阳跷与三里；
诸穴一般治脚气，在腰玄机宜正取。
膏肓岂止治百病，灸得玄功病须愈。
针灸一穴数病除，学者尤宜加仔细。
悟得明师流注法，头目有病针四肢。
针有补泻明呼吸，穴应五行顺四时。
悟得人身中造化，此歌依旧是筌蹄。

11. 肘后歌

头面之疾针至阴，腿脚有疾风府寻。
心胸有病少府泻，脐腹有病曲泉针。
肩背诸疾中渚下，腰膝强痛交信凭。
胁肋腿痛后溪妙，股膝肿起泻太冲。
阴核发来如升大，百会妙穴真可骇。
顶心头痛眼不开，涌泉下针定安泰。

鹤膝肿劳难移步，尺泽能舒筋骨疼，
更有一穴曲池妙，根寻源流可调停；
其患若要便安愈，加以风府可用针。
更有手臂拘挛急，尺泽刺深去不仁。
腰背若患挛急风，曲池一寸五分攻。
五痔原因热血作，承山须下病无踪。
哮喘发来寝不得，丰隆刺入三分深。
狂言盗汗如见鬼，惺惺间使便下针。
骨寒髓冷火来烧，灵道妙穴分明记。
疟疾寒热真可畏，须知虚实可用意；
间使宜透支沟中，大椎七壮合圣治；
连日频频发不休，金门刺深七分是。
疟疾三日得一发，先寒后热无他语，
寒多热少取复溜，热多寒少用间使。
或患伤寒热未收，牙关风壅药难投，
项强反张目直视，金针用意列缺求。
伤寒四肢厥逆冷，脉气无时仔细寻，
神奇妙穴真有之，复溜半寸顺骨行。
四肢回还脉气浮，须晓阴阳倒换求，
寒则须补绝骨是，热则绝骨泻无忧；
脉若浮洪当泻解，沉细之时补便瘳。
百合伤寒最难医，妙法神针用意推，
口噤眼合药不下，合谷一针效甚奇。
狐惑伤寒满口疮，须下黄连犀角汤，
虫在脏腑食肌肉，须要神针刺地仓。
伤寒腹痛虫寻食，吐蛔乌梅可难攻，
十日九日必定死，中脘回还胃气通。
伤寒痞气结胸中，两目昏黄汗不通，
涌泉妙穴三分许，速使周身汗自通。
伤寒痞结胁积痛，宜用期门见深功，

当汗不汗合谷泻，自汗发黄复溜凭。
飞虎一穴通痞气，祛风引气使安宁。
刚柔二痉最乖张，口噤眼合面红妆，
热血流入心肺腑，须要金针刺少商。
中满如何去得根，阴包如刺效如神，
不论老幼依法用，须教患者便抬身。
打扑伤损破伤风，先于痛处下针攻，
后向承山立作效，甄权留下意无穷。
腰腿疼痛十年春，应针不了便惺惺，
大都引气探根本，服药寻方枉费金。
脚膝经年痛不休，内外踝边用意求，
穴号昆仑并吕细，应时消散及时瘳。
风痹痿厥如何治？大杼曲泉真是妙，
两足两胁满难伸，飞虎神针七分到，
腰软如何去得根，神妙委中立见效。

12. 标幽赋

拯救之法，妙用者针。察岁时于天道，定形气于予心。春夏瘦而刺浅，秋冬肥而刺深。不穷经络阴阳，多逢刺禁；既论脏腑虚实，须向经寻。

原夫起自中焦，水初下漏。太阴为始，至厥阴而方终；穴出云门，抵期门而最后。正经十二，别络走三百余支；正侧仰伏，气血有六百余候。手足三阳，手走头而头走足；手足三阴，足走腹而胸走手。要识迎随，须明逆顺。

况夫阴阳气血，多少为最。厥阴、太阳少气多血。太阴、少阴少血多气。而又气多血少者，少阳之分；气盛血多者，阳明之位。先详多少之宜，次察应至之气，轻滑慢而未来，沉涩紧而已至。既至也，量寒热而留疾；未至也，据虚实而候气。气之至也，如鱼吞钩饵之浮沉；气未至也，如闲处幽堂之深邃。气速至而速效，气迟至而不治。观夫九针之法，毫针最微，七星上应，众穴主持。本形金也，有蠲邪扶正之道；短长水也，有决凝开滞之机。定刺象木，或斜或正；口藏比火，进阳补羸。循机扪塞以象土，实应五行而可知。然是三寸六分，包含妙理；虽细桢于毫发，同贯多歧。可平五脏之寒热，能调六腑之虚实。拘挛闭塞，遣八邪而去矣；寒热痹痛，开四关而已之。凡刺者，使本神朝而后入；既刺也，使本神定而气随。神不朝而勿刺，神已定而可施。定脚处，取气血为主意；下手处，认水木是根基。天地人三才也，涌泉同璇玑、百会；上中下三部也，大包与天枢、地机。阳跷、阳维并督带，主肩背腰腿在表之病；阴跷、阴维、任、冲脉，去心腹胁肋在里之凝。二陵、二跷、二交，似续而交五大；两间、两商、两井，相依而别两支。足见取穴之法，必有分寸，先审自意，次观肉分。伸屈而得之，或平直而安定。在阳部筋骨之侧，陷下为真。在阴分郄腘之间，动脉相应。取五穴用一穴而必端，取三经用一经而可正。头部与肩部详分，督脉与任脉易定。明标与本，论刺深刺浅之经。住痛移疼，取相交相贯之经，岂不闻脏腑病，而求门海俞募之微，经络滞而求原别交会之道，更穷四根三结，依标本而刺无不痊，但用八法五门，分主客而针无不效。八脉始终连八会，本是纪纲；十二经络十二原，是为枢要。一日取六十六穴之法，方见幽微；一时取一十二经之原，始知要妙。原夫补泻之法，非呼吸而在手指；速效之功，要交正而识本经。交经缪刺，左有病而右畔取；泻络远针，头有疾而脚上针。巨刺与缪刺各异，微针与妙刺相通。观部分而知经络之虚实，视浮沉而辨脏腑之寒温。且夫先令针耀而虑针损；次藏口内而欲针温。目无外视，手如握虎；心无内慕，如待贵人。左手重而多按，欲令气散；右手轻而徐入，不痛之因。空心恐怯，直立侧而多晕；背目深掐，坐卧平而没昏。推于十干十变，知孔穴之开阖；论其五行五脏，察日时之旺衰。伏如横弩，应若发机。阴交阳别而定血晕，阴跷阳维而下胎衣。痹厥偏枯，迎随俾经络接续；漏崩带下，温补使气血依归。静以久留，停针待之。必准者，取照海治喉中之闭塞；端的处，用大钟治心内之呆痴。大抵疼痛实泻，麻痒虚补。体重节痛而俞居，心下痞满而井主。心胀咽痛，针太冲而必除。脾冷胃痛，泻公孙而立愈。胸满腹胀刺内关，胁疼肋痛针飞虎。筋挛骨痛而补魂门，体热劳嗽而泻魄户。头风头痛，刺申脉与金门；眼痒眼疼，泻光明与地五。泻阴郄止盗汗，治小儿骨蒸；刺偏历利小便，医大人水蛊。中风环跳而宜刺，虚损天枢而可取。由是午前卯后，太阴生而疾温；离左酉南，月朔死而速冷。循扪弹努，留吸母而坚长；爪下伸提，疾呼子而嘘短。动退空歇，迎夺右而泻凉；推内进搓，随济左而补暖。慎之！大凡危疾，色脉不顺而莫针；寒热风阴，饥饱醉劳而切忌。望不补而晦不泻，弦不夺而朔不济。精其心而穷其法，无灸艾而坏其皮；正其理而求其原，免投针而失其位。避灸处而加四肢，四十有九；禁刺处而除六俞，二十有二。抑又闻高皇抱疾未瘥，李氏刺巨阙而后苏；太子暴死为厥，越人针维会而复醒。肩井、曲池，甄权刺臂痛而复射；悬钟、环跳，华佗刺躄足而立行。秋夫针腰俞而鬼免沉疴；王纂针交俞而妖精立出。取肝俞与命门，使瞽士视秋毫之末；刺少阳与交别，俾聋夫听夏蚋之声。嗟夫！去圣逾远，此道渐坠，或不得意而散其学，或愆其能而犯禁忌，愚庸智浅，难契于玄言，至道渊深，得之者有几？偶述斯言，不敢示诸明达者焉，庶几乎童蒙之心启。

13. 百症赋

百症俞穴，再三用心。囟会连于玉枕，头风疗以金针。悬颅、颔厌之中，偏头痛止；强间、丰隆之际，头痛难禁。

原夫面肿虚浮，须仗水沟、前顶；耳聋气闭，全凭听会、翳风。面上虫行有验，迎香可取；耳中蝉噪有声，听会堪攻。目眩兮，支正、飞扬；目黄兮，阳纲、胆俞。攀睛攻少泽、肝俞之所，泪出刺临泣、头维之处。目中漠漠，即寻攒竹、三间；目觉䀮䀮，急取养老、天柱。观其雀目肝气，睛明、行间而细推；审他项强伤寒，温溜、期门而主之。廉泉、中冲，舌下肿疼堪取；天府、合谷，鼻中衄血宜追。耳门、丝竹空，住牙疼于顷刻；颊车、地仓穴，正口㖞于片时。喉痛兮，液门、鱼际去疗；转筋兮，金门、丘墟来医。阳谷、侠溪，颔肿口噤并治；少商、曲泽，血虚口渴同施。通天去鼻内无闻之苦；复溜祛舌干口燥之悲。哑门、关冲，舌缓不语而要紧；天鼎、间使，失音嗫嚅而休迟。太冲泻唇㖞以速愈，承浆泻牙疼而即移。项强多恶风，束骨相连于天柱；热病汗不出，大都更接于经渠。

且如两臂顽麻，少海就傍于三里；半身不遂，阳陵远达于曲池。

建里、内关，扫尽胸中之苦闷；听宫、脾俞，祛残心下之悲凄。

久知胁肋痛，气户、华盖有灵；腹内肠鸣，下脘、陷谷能平。胸胁支满何疗，章门、不容细寻；膈疼饮蓄难禁，膻中、巨阙便针。胸满更加噎塞，中府、意舍所行；胸膈停留瘀血，肾俞、巨髎宜征。胸满项强，神藏、璇玑已试；背连腰痛，白环、委中曾经。脊强兮，水道、筋缩；目眩兮，颧髎、大迎。痉病非颅息而不愈；脐风须然谷而易醒。委阳、天池，腋肿针而速散；后溪、环跳，腿疼刺而即轻。梦魇不宁，厉兑相谐于隐白；发狂奔走，上脘同起于神门。惊悸怔忡，取阳交、解溪勿误；反张悲哭，仗天冲、大横须精。癫疾必身柱、本神之令；发热仗少冲、曲池之津。岁热时行，陶道复求肺俞理；风痫常发，神道须还心俞宁。湿寒湿热下髎定；厥寒厥热涌泉清。寒栗恶寒，二间疏通阴郄暗；烦心呕吐，幽门开彻玉堂明。行间、涌泉，主消渴之肾渴；阴陵、水分，去水肿之脐盈。痨瘵传尸，趋魄户、膏肓之路；中邪霍乱，寻阴谷、三里之程。治疸消黄，谐后溪、劳宫而看；倦言嗜卧，往通里、大钟而明。咳嗽连声，肺俞须迎天突穴；小便赤涩，兑端独泻太阳经。刺长强与承山，善主肠风新下血；针三阴与气海，专司白浊久遗精。

且如肓俞、横骨，泻五淋之久积；阴郄、后溪，治盗汗之多出。脾虚谷以不消，脾俞、膀胱俞觅；胃冷食而难化，魂门、胃俞堪责。鼻痔必取龈交，瘿气须求浮白。大敦、照海，患寒疝而善蠲；五里、臂臑，生疬疮而能治。至阴、屋翳，疗痒疾之疼多；肩髃、阳溪，消瘾风之热极。

抑又论妇经事改常，自有地机、血海；女子少气漏血，不无交信、合阳。带下产崩，冲门、气冲宜审；月潮违限，天枢、水泉细详。肩井乳痈而极效，商丘痔瘤而最良。脱肛趋百会、尾翳之所，无子搜阴交、石关之乡。中脘主乎积痢，外丘收乎大肠。寒疟兮，商阳、太溪验；痃癖兮，中门、血海强。

夫医乃人之司命，非志士而莫为；针乃理之渊微，须至人之指数。先究其病源，后攻其穴道，随手见功，应针取效。方知玄理之玄，始达妙中之妙。此篇不尽，略举其要。

14. 玉龙歌

扁鹊授我玉龙歌，玉龙一试绝沉疴，
玉龙之歌真罕得，流传千载无差讹。
我今歌此玉龙诀，玉龙一百二十穴，
医者行针殊妙绝，但恐时人自差别。
补泻分明指下施，金针一刺显明医，
伛者立伸偻者起，从此名扬天下知。
中风不语最难医，发际顶门穴要知，
更向百会明补泻，即时苏醒免灾危。
鼻流清涕名鼻渊，先泻后补疾可痊，
若是头风并眼痛，上星穴内刺无偏。
头风呕吐眼昏花，穴取神庭始不差，
孩子慢惊何可治，印堂刺入艾还加。
头项强痛难回顾，牙疼并作一般看，
先向承浆明补泻，后针风府即时安。
偏正头风痛难医，丝竹金针亦可施，
沿皮向后透率谷，一针两穴世间稀。
偏正头风有两般，有无痰饮细推观，
若然痰饮风池刺，倘无痰饮合谷安。
口眼㖞斜最可嗟，地仓妙穴连颊车，
㖞左泻右依师正，㖞右泻左莫令斜。
不闻香臭从何治？迎香两穴可堪攻，
先补后泻分明效，一针未出气先通。
耳聋气闭痛难言，须刺翳风穴始痊，
亦治项上生瘰疬，下针泻动即安然。
耳聋之症不闻声，痛痒蝉鸣不快情，
红肿生疮须用泻，宜从听会用针行。
偶尔失音言语难，哑门一穴两筋间，
若知浅针莫深刺，言语音和照旧安。
眉间疼痛苦难当，攒竹沿皮刺不妨，

若是眼昏皆可治，更针头维即安康。
两眼红肿痛难熬，怕日羞明心自焦，
只刺睛明鱼尾穴，太阳出血自然消。
眼痛忽然血贯睛，羞明更涩目难睁，
须得太阳针出血，不用金刀疾自平。
心火炎上两眼红，迎香穴内刺为通，
若将毒血搐出后，目内清凉始见功。
强痛脊背泻人中，挫闪腰酸亦可攻，
更有委中之一穴，腰间诸疾任君攻。
肾弱腰疼不可当，施为行止甚非常，
若知肾俞二穴处，艾火频加体自康。
环跳能治腿股风，居髎二穴认真攻，
委中毒血更出尽，愈见医科神圣功。
膝腿无力身立难，原因风湿致伤残，
倘知二市穴能灸，步履悠然渐自安。
髋骨能医两腿疼，膝头红肿不能行，
必针膝眼膝关穴，功效须臾病不生。
寒湿脚气不可熬，先针三里及阴交，
再将绝骨穴兼刺，肿痛登时立见消。
肿红腿足草鞋风，须把昆仑二穴攻，
申脉太溪如再刺，神医妙绝起疲癃。
脚背肿起丘墟穴，斜针出血即时轻，
解溪再与商丘识，补泻行针要辨明。
行步艰难疾转加，太冲二穴效堪夸，
更针三里中封穴，去病如同用手抓。
膝盖红肿鹤膝风，阳陵二穴亦堪攻，
阴陵针透尤收效，红肿全消见异功。
腕中无力痛艰难，握物难移体不安，
腕骨一针虽见效，莫将补泻等闲看。
急疼两臂气攻胸，肩井分明穴可攻，

此穴元来真气聚，补多泻少应其中。
肩背风气连臂疼，背缝二穴用针明，
五枢亦治腰间痛，得穴方知疾顿轻。
两肘拘挛筋骨连，艰难动作欠安然，
只将曲池针泻动，尺泽兼行见圣传。
肩端红肿痛难当，寒湿相争气血狂，
若向肩髃明补泻，管君多灸自安康。
筋急不开手难伸，尺泽从来要认真，
头面纵有诸样症，一针合谷效通神。
腹中气块痛难当，穴法宜向内关防，
八法有名阴维穴，腹中之疾永安康。
腹中疼痛亦难当，大陵外关可消详，
若是胁疼并闭结，支沟奇妙效非常。
脾家之症最可怜，有寒有热两相煎，
间使二穴针泻动，热泻寒补病俱痊。
九种心痛及脾疼，上脘穴内用神针，
若还脾败中脘补，两针神效免灾侵。
痔瘘之疾亦可憎，表里急重最难禁，
或痛或痒或下血，二白穴在掌后寻。
三焦热气壅上焦，口苦舌干岂易调，
针刺关冲出毒血，口生津液病俱消。
手臂红肿连腕疼，液门穴内用针明，
更将一穴名中渚，多泻中间疾自轻。
中风之症症非轻，中冲二穴可安宁，
先补后泻如无应，再刺人中立便轻。
胆寒心虚病如何？少冲二穴最功多，
刺入三分不着艾，金针用后自平和。
时行疟疾最难禁，穴法由来未审明，
若把后溪穴寻得，多加艾火即时轻。
牙疼阵阵苦相煎，穴在二间要得传，

若患翻胃并吐食，中魁奇穴莫教偏。
乳鹅之症少人医，必用金针疾始除，
如若少商出血后，即时安稳免灾危。
如今瘾疹疾多般，好手医人治亦难，
天井二穴多着艾，纵生瘰疬灸皆安。
寒痰咳嗽更兼风，列缺二穴最可攻，
先把太渊一穴泻，多加艾火即收功。
痴呆之症不堪亲，不识尊卑枉骂人，
神门独治痴呆病，转手骨开得穴真。
连日虚烦面赤妆，心中惊悸亦难当，
若须通里穴寻得，一用金针体自康。
风眩目烂最堪怜，泪出汪汪不可言，
大小骨空皆妙穴，多加艾火疾应痊。
妇人吹乳痛难消，吐血风痰稠似胶，
少泽穴内明补泻，应时神效气能调。
满身发热痛为虚，盗汗淋淋渐损躯，
须得百劳椎骨穴，金针一刺疾俱除。
忽然咳嗽腰背疼，身柱由来灸便轻，
至阳亦治黄疸病，先补后泻效分明。
肾败腰虚小便频，夜间起止苦劳神，
命门若得金针助，肾俞艾灸起邅迍。
九般痔瘘最伤人，必刺承山效若神，
更有长强一穴是，呻吟大痛穴为真。
伤风不解嗽频频，久不医时劳便成，
咳嗽须针肺俞穴，痰多宜向丰隆寻。
膏肓二穴治病强，此穴原来难度量，
斯穴禁针多着艾，二十一壮亦无妨。
腠理不密咳嗽频，鼻流清涕气昏沉，
须知喷嚏风门穴，咳嗽宜加艾火深。
胆寒由是怕惊心，遗精白浊实难禁，

夜梦鬼交心俞治，白环俞治一般针。
肝家血少目昏花，宜补肝俞力便加，
更把三里频泻动，还光益血自无差。
脾家之症有多般，致成翻胃吐食难，
黄疸亦须寻腕骨，金针必定夺中脘。
无汗伤寒泻复溜，汗多宜将合谷收，
若然六脉皆微细，金针一补脉还浮。
大便闭结不能通，照海分明在足中，
更把支沟来泻动，方知妙穴有神功。
小腹胀满气攻心，内庭二穴要先针，
两足有水临泣泻，无水方能病不侵。
七般疝气取大敦，穴法由来指侧间，
诸经俱载三毛处，不遇师传隔万山。
传尸劳病最难医，涌泉出血免灾危，
痰多须向丰隆泻，气喘丹田亦可施。
浑身疼痛疾非常，不定穴中细审详，
有筋有骨须浅刺，着艾临时要度量。
劳宫穴在掌中寻，满手生疮痛不禁，
心胸之病大陵泻，气攻胸腹一般针。
哮喘之症最难当，夜间不睡气遑遑，
天突妙穴宜寻得，膻中着艾便安康。
鸠尾独治五般痫，此穴须当仔细观，
若然着艾宜七壮，多则伤人针亦难。
气喘急急不可眠，何当日夜苦忧煎，
若得璇玑针泻动，更取气海自安然。
肾强疝气发甚频，气上攻心似死人，
关元兼刺大敦穴，此法亲传始得真。
水病之病最难熬，腹满虚胀不肯消，
先灸水分并水道，后针三里及阴交。
肾气冲心得几时，须用金针疾自除，

若得关元并带脉，四海谁不仰明医。
赤白妇人带下难，只因虚败不能安，
中极补多宜泻少，灼艾还须着意看。
吼喘之症嗽痰多，若用金针疾自和，
俞府乳根一样刺，气喘风痰渐渐磨。
伤寒过经犹未解，须向期门穴上针，
忽然气喘攻胸膈，三里泻多须用心。
脾泻之症别无他，天枢二穴刺休差，
此是五脏脾虚疾，艾火多添病不加。
口臭之疾最可憎，劳心只为苦多情，
大陵穴内人中泻，心得清凉气自平。
穴法深浅在指中，治病须臾显妙功，
劝君要治诸般疾，何不当初记玉龙。

15. 玉龙赋

夫参博以为要，辑简而舍繁，总玉龙以成赋，信金针以获安。原夫卒暴中风，囟门、百会；脚气连延，里、绝、三交。头风鼻渊，上星可用；耳聋腮肿，听会偏高。攒竹、头维，治目痛、头痛；乳根、俞府，疗气嗽痰哮。风市、阴市，驱腿脚之乏力；阴陵，阳陵，除膝肿之难熬。二白医痔瘘，间使剿疟疾。大敦去疝气，膏肓补虚劳。天井治瘰疬瘾疹，神门治呆痴笑咷。

咳嗽风痰，太渊、列缺宜刺；尪羸喘促，璇玑、气海当知。期门、大敦，能治坚痃疝气；劳宫、大陵，可治心闷疮痍。心悸虚烦刺三里，时疫痎疟寻后溪。绝骨、三里、阴交，脚气宜此；睛明、太阳、鱼尾，目症凭兹。老者便多，命门兼肾俞而着艾；妇人乳痈，少泽与太阳之可推。身柱蠲嗽，能除膂痛；至阴却疸，善治神疲。长强、承山，灸痔最妙；丰隆、肺俞，痰嗽称奇。风门主伤冒寒邪之嗽，天枢理感患脾泄之危。

风池、绝骨，而疗乎伛偻；人中、曲池，可治其痿伛。期门刺伤寒未解，经不再传；鸠尾针癫痫已发，慎其妄施。阴交、水分、三里，蛊胀宜刺；商丘、解溪、丘墟，脚痛堪追。尺泽理筋急之不用，腕骨疗手腕之难移。肩脊痛兮，五枢兼于背缝；肘挛痛兮，尺泽合于曲池。风湿传于两肩，肩髃可疗。壅热盛乎三焦，关冲最宜。手臂红肿，中渚、液门要辨；脾虚黄疸，腕骨、中脘何疑。伤寒无汗，攻复溜宜泻；伤寒有汗，取合谷当随。

欲调饱满之气逆，三里可胜；要起六脉之沉匿，复溜称神。照海、支沟，通大便之秘；内庭、临泣，理小腹之膜。天突、膻中医喘嗽，地仓、颊车疗口㖞。迎香攻鼻窒为最，肩井除臂痛如拿。二间治牙疼，中魁理翻胃而即愈；百劳止虚汗，通里疗心惊而即瘥。大小骨空，治眼烂能止冷泪；左右太阳，医目疼善除血翳。心俞、肾俞，治腰肾虚乏之梦遗；人中、委中，除腰脊痛闪之难制。太溪、昆仑、申脉，最疗足肿之迍；涌泉、关元、丰隆，为治尸劳之例。

印堂治其惊搐，神庭理乎头风。大陵、人中频泻，口气全除；带脉、关元多灸，肾败堪攻。腿脚重疼，针髋骨、膝关、膝眼；行步艰楚，刺三里、中封、太冲。取内关与照海，医腹疾之块，搐迎香于鼻内，消眼热之红。肚痛秘结，大陵合外关与支沟；腿风湿痛，居髎兼环跳与委中。上脘、中脘，治九种心痛；赤白带下，求中极之异同。

又若心虚热壅，少冲明于济夺；目昏血溢，肝俞辨其实虚。当心传之玄要，究手法之疾徐。或值挫闪疼痛之不定，此为难拟定之可祛。辑管见以便诵读，幸高明而无哂诸。

16. 通玄指要赋

必欲治病，莫如用针。巧运神机之妙，工开圣理之深。外取砭针，能蠲邪而扶正；中含水火，善回阳而倒阴。

原夫络别支殊，经交错综，或沟池溪谷以歧异，或山海丘陵而隙共。斯流派以难揆，在条纲而有统。理繁而昧，纵补泻以何功？法捷而明，曰迎随而得用。

且如行步难移，太冲最奇。人中除脊膂之强痛，神门去心性之呆痴。风伤项急，始求于风府；头晕目眩，要觅于风池。耳闭须听会而治也，眼痛则合谷以推之。胸结身黄，取涌泉而即可；脑昏目赤，泻攒竹以偏宜。但见两肘之拘挛，仗曲池而平扫；四肢之懈惰，凭照海以清除。牙齿痛，吕细堪治；头项强，承浆可保。太白宣通于气冲，阴陵开通于水道。腹膨而胀，夺内庭兮休迟；筋转而痛，泻承山而在早。大抵脚腕痛，昆仑解愈；股膝疼，阴市能医。痫发癫狂兮，凭后溪而疗理；疟生寒热兮，仗间使以扶持；期门罢胸满血膨而可已，劳宫退胃翻心痛亦何疑！

稽夫大敦去七疝之偏坠，王公谓此；三里却五劳之羸瘦，华佗言斯。固知腕骨祛黄，然骨泻肾，行间治膝肿目疾，尺泽去肘疼筋紧。目昏不见，二间宜取；鼻窒无闻，迎香可引。肩井除两臂难任；丝竹疗头疼不忍。咳嗽寒痰，列缺堪治；眵𥉂冷泪，临泣尤准。髋骨将脚痛以祛残，肾俞把腰疼而泻尽。以见越人治尸厥于维会，随手而苏。文伯泻死胎于阴交，应针而陨。

圣人于是察麻与痛兮，实与虚。实则自外而入也，虚则自内而出欤！故济母而裨其不足，夺子而平其有余。观二十七之经络，一一明辨。据四百四之疾症，件件皆除。故得夭枉都无，跻斯民于寿域；几微已判，彰经古之玄书。

抑又闻心胸病，求掌后之大陵；肩背患，责肘前之三里。冷痹肾败，取足阳明之土；连脐腹痛，泻足少阴之水。脊间心后者，针中渚而立痊；胁下肋边者，刺阳陵而即止。头项痛，拟后溪以安然；腰背疼，在委中而已矣。夫用针之士，于此理苟能明焉，收祛邪之功，而在捻指。

四、流注针法歌赋

1. 栏江赋

担截之中数几何？有担有截起沉疴。我今咏此栏江赋，何用三车五辐歌。先将八法为定例，流注之中分次第。胸中之病内关担，脐下公孙用法栏。头部须还寻列缺，痰涎壅塞及咽干，噤口喉风针照海，三棱出血刻时安。伤寒在表并头痛，外关泻动自然安。眼目之症诸疾苦，更须临泣用针担。后溪专治督脉病，癫狂此穴治还轻。申脉能除寒与热，头风偏正及心惊。耳鸣鼻衄胸中满，好把金针此穴寻；但遇痒麻虚即补，如逢疼痛泻而迎。

更有伤寒真妙诀，三阳须要刺阳经，无汗更将合谷补，复溜穴泻好施针。倘若汗多流不绝，合谷收补效如神。四日太阴宜细辨，公孙、照海一同行，再用内关施截法，七日期门妙用针。但治伤寒皆用泻，要知《素问》坦然明。

流注之中分造化，常将水火土金平。水数亏兮宜补肺，水之泛滥土能平。春夏井荥宜刺浅，秋冬经合更宜深。天地四时同此数，三才常用记心胸，天地人部次第入，仍调各部一般句。夫弱妇强亦有克，妇弱夫强亦有刑；皆在本经担与截，泻南补北亦须明。经络明时知造化，不得师传枉费心，不遇至人应莫度，天实岂可付非人。按定气血病人呼，重搓数十把针扶，战提摇起向上使，气自流行病自无。

2. 十二经纳天干歌

甲胆乙肝丙小肠，丁心戊胃己脾乡，
庚属大肠辛属肺，壬属膀胱癸肾脏，
三焦亦向壬中寄，包络同归入癸方。

3. 十二经纳地支歌

肺寅大卯胃辰宫，脾巳心午小未中，
申胱酉肾心包戌，亥焦子胆丑肝通。

4. 八法歌

坎一联申脉，照海坤二五，
震三属外关，巽四临泣数，
乾六是公孙，兑七后溪府，
艮八系内关，离九列缺主。

5. 八脉交会八穴主治歌

公孙冲脉胃心胸，内关阴维下总同，
临泣胆经连带脉，阳维目锐外关逢，
后溪督脉内眦项，申脉阳跷络亦通，
列缺任脉行肺系，阴跷照海膈喉咙。

6. 八法交会歌

内关相应是公孙，外关临泣总相同，
列缺交经通照海，后溪申脉亦相从。

7. 八脉配八卦歌

乾属公孙艮内关，巽临震位外关还，
离居列缺坤照海，后溪兑坎申脉联。
补泻浮沉分逆顺，随时呼吸不为难，
仙传秘诀神针法，万病如拈立便安。

8. 徐氏子午流注逐日按时定穴歌

甲日戌时胆窍阴，丙子时中前谷荥，
戊寅陷谷阳明俞，返本丘墟木在寅，
庚辰经注阳溪穴，壬午膀胱委中寻，
甲申时纳三焦水，荥合天干取液门。
乙日酉时肝大敦，丁亥时荥少府心，
己丑太白太冲穴，辛卯经渠是肺经，
癸巳肾宫阴合谷，乙未劳宫火穴荥。
丙日申时少泽当，戊戌内庭治胀康，
庚子时在三间俞，本原腕骨可祛黄，
壬寅经火昆仑上，甲辰阳陵泉合长，
丙午时受三焦木，中渚之中仔细详。
丁日未时心少冲，己酉大都脾土逢，
辛亥太渊神门穴，癸丑复溜肾水通，
乙卯肝经曲泉合，丁巳包络大陵中。
戊日午时厉兑先，庚申荥穴二间迁，
壬戌膀胱寻束骨，冲阳土穴必还原，
甲子胆经阳辅是，丙寅小海穴安然，
戊辰气纳三焦脉，经穴支沟刺必痊。
己日巳时隐白始，辛未时中鱼际取，
癸酉太溪太白原，乙亥中封内踝比，
丁丑时合少海心，己卯间使包络止。
庚日辰时商阳居，壬午膀胱通谷之，
甲申临泣为俞木，合谷金原返本归，
丙戌小肠阳谷火，戊子时居三里宜，

庚寅气纳三焦合，天井之中不用疑。
辛日卯时少商本，癸巳然谷何须忖，
乙未太冲原太渊，丁酉心经灵道引，
己亥脾合阴陵泉，辛丑曲泽包络准。
壬日寅时起至阴，甲辰胆脉侠溪荥，
丙午小肠后溪俞，返求京骨本原寻，
三焦寄有阳池穴，返本还原似嫡亲，
戊申时注解溪胃，大肠庚戌曲池真，
壬子气纳三焦寄，井穴关冲一片金，
关冲属金壬属水，子母相生恩义深。
癸日亥时井涌泉，乙丑行间穴必然，
丁卯俞穴神门是，本寻肾水太溪原，
包络大陵原并过，己巳商丘内踝边，
辛未肺经合尺泽，癸酉中冲包络连，
子午截时安定穴，留传后学莫忘言。

长沙方歌括

清 · 陈修园◎著
李兴广　范思雨◎整理

内容提要

《长沙方歌括》由清代著名医家陈修园所著，是对张仲景《伤寒论》中的方剂以韵文的方式总结、整理而成。分原文、注释和解说三部分，包括对古今词义不同字词的解释，对方剂功用、主治及方解的阐述，反映了陈氏的学术思想。全书语言流畅，内容丰富实用，适合中医药院校学生背诵使用，也可供中医临床工作者参阅。

目录

按：《内台》正方一百一十三道，今少禹余粮丸，实一百一十二道，此上古相传之方也。伊圣集为《汤液经》以治百病，非为伤寒设也，仲景得其书而神其用。建安纪年以来，悯族亲之死于伤寒者十居其七，遂迸去习俗伤寒方，而以此方为救治，遂以此名书，其实非伤寒专方也。今之病家，一闻议及，由曰《伤寒论》各方，老医相诫不

卷首

医病顺其自然说

病人之吉凶祸福，寄之于医，医者之任重。然权不操诸医，而操诸用医之人，何也？人有大病，庸医束手无策，始求救于名医。名医入门诊毕，告以病从何来，当从何去，得那一类药而增剧者何故，得那一类药除去那一病，而此外未能尽除者何故，病势虽觉稍愈，逾一二日仍作，或逾一二日而更甚于前者又何故，一一为病家说明，定其如此救误，如此温清攻补，如此按法立方，服药后必见出何证，又见出何证则可愈，预断其愈于何日何时。病家能一一信其言而不疑，且架中不藏《本草备要》《医方集解》《万病回春》《本草纲目》《东医宝鉴》《冯氏锦囊》《赤水玄珠》《薛氏医案》《景岳全书》《石室秘录》《辨证奇闻》《临证指南》之类，又无强不知以为知之亲友与依阿两可素称果子药之先生。朱紫不乱，则名医得以尽其所长。伤寒卒病二三日可愈，最迟亦不出十八日之外，风痨臌膈一月可愈，最迟亦不出三月之外，否则病家疑信参半。时医犹可勉强从事，俟其病气衰而自愈。若以名医自命者，断不可肩此重任，反致取怨败名，余因热肠而备尝其苦。凡我同志，可以鉴此前车。今之方技家，恃在口给，见有同我者引之，互相标榜，逊我者亦不却之，临深为高。至于穷《本草经》，读《灵》《素》，法仲景，其立论为耳所未闻，其治效又目所仅见。遂谦让曰：我不能如此之神，亦不能如此之偏以取胜也。若辈造此偏之一字，任令法高一丈，其奈魔高十丈，且谓古书不可以今用，即于多读书处谓其偏，起死证而生之，即以出奇入险目其偏，以致病家先入为主，广集不偏之医，历试罔效，不得已始延为破釜沉舟之计，究竟终疑其偏。麻、桂、硝、黄，则曰汗下之太过也；姜、附、芩、连，则曰寒热之太峻也；建中、理中、陷胸、十枣，则曰补泻之不留余地也。滋水之地黄，补元之人参，用应多而反少；日食之枣子，至贱之甘草，用应少而反多。此等似是而非之言，更甚于恣肆不伦于理之言，知几者正可以拂衣而去，乃犹曰病尚可为，不忍恝然而舍之。此虽活人无已之心，而疑事无功，未能活人，且以误人。盖药之所以流行于经络脏腑，内外无有不到者，气为之也，气不自到，心气主之，胆气壮之也。彼既疑我为偏，一见我之用药，又出于意想之外，则心气乱。《内经》云：心者君主之官也，神明出焉。又云：主不明则十二官危是也，不独心气乱，而且胆气亦因之而怯。《内经》云：胆者中正之官，决断出焉。又云：十二经皆取决于胆是也。药乃草根树皮及一切金石之钝物，原借人之真气以流行，今心气乱而妄行，胆气怯而不行，如芩、连入口，其寒性随其所想而行，旋而皮毛鼓栗，而寒状作矣。姜、附入口，其热性随其所想而行，旋而心烦面赤，而热状作矣。凡此之类，不过言其大略，不必淋漓痛切而再言之，其中之所以然者，命也，我亦顺其自然而已矣，又何必多事为。凡我同志者，能以余为前车之鉴，则道愈彰，而活人愈众。

征引三条

一

《伤寒论·平脉法》第十三节，问曰：脉有灾怪，何谓也？师曰：假令人病，脉得太阳，与形证相应，因为作汤，比还送汤如食顷，病患乃大吐，若下利，腹中痛。师曰：我前来不见此证，今乃变异，是名灾怪。问曰：何缘得此吐利？答曰：或有旧时服药，今乃发作，故为灾怪耳。程郊倩注曰：望问固医家之事，亦须病家毫无隐讳，方能尽医家之长。因复出此条，为病家服药瞒医之戒。灾因自作，而反怪及医，故曰灾怪。然更有怪灾病，不可不知，得仲景法，处仲景方，病家大怪，以示诸医，益摇脑吐舌而大怪，乃从其不怪者治之，轻者剧，重者死，而灾及其身，终不解其病谓何病，此病近日竟成疫，沿门渐染，仲景却未言及，想仲景时只有灾怪病，尚无怪灾病耳，一噱！

按：程郊倩谓怪灾病，孽不在庸医之好造谣言，而在病家之贵耳贱目。执俗本之本草，查对名医之处方，执俗本之套语，贬驳名医之治法，以致名医叹息而不与辨，决然而去，岂非灾由自取耶。忆戊辰春，李太守名符清，患气短病，余主以桂苓甘术汤与肾气丸间服，许以半月必效。旋有所闻，惊怪而阻，另延津门陶老医，服葶苈、杏仁、枇杷叶、木通之类三十余剂，胀肿癃闭而逝。候补知县叶名钧，偶患咳嗽，微发热，小便不利。余曰：小青龙汤一服可效，渠怪而不服，另延姑苏叶天士之族侄诊之，说水不制火，火气刑金，君以地黄两许，麦冬、阿胶、枇杷叶、贝母之类为佐。二十余日后，与余相遇于北关官廨，自言咳嗽已愈，惟早起气觉短促，余无他病。余察其面部皮里膜外伏青黯之色，圜口尤甚，按其脉数而弦芤，重按之散而无神，遂直告之曰：此群阴用事，阳光欲熄之候，宜抛去前药，以白术、附子浓煎。调生姜自然汁半杯，六七服，尚可急救。叶公以余言太激而不答，是晚自觉倦怠异常，前医仍用熟地一两，党参五钱，枸杞、麦冬、阿胶各三钱，杜仲、酒芍、当归各二钱，炙甘草一钱。服之次早神昏不语，痰涎如涌。渠胞弟惊告，余曰：前言一线残阳，扶之尚恐不及，况以熟地等助其阴霾之气乎。今阴霾之气，上弥天际，痰涎涌盛，状如中风。盖以肝为风木之脏，人当东方生气将脱之顷，往往外呈此象，其证与中风无异也。诊其脉，弦数散乱，三五不调。余直辞不治，次日未刻果殁。庚午秋七月，前任天津尹丁名攀龙，过余旅寓，见其面上皮里黧黑，环唇更甚，卧蚕微肿，鼻上带些青色。余直告之曰：君有水饮之病根，挟肝气而横行无忌，此时急疗可愈，若迟至二十日，病一发作，恐医日多，方日杂，总不外“气、血、痰、郁”四字，定出搔不着痒之套方。即有谈及水饮，缓治以六君、二陈加减，峻治以滚痰、黑锡专方，此敷衍题面，而题理题神则尽错矣。以药试病，试穷则变计，虽卢扁莫何。丁君心怪言之过激，弗听。至七月下旬病作，中秋后渐重。九月下旬邀诊，余告之曰：向者所陈之弊，今一一蹈之，前说明病发后毋庸用药，非自今推诿。然无中生有之治法，惟《金匮》咳嗽篇用十枣汤，云：咳家其脉弦者，有水，此主之。又云：支饮家咳烦胸中痛者，不卒死，至一百日或一岁，亦宜用此汤。推病根成于旧岁冬初，未及一岁，且病发止六十余日，尚在百日之内。喻嘉言《医门法律·咳嗽续论篇》言之甚详，俟有识有胆者用之，而余则不能，坐中有一老医力争不可。余姑拟龙、牡、甘、苓行水化气等药而去，遂不复延。嗣余奉委到高阳办理赈务，闻渠延医满座，日以熟地、枇杷叶、炮姜、附子、肉桂、人参。服之不断，渐至大喘，肿胀吐血，大衄，耳目俱出血，小水全无而殁。此皆怪灾病之新案。

二

张隐庵曰：顺治辛卯岁，予年四十有二，八月中生一胃脘痈，在鸠尾斜下右寸许，微肿不红，按之不痛，隐隐然如一鸡卵在内。姚继元先生视之曰：此胃脘痈也，一名捧心痈，速宜解散，否则有性命之忧。与一大张膏药，上加末药二三钱，午间烘贴，至暮手足苏软，渐至身不能转侧，仰卧于书斋，心烦意乱，屏去家人。至初更时，痈上起一毒气，从左乳下至肋下胁，入于左肾，入时如烧锥刺入，眼中一阵火光，大如车轮，神气昏晕，痛楚难言。火光渐摇漾而散，神昏始苏，过半时许，其气复起，其行如旧，痛楚如前，如此者三四次。予思之，此戊与癸合也。然腑邪入脏，自分必死，妄想此毒气不从胁下入肾，得从中而入于肠胃，则生矣。如此静而行之，初次不从，二次即随想而仍从于左乳下入于肠中，腹中大鸣，无从前之痛楚矣。随起随想，因悟修养之道，气随想而运用者也。运气法大能起鼓胀之证，劳怯咳嗽亦妙。至天明大泄数次，胸膈宽疏。继元先生复视之曰：毒已散解，无妨事矣。至次年中秋复发，仍用膏药、末药，毫无前番之状，而肿亦不消。予因想运气之妙，径行坐卧，以手按摩，意想此毒气仍归肠胃而出，如此十余日而散。

按：读此案，知病家不能深信，断断不可勉强相从。且不必言及治当何法，应用何方，恐后到之医，矫吾言而走入错路，又恐其从吾言而远致生疑，不如三缄其口之为得。

三

喻嘉言《寓意草》云：王岵翁深知医理，投剂咸中肯綮，所以长年久世。然苦耳鸣，不乐对客。其左右侍从，谁能究心医药之事。前病获安，竟以为人参之力，而卸祸者反得居功，谓其意中原欲用参，但不敢专主，姑进余商榷，以示详慎耳。于是善后之宜，一以诿之，曾不顾夫一误再误也。前所患虚风症，余用甘寒药二剂稍效，俄焉更医而致危，不得已又召余视之。虽用旋覆代赭二剂回天，然前此虚风本症，尚无暇于驱除。而主家及医，其时方竞夸人参之力，谓调理更宜倍用，无俟参酌，独不思虚风酝酿日深，他日再求良治，不能及矣。余向为岵翁视病，言无不听，独患此大病，竟不乐与交谈。且日来喜食羊肉、河豚以召风，然亦不自由也。盖风煽胃中，如转丸之捷，食入易消，不得不借资于厚味，而不知胃中元气，久从暗耗，设虚风止熄，即清薄之味尚不易化，况于肥甘乎？今之医家，全不究病前病后消息，明语以虚风之证，竟不知虚风为何物，奈何言医耶！奈何言调摄耶！彼时余适有浙游，旋日复得重恙，召诊时语余云：一病几危，今幸稍可，但彻夜撰改本章不辍，神乱奈何？余对曰：胃风久炽，津液干槁，真火内燔，宜用知母一两，人参、甘草各一钱，日进二剂自安。众议方中用参太少，且无补药佐之，全无取义，竟置不用。连进参、术大剂不效，越三日，剂中人参竟加一两，服后顷刻气高不返而逝。

按：读此案，以自知医理，与平时心服之人，忽为时医蛊惑，侍从尼阻，竟至不能用而死，可知命之所定，非人力所能主也。嘉言既尽其道，可告无罪于王岵翁，而人言不足恤也。余因之有感焉，天下事，事后易为智。大病一愈，邀功者议补议温，纷纷不一，以致既愈之后，仍留遗患者有之，垂成忽败者有之。夫大病自我愈之，而善后之计不复一商者，其故有二：一以胜任有人也，一以酬谢可免也。偷薄之风，适以殒命，堪发一叹。

考二章

钱天来云：汉之一两，即今之二钱七分也；一升，即今之二合半也。汪苓友云：古云铢者，六铢为一分，即二钱半，二十四铢为一两也。云一升者，即今之大白盏也。古方全料谓之一剂，三分之一，谓之一服。凡用古方，先照原剂，按今之码子折实若干重。古方载三服者，只取三分之一，遵法煎服。载两服者，宜分两次服之，顿服者，取一剂而尽服之，只要按今之码子折之。至大枣、乌梅之类，仍照古方枚数，以码子有古今之不同，而果枚古今无异也。

程扶生云：古以二十四铢为一两，一两分为四分去声，六铢为一分。计二钱五分，则所谓十八铢者，盖三分之重，古之七钱半也。然以古今量度及秬黍考之，以一千二百黍之重，实于黄钟之龠。得古之半两，今之三钱也，合两龠为合。得古之一两，今之六钱也。十铢为一千黍之重，今之二钱半也，一铢为百黍之重，今之二分半也。或又谓古今量度，惟汉最小，汉之一两，惟有今之三钱半强。故《千金》本草，以古三两为今一两，古三升为今一升。然世有古今，时有冬春，地有南北，人有强弱，大约古用一两，今用一钱足矣，宜活法通变，不必胶柱而鼓瑟，则为善法仲景者矣。

愚按：诸说颇有异同，大抵古之一两，今折为三钱，不泥于古，而亦不离于古也。

劝读十则

一、凡积重难返之势，骤夺其所好，世必惊疑，今且浅而商之。明药性始于《神农本经》，论病情始于《灵枢》《素问》，以药治病始于伊尹《汤液》。迨汉仲师出，集医圣及上古相传之经方，著《伤寒论》及《金匮玉函经》二书。《外台》谓又有《小品》一书，今失传，方诸举业家，与四子书无异，而犹有疑之者，岂四子之书亦不可读乎？则以读仲师书，为第一劝。

二、仲师书文义古奥难读，即刘张朱李四家。明时以张长沙与刘河间、李东垣、朱丹溪为四家，此李士材之误也。张石顽云：张是张子和，当知相沿之误。虽尊仲圣之名，鲜有发挥。更有庸妄者，颠倒是非，谓仲师专工于伤寒，其桂枝、麻黄只行于西北，宜于冬月。以芎、苏、羌、独、荆、防等剂为感冒切用之品，以补中、归脾、八珍、六味等方为杂病平稳之方，百病不究根由，只以多热为阴虚，多寒为阳虚，自夸为挈领提纲之道。究竟伪术相师，能愈一大病否？夜气犹存，举生平所治之证平心自问，当亦知所变计也。则以知过必改，为第二劝。

三、经方效如桴鼓，非若后世以地黄补阴，以人参补阳，以香、砂调气，以归、芎调血，笼统浮沉，待病气衰而自愈也。《内经》云：

一剂知，二剂已。又云：覆杯而卧。《伤寒论》云：一服愈，不必尽剂，可知古人用药，除宿病痼病外，其效只在半剂一二剂之间。后世如《薛立斋医案》云：服三十余剂及百剂效。李士材云：备参五斤，期于三月奏效。此岂果服药之效哉，乃病气衰而自愈，若辈贪天之功而为己力也。余阅其案，深悯病患之困于药甚于桎梏也。则以经方之疗效神速，为第三劝。

四、《伤寒论》一百一十三方，以存津液三字为主。试看桂枝汤和平解肌，无一非养液之品。即麻黄汤轻清走表，不加姜之辛热，枣之甘壅，从外治之，不伤营气，亦是养液之意。故统制一剂，分为三服，不必尽剂可愈，愈后亦无他病。近医芎、苏、羌、独、荆、防、苍、芷苦燥辛烈，大伤阴气。最陋是吾闽习气，谓二陈汤为发汗平稳之剂。方中如陈皮之耗气，半夏之耗液，性涩，如血出不止以此药生捣敷之则止，止血即止汗之验。茯苓渗利太早致邪陷入少阴，皆所以涸其汗源。此二字，余研究十年方悟。留邪生热，以致变成烦躁大渴，谵语神昏等证，所谓庸医误人者此也。至于《金匮》一百四十三方，大旨是“调以甘药”四字。后世之四君子汤、补中益气汤及四物、八珍、十全、归脾、逍遥等剂，颇得甘调之意，而偏驳不驯，板实不灵，又不可不知。则明经方之有利无害，为第四劝。

五、仲师为医中之圣人，非至愚孰敢侮圣？所疑者其方也。方中无见证治证之品，且铢、两、升、斗，畏其大剂，不敢轻试。不知本草乱于宋元诸家，而极于明之李时珍，能读《本经》洞达药性者，自知其三四味中，备极神妙。况古人升斗权衡，三代至汉，较之今日，仅十之三，每剂分三服，一服亦不过七八钱与两零而已，较之时方之重者乃更轻。今以古今之码子折算，又为之浅浅解释。俾知经方道本中庸，人与知能，为第五劝。

六、先入为主，人之通患也。桂枝汤、小柴胡汤，无论伤寒杂病，阳经阴经，凡营卫不和者，得桂枝而如神；邪气不能从枢而外转者，得柴胡而如神。今人惑于《活人》春夏忌桂之说，又惑于前医邪在太阳，误用柴胡反致引入少阳之说。及李时珍虚人不可多用，张景岳制五柴饮列于散阵，遂致应用不用，误人无算，而不知二药，神农列之上品，久服可以却病延年。今之信各家而不信神农，诚可怪也。闽医习见余用桂枝汤，万无一失，此数年来，自三钱亦用至八九钱而效者，咸知颂予创始之德。至于柴胡，不过四钱而止。而浙省江苏每用必以鳖血拌蒸，最多不过二钱，皆先人之说误之也。不知长沙方柴胡用至八两，取其性醇，不妨多服，功缓必须重用也。《本经崇原》云：柴胡出于银州者佳，今肆中另有一种银柴胡，不知何草之根，害人不浅。推之细辛、五味，用不过一钱，大枣不过二枚，生姜不过二片。种种陋习，皆违经旨，吾愿同事者，先迸去市中徇人恶习，而以愈达愈上，为第六劝。

七、起生回生，医之道也。如医家束手，病家待毙。察其为杂法所误，先与病家说明，壁其方资，愈不受谢。照仲师法，四逆、白通以回阳，承气、白虎以存阴，助其枢转，运其针机，脏腑调和，统归胃气，危急拯救，不靠人参。此一句为病家之脑后下一针也，经方无用参为救急法，惟霍乱有理中丸、汤方。然汗厥脉微欲绝，以通脉四逆加猪胆汤为主，又无取乎人参，第不可与读薛氏景岳等书人说也。力肩其任，亦可救十中二三。余自临证三十余年，知经方之权夺造化，为第七劝。

八、经方愈读愈有味，愈用愈神奇，凡日间临证立方，至晚间一一于经方查对，必别有神悟。则以温故知新，为第八劝。

九、医门之仲师，即儒宗之宣圣。凡有阐扬圣训者则遵之，其悖者则贬之。障川东流，功在吾辈，如四家中，刘河间书虽偏苦寒，尚有见道之言；朱丹溪虽未究源头，却无支离之处；张子和瑕瑜参半；最下是李东垣，竖论以脾胃为主，立方以补中为先，徇其名而亡其实，燥烈劫阴，毫无法度。尝考医论中，载其人富而好名，巧行其术，邪说流传，至今不熄，正与仲师“养津液”及“调以甘药”之法相反，不可不知。至于李时珍、王宇泰之杂，李士材之浅，薛立斋之庸，赵养葵之妄，张景岳、陈远公、冯楚瞻之浮夸影响，不使一字寓目，方可入于精微之奥。坊刻汪讱庵等本，虽云耳食，却有一二道得着处。但于仲师方末，杂引陶节庵诸辈臆说，不无朱紫之乱，入门时始参其说，终为乡愿矣，则以专一不杂，为第九劝。

十、亚圣有云：予岂好辩哉！不得已也。今医学各成门户，所借乎明先圣之功，溯委穷源，不绝于口。则陷溺未久及颖慧过人者，自必悔而就学，道不孤矣。若言之过激，则怨而生谤，位置过高，则畏而思避。踽踽独行，济人有几，凡我同人，务宜推诚相与，诚能动物，俾此道日益昌明。则以有言无隐，和气可亲，为第十劝。

卷一

太阳方

桂枝汤

治自汗恶风，头疼体痛，发热，脉浮缓，名曰中风。方下所言证治，照仲景《内台方》原文。建安许宏集议，与《伤寒论》详略不同。后仿此。

桂枝三两，去皮。桂枝只取梢尖嫩枝，内外如一，若有皮骨者去之，非去枝上之皮也。后仿此　芍药三两　甘草二两，炙　生姜三两，切　大枣十二枚，擘

上五味，㕮咀。以水七升，微火煮取三升，去滓。适寒温，服一升。服已须臾，啜热稀粥一升余，以助药力。温覆令一时许，遍身漐漐微似有汗者益佳，不可令如水流漓，病必不除。若一服汗出病瘥，停后服，不必尽剂。若不汗，更服根据前法。又不汗，后服小促其间。半日许令三服尽。若病重者，一日一夜服，周时观之。服一剂尽，病症犹在者，更作服。若汗不出，乃服至二三剂。禁生冷、黏滑、肉面、五辛、酒酪、臭恶等物。

歌曰：项强头痛汗憎风，
桂芍生姜三两同。
枣十二枚甘二两，
解肌还借粥之功。

蔚按：桂枝辛温，阳也，芍药苦平，阴也。桂枝又得生姜之辛，同气相求，可恃之以调周身之阳气。芍药而得大枣、甘草之甘，苦甘合化，可恃之以滋周身之阴液。师取大补阴阳之品，养其汗源，为胜邪之本。又啜粥以助之，取水谷之津以为汗，汗后毫不受伤。所谓立身于不败之地，以图万全也。

桂枝加葛根汤

治太阳病项背强几几，反汗出恶风者。

桂枝三两，去皮　芍药三两　甘草二两，炙　生姜三两，切　大枣十二枚，

擘　葛根四两

上六味，㕮咀。以水一斗，煮葛根，减二升，去上沫，纳诸药，煮取三升。温服一升，覆取微似汗。不须啜粥。饮如桂枝将息及禁忌法。

歌曰：葛根四两走经输，太阳之经输在背

项背几几反汗濡。邪之中人，始于皮肤，次及肌络，次及经输。邪在经输则经输实而皮毛虚，故反汗出而恶风

只取桂枝汤一料，

加来此味妙相须。一本，芍药减去一两

张令韶曰：桂枝汤解肌，加葛根以宣通经络之气。盖葛根入土最深，其藤延蔓似络，故能同桂枝直入肌络之内，而外达于肤表也。

桂枝加附子汤

治太阳发汗，遂漏不止，其人恶风，小便难，四肢微急，难以屈伸者。

桂枝汤原方，加附子一枚，炮去皮，破八片。

上六味，㕮咀。以水七升，煮取三升，去渣。温服一升。

歌曰：汗因过发漏漫漫，

肢急常愁伸屈难。

尚有尿难风又恶，

桂枝加附一枚安。

男元犀按：太阳之脏即是少阴。太阳病本宜发汗，发之太过而为漏不止，必用附子以固之。重至肢厥，必用四逆辈以救之。若恶风，小便难，四肢微急，难以屈伸者，皆汗出过多脱液。尚喜肾中之真阳未亡，只用附子大补少阴之气。得桂枝汤为太阳之专药，令阴交于阳则漏止，漏止则液不外脱，而诸证俱除矣。

桂枝去芍药汤

治太阳病下之后，脉促胸满者。

桂枝汤原方，去芍药。

上四味，以水七升，煮取三升，温服一升。

桂枝去芍药加附子汤

治同前，更加微寒者。

即前方加附子一枚，炮去皮，破八片。

上五味，㕮咀，以水七升，煮取三升，去滓，温服一升。恶寒止，停后服。

歌曰：桂枝去芍义何居，
胸满阴弥要急除。
若见恶寒阳不振，
更加附子一枚俱。

蔚按：《伤寒论》大旨，以得阳则生。上节言汗之遂漏，虑其亡阳，此节言下后脉促胸满，亦恐亡阳。盖太阳之气，由至阴而上于胸膈，今因下后而伤胸膈之阳，斯下焦浊阴之气僭居于阳位而为满，脉亦数中一止而为促，治宜急散阴霾，于桂枝汤去芍药者，恐其留恋阴邪也。若见恶寒，为阳虚已极，徒抑其阴无益，必加熟附以壮其阳，方能有济。喻嘉言、程扶生之解俱误。

桂枝麻黄各半汤

治太阳病得之八九日，过经，如疟状，与往来寒热不同，故曰如疟。发热恶寒，现出太阳经真面目。热多寒少，太阳以阳为主，热多是主胜客负，为将解之兆。其人不呕，邪不得转输少阴。清便饮自可，邪不得转输阳明。一日二三度发。疟之寒热有定候，此则或二或三，无定候也。太阳之阳气有权，则邪气有不能自容之象。脉微缓者，微则邪衰，缓则正复。为欲愈也。自起句至此为一节，言邪轻欲自解，不药可愈也。脉微上节以微与缓对举，此节但云微而不云缓者，以邪衰而正亦衰也。而恶寒者，上节以发热恶寒对举，此节但云恶寒不云发热，便是大眼目处。且热多寒少为主胜客负之兆，若寒多热少即为客胜主负之兆，况但寒无热之证乎？此阴阳俱虚，阴阳认作气血则误甚。要知太阳以阳为主，今脉微即露出少阴之沉细象，恶寒即露出少阴之厥冷及背恶寒象，不独太阳虚，即少阴亦虚也。阴阳指太少言最切。不可更发汗、更吐、更下也。自脉微至此句为一节，提出"虚"字，便可悟芍药甘草附子汤之法，又可悟四逆汤及附子汤之法矣。师不出方，即引而不发之道。面色反有热色者，"反"字是大眼目，言脉微恶寒，面色不宜有热色，今反见热色者，以其人阴阳虽曰俱虚，而阳气尚能鼓郁热之气而见于面色。未欲解也，"欲"字可味。太阳以阳为主，犹幸阳气未败，尚能鼓过经之邪见于面色，独恨阳气已虚，不能遂其所欲，令作小汗而解。以其不得小汗出，身必痒。申上未欲解意，辨面色之热，兼征之周身作痒。宜桂枝麻黄各半汤。邪欲出而不能自出，故借此方以助之，自“面有热色”至此，又是一节，通章以“太阳病得之八九日”一句为主，言过经之病也。下分三节，节节相承，一层剥起一层，自有注《伤寒论》以来，千百余年无有一人道及，今特详注之。

桂枝一两十六铢　芍药一两　生姜一两　甘草一两，炙　麻黄一两，去节　大枣四枚　杏仁二十四枚，汤浸，宜去皮尖及两仁者，后仿此

上七味，以水五升，先煮麻黄一二沸，去上沫，纳诸药，煮取一升八合，去渣。温服六合。

歌曰：桂枝一两十六铢，
甘芍姜麻一两符。
杏廿四枚枣四粒，
面呈热色痒均驱。

蔚按：《内台》载此方，即桂枝汤原方分量，加麻黄三两，杏仁七十个，白水煎服，取微汗。许宏《方议》云：桂枝汤治表虚，麻黄汤治表实，二者均曰解表，霄壤之异也。今此二方合而用之，乃解其表不虚不实者也。

桂枝二麻黄一汤

治太阳病，若形如疟，日再发，汗出必解。

桂枝一两十七铢　芍药一两六铢　麻黄十六铢　生姜一两六铢　杏仁十六个　甘草一两二铢　大枣五枚

上七味，以水五升，先煮麻黄一二沸，去上沫，纳诸药，煮取二升，去渣。温服一升，日再服。

歌曰：一两六铢芍与姜，
麻铢十六杏同行。
桂枝一两铢十七，
草两二铢五枣匡。

蔚按：服桂枝汤宜令微似汗。若大汗出、脉洪大，为汗之太骤，表解而肌未解也。仍宜与桂枝汤，以啜粥法助之。若形似疟，日再发者，是肌邪、表邪俱未净，宜桂枝二以解肌邪，麻黄一以解表邪。

白虎加人参汤

治发汗后热不退，大烦渴饮水者。

知母六两　石膏一斤，碎，绵裹　甘草二两，炙　粳米六合　人参三两

上五味，以水一斗，煮米熟汤成，去滓。温服一升，日三服。

歌曰：服桂渴烦大汗倾，
液亡肌腠涸阳明。
膏斤知六参三两，
二草六粳米熟成。

蔚按：上节言服桂枝大汗出而邪反不能净，宜仍服桂枝以发汗之，或桂枝二麻黄一汤合肌表而发汗，皆所以竭其余邪也。此节言大汗出外邪已解，而汗多亡阳明之津液。胃络上通于心，故大烦。阳明为燥土，故大渴。阳气盛，故脉洪大。主以石膏之寒以清肺，知母之苦以滋水，甘草、粳米之甘，人参之补，取气寒补水以制火，味甘补土而生金，金者水之源也。

桂枝二越婢一汤

治太阳病发热恶寒，热多寒少，脉微弱者，此无阳也，不可发汗，此汤主之。

桂枝十八铢　芍药十八铢　麻黄十八铢　甘草十八铢　大枣四枚　生姜一两二铢　石膏二十四铢

上七味，㕮咀。以水五升煮麻黄一二沸，去上沫，纳诸药，煎取二升，去滓。温服一升。本方当裁为越婢汤、桂枝汤合饮一升。今合为一方，桂枝二越婢一。

歌曰：桂芍麻甘十八铢，
生姜一两二铢俱。
膏铢廿四四枚枣，
要识无阳旨各殊。

论中“无阳”二字，言阳气陷于阴中，既无表阳之证，不可发其表汗，故用越婢汤。方中石膏质重而沉滞，同麻黄之勇，直入于里阴之中，还同桂枝汤复出于肌表而愈。

蔚按：本方分量甚轻，大抵为邪气轻浅者设也。太阳以阳为主，

所云热多寒少，是阳气欲胜阴邪之兆。所云脉微弱，是指脉不紧盛。所云无阳不可发汗，是指此证、此脉无阳邪之太盛，不可用麻黄汤发其汗，只用此汤清疏营卫，令得似汗而解也。书中“阴阳”二字，有指气血而言，有指元阴元阳而言，有指腑脏而言，有指表里而言，有指寒热而言，有指邪正而言。非细心如发者，每致误解，即高明如程扶生辈，亦以“无阳”二字认为阳气虚少。甚矣！读书之难也。

桂枝去桂加茯苓白术汤

治服桂枝汤，或下之，仍头项强痛，翕翕发热无汗，心下满微痛，小便不利者。

芍药三两　甘草二两，炙　生姜三两　茯苓三两　白术三两　大枣十二枚

上六味，以水八升，煮取三升，去滓。温服一升。小便利则愈。

歌曰：术芍苓姜三两均，
枣须十二效堪珍。
炙甘二两中输化，
水利邪除立法新。

蔚按：上节言太阳之气内陷于脾而不能外达，此节言太阳之气内陷于脾而不能转输也。用桂枝汤后，而头痛项强，翕翕发热，无汗之证仍在，其病机在于“无汗”二字。知桂枝汤之不能丝丝入扣也，或者悔桂枝汤之误而下之。无如表证悉俱，转因误下而陷于脾，以致心下满微痛，小便不利，其病机在于“小便不利”四字。桂枝之长于解肌，不长于利水，服五苓散多饮暖水以出汗。师有明训，知桂枝汤之不可不去也。太阳之气陷于中土，心下为脾之部位，故满而微痛。脾不能转输其津液，故小便不利。今用桂枝汤去桂而加白术、茯苓，则转输灵而小便自利，小便利而太阳之气达于内外，而内外之邪俱净矣。

又按：经方分量轻重，变化难言。有方中以分量最重为君者，如小柴胡汤，柴胡八两余药各三两之类是也；有方中数味平用者，如桂枝汤，芍、桂、生姜各三两而以桂枝汤为君是也；有一方各味等分者，如猪苓汤，各味俱一两而以猪苓为君是也；有方中分量甚少而得力者，如甘草附子汤中，为使之桂枝四两而所君之甘草只二两是也；又如炙甘草汤中，为使之地黄一斤而所君之炙甘草只四两是也。然此虽轻重

莫测，而方中有是药而后主是名，未有去其药而仍主其名，主其名即所以主其功。如此证头项强痛、翕翕发热，为太阳桂枝证仍在，因其误治，遂变其解肌之法而为利水，水利则满减热除而头项强痛亦愈，主方在无药之处，神乎其神矣。

甘草干姜汤

治误汗，烦躁吐逆而厥者主之。

甘草四两　干姜二两，炮

上㕮咀。以水三升，煮取一升五合，去渣。分温再服。

歌曰：心烦火盛脚急热盛灼筋理须明，
攻表误行厥便成。
二两炮姜甘草四，
热因寒用奏功宏。

蔚按：误服桂枝汤而厥，其为热厥无疑，何以又用甘草、干姜乎？而不知此方以甘草为主，取大甘以化姜、桂之辛热，干姜为佐，妙在炮黑，变辛为苦，合甘草又能守中以复阳也。论中干姜俱生用，而惟此一方用炮，须当切记。或问亡阳由于辛热，今干姜虽经炮带些苦味，毕竟热性尚存，其义何居？答曰：此所谓感以同气，则易入也。子能知以大辛回阳主姜、附而佐以胆、尿之妙，便知以大甘复阳主甘草而佐以干姜之神也。推之，僵蚕因风而死，取之以治中风。驴为火畜，大动风火，以伏流之阿水造胶，遂能降火而熄风，皆古圣人探造化之微也。

仲景又以此汤治肺痿，更为神妙，后贤取治吐血，盖学古而大有所得也。

芍药甘草汤

治误汗伤血，厥逆脚挛急主之。

芍药四两　甘草四两，炙

上二味，㕮咀。以水三升，煮取一升半，去滓。分温再服之。

歌曰：芍甘四两各相均，
两脚拘挛病在筋。
阳旦误投热气烁，

苦甘相济即时伸。

蔚按：芍药味苦，甘草味甘，苦甘合用，有人参之气味，所以大补阴血。血得补则筋有所养而舒，安有拘挛之患哉？时医不知此理，谓为戊己汤，以治腹痛。有时生熟并用，且云中和之剂，可治百病，凡病人素溏与中虚者，服之无不增剧，诚可痛恨。

调胃承气汤

治汗后恶热谵言，心烦中满，脉浮者主之。

大黄四两，去皮，酒洗　甘草二两，炙　芒硝半升

上三味，㕮咀。以水三升，煮取一升，去滓，纳芒硝，更上火微煮令沸，少少温服之。

歌曰：调和胃气炙甘功，
硝用半升地道通。
草二大黄四两足，
法中之法妙无穷。

蔚按：此治病在太阳而得阳明之阳盛证也。经曰：热淫于内，治以咸寒；火淫于内，治以苦寒。君大黄之苦寒，臣芒硝之咸寒，而更佐以甘草之甘缓，硝、黄留中以泄热也。少少温服，亦取缓调之意。

次男元犀按：调胃承气汤此证用之，可救服桂枝遗热入胃之误。太阳之阳盛证用之，能泄肌热以作汗。阳明证用之，能调胃气以解微结。《内台方》自注云："脉浮者"三字，大有意义。

四逆汤

治下利清谷，三阴厥逆，恶寒，脉沉而微者，此方主之。此乃温经救阳之峻剂也。

甘草二两，炙　干姜一两，半　附子一枚，生用，去皮，切八片

上三味，㕮咀。以水三升，煮取一升二合，去滓，分温再服。强人可大附子一枚，干姜三两。

歌曰：生附一枚两半姜，
草须二两少阴方。
建功姜附如良将，
将将从容借草匡。

蔚按：四逆汤为少阴正药。此证用之以招纳欲散之阳，太阳用之以温经，与桂枝汤同用以救里，太阴用之以治寒湿，少阴用之以救元阳，厥阴用之以回薄厥。

次男元犀按：生附子、干姜，彻上彻下，开辟群阴，迎阳归舍，交接十二经，为斩旗夺关之良将。而以甘草主之者，从容筹划，自有将将之能也。

卷二

太阳方

葛根汤

治太阳病项背几几，无汗恶风者。又治太阳与阳明合病，必自下利，此方主之。

葛根四两　麻黄三两，去节　甘草二两，炙　芍药二两　桂枝二两　生姜三两　大枣十二枚

上七味，㕮咀。以水一斗，先煮葛根、麻黄，减二升，去上沫，纳诸药，煮取三升，去滓。温服一升。覆取微似汗，不须啜粥。余如桂枝法将息及禁忌。

歌曰：四两葛根三两麻，
枣枚十二效堪嘉。
桂甘芍二姜三两，
无汗憎风项背几几太阳病下利太阳阳明合病夸。

蔚按：第二方桂枝加葛根汤与此汤，俱治太阳经输之病。太阳之经输在背。经云：邪入于输，腰脊乃强。师于二方皆云：治项背几几。几几者，小鸟羽短，欲飞不能飞，而伸颈之象也。但前方治汗出，是邪从肌腠而入输，故主桂枝；此方治无汗，是邪从肤表而入输，故主麻黄。然邪既入输，肌腠亦病。方中取桂枝汤全方加葛根、麻黄，亦肌表两解之治，与桂枝二麻黄一汤同意，而用却不同，微乎微乎！葛根性用解见第二方。

张令韶曰：太阳与阳明合病，必自下利者，太阳主开，阳明主阖。今太阳合于阳明，不从太阳之开而从阳明之阖，病阖反开，故必自下利。下利者气下而不上也。葛根之性，延蔓上腾，气腾于上，利自止矣。

葛根加半夏汤

治太阳与阳明合病，不下利，但呕者，此方主之。

葛根汤原方，加半夏半升、洗。煎服同前。

歌曰： 二阳太阳与阳明合病下利葛根夸，
不利旋看呕逆嗟。
须取原方照分两，
半升半夏洗来加。

张令韶曰：不下利但呕者，太阳之气仍欲上达而从开也，因其势而开之，故加半夏以宣通逆气。

葛根黄芩黄连汤

治太阳病桂枝证，医反下之，利遂不止。脉促者，表未解也。喘而汗出者，此汤主之。

葛根半斤　甘草二两　黄芩二两　黄连二两

上四味，以水八升，先煮葛根，减二升。纳诸药，煮取二升，去滓。分温再服。

歌曰： 二两连芩二两甘，
葛根八两论中谈。
喘而汗出脉兼促，
误下风邪利不堪。一本，黄连三两。

蔚按：太阳桂枝证而反下之，邪由肌腠而内陷于中土，故下利不止。脉促与喘汗者，内陷之邪欲从肌腠之出而不能出，涌于脉道，如疾行而蹶为脉促；涌于华盖，肺主气而上喘，肺主皮毛而汗出。方主葛根，从里以达于表，从下以腾于上。辅以芩、连之苦，苦以坚之，坚毛窍而止汗，坚肠胃以止泻。又辅以甘草之甘，妙得苦甘相合，与人参同味而同功，所以补中土而调脉道，真神方也。许宏方议云：此方亦能治阳明大热下利者，又能治嗜酒之人热喘者，取用不穷也。蔚按：金桂峰之女患痢，身热如焚，法在不治，余断其身热为表邪，用人参败毒散，继服此方，全愈。益信长沙方之取用不穷也

麻黄汤

治太阳病头疼发热，身疼腰痛，骨节疼痛，恶寒无汗而喘者，此

方主之。

麻黄三两，去节　桂枝二两，去皮　杏仁七十个，去皮尖　甘草一两，炙

上四味，以水九升，先煮麻黄减二升，去上沫，纳诸药，煮取二升半，去滓。温服八合，覆取微似汗，不须啜粥。余如桂枝法将息。

按：今医不读《神农本草经》，耳食庸医唾余，谓麻黄难用，而不知气味轻清，视羌、独、荆、防、姜、葱，较见纯粹。学者不可信俗方而疑经方也。

歌曰：七十杏仁三两麻，
一甘二桂效堪夸。
喘而无汗头身痛，
温覆休教粥到牙。

蔚按：以上俱言桂枝证，至此方言麻黄证也。方下所列各证，皆兼经气而言。何谓经？《内经》云：太阳之脉，上连风府，上头项，挟脊，抵腰，至足，循身之背是也。何谓气？《内经》云：太阳之上，寒气主之。又云：三焦膀胱者，腠理毫毛其应。是太阳之气主周身之表而主外也。桂枝证病在肌腠，肌腠实则肤表虚，故以自汗为提纲。此证病在肤表，邪在肤表则肤表实，故以无汗为提纲。无汗则表气不通，故喘。痛而曰疼，痛之甚也。此经与气并伤，视桂枝证较重，故以麻黄大开皮毛为君，以杏仁利气，甘草和中，桂枝从肌以达表为辅佐。覆取似汗而不啜粥，恐其逗留麻黄之性，发汗太过也。

大青龙汤

治太阳中风脉浮紧，发热恶寒，身疼痛，不汗出而烦躁者，此方主之。

麻黄六两，去节　桂枝二两，去皮　甘草二两，炙　杏仁五十枚，一本四十枚　石膏如鸡子大，碎　生姜一两　大枣十二枚

上七味，以水九升，先煮麻黄减二升，去上沫。纳诸药，煮取三升，去滓。温服一升，取微似汗，汗出多者，温粉扑之。一服汗者，停后服。

歌曰：二两桂甘三两姜，
膏如鸡子六麻黄。

枣枚十二五十杏，

无汗烦而且躁方。一本，杏四十枚，甘草三两，许宏《方义》云：温粉者只用白术、藁本，川芎、白芷各一两，米粉三两，为细末，扑其身则汗止。

蔚按：太阳底面便是少阴。少阴证本无汗，而烦躁证少阴与太阳俱有之。若太阳中风脉浮，为肌病，有欲汗之势，紧为表实，仍不得有汗，是肌与表兼病也。发热为太阳之标病，恶寒为太阳之本病，是标与本俱病也。太阳之气主周身之毫毛，太阳之经挟脊抵腰，身疼痛是经与气并病也。风为阳邪，病甚而汗不出，阳邪内扰，不可认为少阴之烦躁，以致议温有四逆汤，议寒有黄连阿胶汤之误。只用麻黄汤以发表，桂枝汤以解肌，而标本经气之治法俱在其中。去芍药者，恶其苦降，恐引邪陷入少阴也。加石膏者，取其质重性寒，纹理似肌，辛甘发散，能使为热隔之证透达而解，如龙能行云而致雨也。更妙在倍用麻黄，挟石膏之寒尽行于外而发汗，不留于内而寒中，方之所以入神也。下节言脉即不紧而缓，身即不疼而但重且有轻时，虽不若上节之甚，而无汗与烦躁，审非少阴证，亦可以此汤发之。论云：无少阴证者，此者字承上节不汗出而烦躁言也。

小青龙汤

治伤寒表不解，心下有水气，干呕发热而渴，或咳，或利，或噎，或小便不利、少腹满，或喘，此方主之。

麻黄三两　芍药三两　细辛三两　干姜三两　甘草三两　桂枝三两　半夏半升　五味子半升

上八味，以水一斗，先煮麻黄减二升，去上沫。纳诸药，煮取三升，去滓。温服一升。若微利者，去麻黄，加荛花如鸡子大，熬令赤色。若渴者，去半夏，加瓜蒌根三两。若噎者，去麻黄，加附子一枚炮。若小便不利，小腹满，去麻黄，加茯苓四两。若喘者，去麻黄加杏仁半升。

歌曰：桂麻姜芍草辛三，

夏味半升记要谙。

表不解兮心下水，

咳而发热句中探。柯韵伯云：心下为火位，水火相射，则水气之变幻不可拘。如上而不下则或噎或喘，下而不上则或渴或利，留于肠胃，则小便不利而小腹因满矣，惟发热而咳是为水证。

加减：若渴去夏取蒌根，

歌曰 三两加来功亦壮。

微利去麻加荛花，吴云：此味不常用，以茯苓代之。

熬赤取如鸡子样。

若噎去麻炮附加，

只用一枚功莫上。

麻去再加四两苓，

能除尿短小腹胀。

若喘除麻加杏仁，

须去皮尖半升量。

蔚按：此伤寒太阳之表不解而动其里水也。麻、桂从太阳以祛表邪，细辛入少阴而行里水，干姜散胸前之满，半夏降上逆之气，合五味之酸、芍药之苦，取酸苦涌泄而下行。既欲下行而仍用甘草以缓之者，令药性不暴，则药力周到，能入邪气水饮互结之处而攻之。凡无形之邪气从肌表出，有形之水饮从水道出，而邪气水饮一并廓清矣。喻嘉言云：方名小青龙者，取其翻波逐浪以归江海，不欲其兴云升天而为淫雨之意。若泥麻黄过散，减去不用，则不成其为龙，将何恃以翻波逐浪乎？

桂枝加厚朴杏仁汤

治太阳病下之微喘者，表未解也。

桂枝三两　甘草二两　芍药三两　大枣十二枚　杏仁五十枚　厚朴二两，炙，去皮　生姜三两，切

上七味，以水七升，微火煮取三升，去滓。温服一升。覆取微似汗。

歌曰： 下后喘生桂枝证下之微喘及喘家，素有喘，名喘家。

桂枝汤外更须加。

朴加二两五十杏，

此法微茫未有涯。

参太阳病，有在表在外之不同，以皮肤为表，肌腠为外也。太阳表病未解而下之，气不因下内陷而仍在于表，不能宣发而微喘。用桂枝汤从肌而托之于表，加厚朴以宽之，杏仁以降之，表解而喘平矣，与太阳病下之后，其气上冲者，可与桂枝汤参看。

干姜附子汤

治下之后复发汗，昼日烦躁不得眠，夜安静，不渴不呕，无表证，脉沉微，身无大热者，此方主之。

干姜一两　附子一枚，生用，去皮，破八片

上二味，以水五升，煮取一升，去滓。顿服。

歌曰：生附一枚一两姜，
昼间烦躁夜安常。
脉微无表身无热，
幸藉残阳未尽亡。

蔚按：太阳底面便是少阴，太阳证误下之，则少阴之阳既虚，又发其汗，则一线之阳难以自主。阳王于昼，阳虚欲援同气之救助而不可得，故烦躁不得眠；阴王于夜，阳虚必俯首不敢争，故夜则安静。又申之曰：不呕不渴，脉沉微，无表证，身无大热，辨其烦躁之绝非外邪，而为少阴阳虚之的证也。证既的则以回阳之姜、附顿服，何疑？

桂枝加芍药生姜人参新加汤

治发汗后身疼痛，脉沉迟者。

桂枝三两　芍药四两　甘草二两，炙　人参三两　大枣十二枚　生姜四两

上六味，以水一斗二升，微火煮取三升，去滓。分温服一升。余如桂枝汤法。按《内台》云：白水煎，通口服，不必取汗，此说可存。

歌曰：汗后身疼脉反沉，
新加方法轶医林。
方中姜芍还增一，
三两人参义蕴深。

蔚按：此言太阳证发汗后，邪已净而营虚也。身疼痛证虽似外邪，而血虚不能养营者必痛也。师恐人之误认为邪，故复申之曰脉沉迟，以脉沉迟者病不在表，迟者血虚无以荣脉也。方用桂枝汤取其专行营

分，加人参以滋补血液生始之源，加生姜以通血脉循行之滞，加芍药之苦平，欲领姜、桂之辛，不走于肌腠而作汗，潜行于经脉而定痛也。曰新加者，言邪盛忌用人参，今因邪净而新加之。注家谓有余邪者，误也。

麻黄杏仁甘草石膏汤

治发汗后不可更行桂枝汤，若汗出而喘，无大热者，此汤主之。下后同。

麻黄四两，去节　杏仁五十枚　甘草二两，炙　石膏半斤

上四味，以水七升，先煮麻黄，去上沫。纳诸药，煮取二升，去滓。温服一升。

歌曰：四两麻黄八两膏，
二甘五十杏同熬。
须知禁桂为阳盛，
喘汗全凭热势操。

男元犀按：此借治风温之病。论曰：太阳病发热而渴不恶寒者，为温病，若发汗已，身灼热者名风温一节，未出其方，此处补之，其文略异，其实互相发明。不然，汗后病不解，正宜桂枝汤，曰不可更行者，知阳盛于内也。汗出而喘者，阳盛于内，火气外越而汗出，火气上越而喘也。其云无大热，奈何？前论温病曰发热而渴不恶寒者，邪从内出，得太阳之标热，无太阳之本寒也。今曰无大热，邪已蕴酿成热，热盛于内，以外热较之而转轻也。读书要得间，不可死于句下。至于方解，柯韵伯最妙，宜熟读之。

柯韵伯云：此方为温病之主剂，凡冬不藏精之人，热邪伏于脏腑，至春风解冻，伏邪自内而出，法当乘其势而汗之，热随汗解矣。此证头项强痛与伤寒尽同，惟不恶寒而渴以别之，证系有热无寒，故于麻黄汤去桂易石膏，以解表里俱热之证。岐伯所云未满三日可汗而已者，此法是也。此病得于寒时，而发于风令，故又名曰风温。其脉阴阳俱浮，其证自汗身重。盖阳浮则强于卫外而闭气，故身重，当用麻黄开表以逐邪；阴浮不能藏精而汗出，当用石膏镇阴以清火；表里俱热，则中气不运，升降不得自如，故多眠鼻鼾，语言难出，当用杏仁、甘

草以调气。此方备升降轻重之性，足以当之。若攻下、火熏等法，此粗工促病之术也。盖内蕴之火邪与外感之余热，治不同法。是方温病初起，可用以解表清里，汗后可复用以平内热之猖狂，下后可复用以彻伏邪之留恋，与风寒不解用桂枝汤同法。例云：桂枝下咽，阳盛则毙，特开此凉解一法，为大青龙汤之变局，白虎汤之先着也。然此证但热无寒，用青龙则不宜姜、桂，恐脉流薄疾，斑黄狂乱作矣；此证但热不虚用白虎，则不宜参、米，恐食入于阴则长气于阳，谵语腹胀矣。此为解表之剂，若无喘鼾语言难出等证，则又白虎之证治矣。凡治温病表里之实，用此汤；治温病表里之虚，用白虎加参、术，相须相济者也。若葛根黄芩黄连汤则治痢而不治喘。要知温病下后，无利不止证，葛根黄连之燥，非治温药。且麻黄专于外达，与葛根之和中发表不同；石膏甘润，与黄连之苦燥悬殊。同是凉解表里，同是汗出而喘，而用药有毫厘之辨矣。

桂枝甘草汤

治发汗过多，其人叉手自冒心，心下悸，欲得按者，此方主之。

桂枝四两　甘草二两，炙

上二味，以水三升，煮取一升，去滓。顿服。

歌曰：桂枝炙草取甘温，
四桂二甘药不烦。
叉手冒心虚已极，
汗多亡液究根源。

张令韶曰：此发汗多而伤其心气也。汗为心液，汗出过多，则心液空而喜按，故用桂枝以保心气，甘草助中土以防水逆，不令肾气乘心。

茯苓桂枝甘草大枣汤

治发汗后，其人脐下悸者，欲作奔豚，此方主之。

茯苓半斤　桂枝四两　甘草四两，炙　大枣十五枚

上四味，以甘澜水一斗，先煮茯苓，减二升。纳诸药，煮取三升，去滓。温服一升，日三服。

作甘澜水法：取水一斗，置在盆内，以杓扬之，水上有珠子五六

千颗相逐，取用之。

歌曰：八两茯苓四桂枝，

炙甘四两悸堪治。

枣推十五扶中土，

煮取甘澜两度施。程知本，甘草二两。

蔚按：此治发汗而伤其肾气也。桂枝保心气于上，茯苓安肾气于下，二物皆能化太阳之水气，甘草、大枣补中土而制水邪之溢，甘澜水速诸药下行。此心悸欲作奔豚，图于未事之神方也。

厚朴生姜甘草半夏人参汤

治发汗后，腹胀满，此方主之。

厚朴半斤，炙，去皮　生姜半斤　半夏半升，洗　甘草二两　人参一两

上五味，以水一斗，煮取三升，去滓。温服一升，日三服。

歌曰：厚朴半斤姜半斤，

一参二草亦须分。

半升夏最除虚满，

汗后调和法出群。

张令韶曰：此治发汗而伤脾气。汗乃中焦水谷之津，汗后亡津液而脾气虚，脾虚则不能转输而胀满矣。夫天气不能降，地气不升，则为胀满。厚朴色赤性温而味苦泄，助天气之下降也；半夏感一阴而生，能启达阴气，助地气之上升也；生姜宣通滞气，甘草、人参所以补中而滋生津液者也。津液足而上下交，则胀满自消矣。

茯苓桂枝白术甘草汤

治伤寒若吐若下后，心下逆满，气上冲胸，起则头眩，脉沉紧，发汗则动经，身为振摇者，此方主之。

茯苓四两　桂枝三两　白术二两　甘草二两，炙

上四味，以水六升，煮取三升，去滓。分温三服。

歌曰：病因吐下气冲胸，

起则头眩身振从。

茯四桂三术草二，

温中降逆效从容。

张令韶曰：此治吐下后而伤肝气也。心下逆满者，心下为脾之部位，脾主中焦水谷之津，吐下以伤其津，遂致脾虚而为满，脾虚而肝气乘之，故逆满也。气上冲胸等句，皆言肝病之本脉本证。方中只用桂枝一味以治肝，其余白术、茯苓、甘草，皆补脾之药，最为得法，即《金匮》所谓知肝之病当先实脾是也。

芍药甘草附子汤

治发汗病不解，反恶寒者，虚故也，此汤主之。

芍药三两　甘草三两，炙　附子一枚，炮去皮，破八片

以上三味，以水五升，煮取一升五合，去滓，温服。

歌曰：一枚附子胜灵丹，
甘芍平行三两看。
汗后恶寒虚故也，
经方秘旨孰能攒。

男元犀按：各家以此证为发汗虚其表阳之气，似是而非。于“病不解”三字说不去，且“虚故也”三字亦无来历。盖太阳之邪，法从汗解，汗而不解，余邪未净，或复烦发热，或如疟状。亦有大汗亡阳明之阳用白虎加人参法，亡少阴之阳用真武四逆法，论有明训也。今但云不解，可知病未退而亦未加也。恶寒而曰反者，奈何？谓前此无恶寒证，因发汗而反增此一证也。恶寒若系阳虚，四逆辈犹恐不及，竟以三两之芍药为主，并无姜、桂以佐之，岂不虑恋阴以扑灭残阳乎？师恐人因其病不解而再行发汗，又恐因其恶寒而径用姜、附，故特切示曰“虚故也”。

言其所以不解，所以恶寒，皆阴阳素虚之故。补虚自足以胜邪，不必他顾也。方中芍药、甘草，苦甘以补阴。附子、甘草，辛甘以补阳。附子性猛，得甘草而缓；芍药性寒，得附子而和。且芍、草多而附子少，皆调剂之妙，此阴阳双补之良方也。论中言虚者，间于节中偶露一二语。单言虚而出补虚之方者只一节，学人当从此隅反之。

茯苓四逆汤

治发汗若下之，病仍不解，烦躁者，此方主之。

茯苓四两，一本，六两　人参一两　附子一枚，生用　甘草二两，炙　干姜

一两半

上五味，以水五升，煮取三升，去滓。温服七合，日三服。

歌曰：生附一枚两半姜，
二甘六茯一参当。
汗伤心液下伤肾，
肾躁心烦得媾水火交媾则烦躁定矣昌。

张令韶曰：此汗下而虚其少阴水火之气也。汗下之后，心肾之精液两虚，以致病仍不解，阴阳水火离隔而烦躁也。烦者，阳不得通阴也；燥者，阴不得遇阳也。茯苓人参助心主以止阳烦，四逆补肾脏以定阴躁。

五苓散

治发汗后，烦渴，欲饮水者主之。

猪苓十八铢　泽泻一两六铢　白术十八铢　茯苓十八铢　桂枝半两，去皮

上五味，捣为末，以白饮和服方寸匕，日三服。多饮暖水，汗出愈。《内台》：茯苓、猪苓、白术各一两，泽泻二两，桂枝半两，为末。

歌曰：猪术茯苓十八铢，
泽宜一两六铢符。
桂枝半两磨调服，
暖水频吞汗出苏。魏念庭云：设非用散而用煎，则内外迎拒，药且不下，又何能多服暖水不吐乎？

次男元犀按：苓者，令也，化气而通行津液，号令之主也。猪苓、茯苓、泽泻皆化气之品，白术从脾以输转之，则气化而水行矣。然表里之邪，不能因水利而两解，故必加桂枝以解之，作散以散之，多服暖水以助之，使水精四布，上滋心肺，外达皮毛，微汗一出，而表里之烦热两蠲矣。白饮和服，亦即桂枝汤啜粥之义也。

茯苓甘草汤

治伤寒，汗出而渴者，五苓散主之；不渴者，此方主之。

茯苓三两　桂枝二两　甘草一两　生姜三两

上四味，以水四升，煮取三升，去滓。分温三服。

歌曰：汗多不渴此方求，

又治伤寒厥悸优。
二桂一甘三姜茯，
须知水汗共源流。

蔚按：此承上服五苓散多饮暖水以出汗。人知五苓之用在汗，而不知五苓之证在渴也。五苓证之渴，为脾不转输，非关胃燥。推而言之，不输于上为渴，不输于中为水逆，不输于下为小便不利。虽有烦热之病，责在水津不能四布，故白术、桂枝之辛温不避也。论曰汗出而渴，可知中焦水谷之津发泄而伤脾，脾伤则不能输津而作渴，故取五苓散布散其水津。若不渴者，中焦之液未伤，只用茯苓甘草汤，取茯苓之利水，俾肾水不沸腾而为汗。

卷三

太阳方

栀子豉汤

治发汗吐下后，虚烦不得眠，反复颠倒，心中懊侬者。

栀子十四枚，生用，擘　香豉四合，绵裹

上二味，以水四升，先煮栀子，得二升半。纳豉，煮取一升半，去滓。分为二服，温进一服。得吐者，止后服。从张本，删此二句

歌曰：山栀香豉治何为，
烦恼难眠胸窒宜。
十四枚栀四合豉，
先栀后豉法煎奇。

男元犀按：此汤旧本有得吐止后服等字，故相传为涌吐之方。高明如柯韵伯，亦因其说，惟张隐庵、张令韶极辨其讹，曰：瓜蒂散二条，本经必曰吐之；栀子汤六节，并不言一吐字。且吐下后虚烦，岂有复吐之理乎？此因瓜蒂散内，用香豉二合而误传之也。愚每用此方，服之不吐者多，亦或有时而吐。要之，吐与不吐，皆药力胜病之效也。其不吐者，所过者化，即雨露之用也；一服即吐者，战则必胜，即雷霆之用也。方非吐剂，而病间有因吐而愈者，所以为方之神妙。栀子色赤象心，味苦属火，性寒导火热之下行；豆形象肾，色黑入肾，制造为豉，轻浮引水液之上升。阴阳和，水火济，而烦热、懊侬、结痛等证俱解矣。原本列于太阳，主解烦，非吐剂，而有时亦能涌吐也。韵伯移入阳明，只知为吐剂泄阳明之烦热。即此为仁者见仁，知者见知也。

栀子甘草豉汤

治栀豉汤证中，若少气者主之。

栀子十四枚　甘草二两，《内台》止用半两　香豉四合

上三味，以水四升，先煮栀子、甘草，取二升半。纳豉，煮取升半，去滓。分温二服。从张氏重订，下同

栀子生姜豉汤

治栀子豉汤证中，若加呕者，此方主之。

栀子十四枚　生姜五两，《内台》止用一两　香豉四合

上三味，以水四升，先煮栀子、生姜，取二升半。纳豉，煮取升半，去滓。分温二服。

歌曰：栀豉原方效可夸，
气羸二两炙甘加。
若加五两生姜入，
专取生姜治呕家。

蔚按：栀豉解见上。汗吐下后，中气虚不能交通上下，故加甘草以补中。呕者，汗吐下后，胃阳已伤，中气不和而上逆，故加生姜暖胃解秽而止逆也。

栀子厚朴汤

治伤寒下后，心烦腹满，卧起不安者，此方主之。

栀子十四枚　厚朴四两　枳实四枚，水浸，去穰，炒

上三味，以水三升，煮取一升半，去滓，分温二服。从张氏重订

歌曰：朴须四两枳四枚，
十四山栀亦妙哉。
下后心烦还腹满，
止烦泄满效兼该。

柯韵伯曰：心烦则难卧，腹满则难起，起卧不安是心移热于胃，与反复颠倒之虚烦不同。栀子治烦，枳、朴泄满，此两解心腹之妙计也。

栀子干姜汤

治伤寒，医以丸药大下之，身热不去，微烦者主之。

栀子十四枚　干姜二两

上二味，以水三升半，煮取一升半，去滓。分二服，温进一服。从张氏，删去二句。

歌曰： 十四山栀二两姜，
以丸误下救偏方。
微烦身热君须记，
辛苦相须尽所长。

张令韶曰：栀子导阳热以下行，干姜温中土以上达，上下交而烦热止矣。

附录　家严新案

嘉庆戊辰，吏部谢芝田先生令亲，患头项强痛，身疼，心下满，小便不利。服表药，无汗，反烦，六脉洪数。初诊疑为太阳阳明合病，谛思良久曰：前病在无形之太阳也。但使有形之太阳小便一利，则所有病气俱随无形之经气而汗解矣。用桂枝去桂加茯苓白术汤，一服遂瘥，惟夜间不寐。特告曰：此名虚烦，因辛热遗害，若用枣仁、远志、茯神等药，反招集其所遗而为孽，病必复作矣。用栀子豉汤，即愈。

嘉庆己巳季春，曹扶谷明府，患头痛项强，恶寒等证。自差次回垣后，更增出寒热往来，欲呕胸满等证。家严诊其脉数中见小，按之虚不应指，骇谓之曰：阳证见阴脉，法在不治，所幸者大小便如常，神识颇清，正虽虚而尚未溃。察其胸满欲呕寒热往来之证，俱是病气欲从枢转之象，当乘机而利导之。遂令一日服小柴胡两剂，柴胡每剂八钱。次日再诊，以上诸证虽退，而心胸懊憹不安，语言错乱无次，实觉可忧。又诊其脉略缓，遂为之喜曰：邪从枢转而出，故寒热等证俱平；正为邪热所伤，故烦昏等证并见。此时须当救正，但“救正”二字，不读伤寒、金匮，便以人参误事。立主用栀子豉汤从离坎交媾处拨动神机。服后停药，静候三日，值阳明主气之期，申酉为阳明正旺之时，戊癸相合自愈，果如言应期而效。

真武汤

治太阳病发汗，汗出不解，其人仍发热，心下悸，头眩，身瞤动，振振欲擗地者，此方主之。又治少阴病二三日不已，至四五日，腹痛，小便不利，四肢沉重疼痛，自下利者，此为有水气，其人或咳，或小便自利，或呕者，此方主之。

茯苓三两　芍药三两　生姜三两　白术二两　附子一枚，炮上五味，以水八升，煮取三升，去滓。温服七合，日三服。

歌曰：生姜芍茯数皆三，
二两白术一附探。
便短咳频兼腹痛，
驱寒镇水与君谈。

加减歌曰：咳加五味要半升，
干姜细辛一两具。一本，去生姜
小便若利恐耗津，
须去茯苓肾始固。
下利去芍加干姜，
二两温中能守住。
若呕去附加生姜，
足前须到半斤数。

张令韶曰：虚者不可汗，汗后病不解而变证也。真武者，镇水之神也，水性动，今动极不安，故亦以此镇之。茯苓松之余气，潜伏于根，故归伏心神而止悸；附子启下焦之生阳，上循于头而止眩；芍药滋养营血；生姜宣通经脉，而瞤动自止；白术所以资中土而灌溉四旁者也。

罗东逸曰：小青龙汤治表不解有水气，中外皆寒实之病也；真武汤治表已解有水气，中外皆虚寒之病也。真武者，北方司水之神也，以之名汤者，借以镇水之义也。夫人一身制水者脾也，主水者肾也，肾为胃关，聚水而从其类。倘肾中无阳，则脾之枢机虽运，而肾之关门不开，水即欲行，以无主制，故泛溢妄行而有是证也。用附子之辛热，壮肾之元阳，则水有所主矣。白术之温燥，建立中土，则水有所制矣；生姜之辛散，佐附子以补阳，于补水中寓散水之意；茯苓之淡渗，佐白术以健土，于制水中寓利水之道焉；而尤重在芍药之苦降，其旨甚微。盖人身阳根于阴，若徒以辛热补阳，不少佐以苦降之品，恐真阳飞越矣。芍药为春花之殿，交夏而枯，用之以亟收散漫之阳气而归根。下利减芍药者，以其苦降涌泄也；加干姜者，以其温中胜寒也。水寒伤肺则咳，加细辛、干姜者，胜水寒也；加五味子者，收肺气也。小便利者去茯苓，恐其过利伤肾也。呕者去附子加生姜，以其病非下焦，水停于胃，所以不须温肾以行水，只当温胃以散水，且生姜功能止呕也。

小柴胡汤

治少阳经发热，口苦耳聋，其脉弦者。又治太阳阳明二经发热不退，寒热往来。

柴胡半斤　黄芩三两　人参三两　甘草三两　生姜三两　半夏半升，洗　大枣十二枚，擘

上七味，以水一斗二升，煮取六升，去滓。再煎，取三升。温服一升，日三服。

若胸中烦而不呕，去半夏、人参，加瓜蒌一枚。若渴者，去半夏，加人参合前成四两半，瓜蒌根四两。若腹中痛者，去黄芩，加芍药三两。若胁下痞硬，去大枣，加牡蛎四两。若心下悸小便不利者，去黄芩，加茯苓四两。若不渴外有微热者，去人参，加桂枝三两，温覆取微汗愈。若咳者，去人参、大枣、生姜，加五味子半升，干姜二两。

歌曰：柴胡八两少阳凭，
枣十二枚夏半升。
三两姜参芩与草，
去滓重煎有奇能。

张令韶曰：太阳之气不能从胸出入，逆于胸胁之间，内干动于脏气，当借少阳之枢转而外出也。柴胡二月生苗，感一阳初生之气，香气直达云霄，又禀太阳之气，故能从少阳之枢以达太阳之气；半夏生当夏半，感一阴之气而生，启阴气之上升者也；黄芩气味苦寒，外实而内空腐，能解形身之外热；甘草、人参、大枣助中焦之脾土，由中而达外；生姜所以发散宣通者也，此从内达外之方也。

愚按：原本列于太阳，以无论伤寒中风，至五六月之间经气一周，又当来复于太阳。往来寒热，为少阳之枢象，此能达太阳之气从枢以外出，非解少阳也。各家俱移入少阳篇，到底是后人识见浅处。

加减歌曰：胸烦不呕除夏参，
蒌实一枚应加煮。

若渴除夏加人参，
合前四两五钱与。
蒌根清热且生津，
再加四两功更钜。
腹中痛者除黄芩，
芍加三两对君语。
胁下痞硬大枣除，
牡蛎四两应生杵。
心下若悸尿不长，
除芩加茯四两侣。
外有微热除人参，
加桂三两汗休阻。
咳除参枣并生姜，
加入干姜二两许。
五味半升法宜加，
温肺散寒力莫御。

张令韶曰：太阳之气不能从胸出入，逆于胸胁之间，虽不干动在内有形之脏真，而亦干动在外无形之脏气。然见一脏之证，不复更及他脏，故有七或证也。胸中烦者，邪气内侵君主，故去半夏之燥；不呕者，中胃和而不虚，故去人参之补，加瓜蒌实之苦寒导火热以下降也；渴者，阳明燥金气盛，故去半夏之辛，倍人参以生津，加瓜蒌根引阴液以上升也；腹中痛者，邪干中土，故去黄芩之苦寒，加芍药以通脾络也；胁下痞硬者，厥阴肝气不舒，故加牡蛎之纯牡，能破肝之牝脏，其味咸能软坚，兼除胁下之痞，去大枣之甘缓，欲其行之捷也；心下悸小便不利者，肾气上乘而积水在下，故去黄芩，恐苦寒以伤君火，加茯苓保心气以制水邪也；不渴外有微热者，其病仍在太阳，故不必生液之人参，宜加解外之桂枝覆取微汗也；咳者，形寒伤肺，肺气上逆，故加干姜之热以温肺，五味之敛以降逆。凡咳皆去人参，长沙之秘旨，既有干姜之温，不用生姜之散，既用五味之敛，不用大枣之缓也。

小建中汤

治伤寒阳脉涩，阴脉弦，法当腹中急痛者，以此方主之。又，伤寒二三日，心中悸而烦者，此方主之。

芍药六两　桂枝三两　甘草二两　生姜三两　胶饴一升　大枣十二枚

上六味，以水七升，煮取三升，去滓。纳胶饴，更上微火消解。温服一升，日三服，呕家不可用建中，以甜故也。

歌曰：建中即是桂枝汤，
倍芍加饴绝妙方。
饴取一升六两芍，
悸烦腹痛有奇长。

程扶生曰：伤寒二三日，邪尚在表，未及传里之时，悸则阳虚，烦则阴虚，故以芍药之苦以益阴，姜、桂之辛以扶阳，而复用甘草、大枣之甘温缓其中。中既建，则邪不致入里矣。而姜、桂等又能托邪外出，此为阴阳两虚之人而立一养正驱邪法也。

张令韶曰：经隧之血脉，流行不息。今寒气入而稽迟之，入阳络则阳脉涩，入阴络则阴脉弦，法当腹中急痛，先与建中汤。以经遂之血脉皆中胃之所生，更得小柴胡汤以转枢机，枢机利则经隧之血脉通矣，通则不痛也。

蔚考：《金匮》黄芪建中汤有加减法，小建中汤无加减法。今查《内台方议》亦有加减，未知为年久脱简，抑或许氏新附与否，姑录之备参考。《方议》载建中汤治虚痛者，加黄芪；治心痛者，加延胡索；治血虚者，加当归、川芎；治盗汗多者，加小麦、茯神；治虚中生热，加柴胡、地骨皮。

大柴胡汤

治太阳病未解便传入阳明，大便不通，热实心烦，或寒热往来，其脉沉实者，以此方下之。

柴胡半斤　半夏半升　芍药三两　黄芩三两　生姜五两　枳实四枚，炙　大枣十二枚

上七味，以水一斗二升，煮取六升，去滓，再煎，温服一升，日三服，一方，用大黄二两，若不加大黄，恐不为大柴胡汤也。按：此方原

有两法，长沙并存其说而两用之。

歌曰：八柴四枳五生姜，
芩芍三分二大黄。
半夏半升十二枣，
少阳实证下之良。

蔚按：凡太阳之气逆而内干，必借少阳之枢转而外出者，仲景名为柴胡证。但小柴胡治心烦，或胸中烦，或心下悸，重在于胁下苦满；而大柴胡证不在胁下而在心下，曰心下急，郁郁微烦，曰心下痞硬，以此为别。小柴胡证曰喜呕，曰或胸中烦而不呕；而大柴胡证不独不呕，而且呕吐，不独喜呕，而且呕不止，又以此为别。所以然者，太阳之气不从枢外出，反从枢内入于君主之分，视小柴胡证颇深也。方用芍药、黄芩、枳实、大黄者，以病势内入，必取苦泄之品以解在内之烦急也。又用柴胡、半夏以启一阴一阳之气，生姜、大枣以宣发中焦之气，盖病势虽已内入，而病情仍欲外达，故制此汤，还借少阳之枢而外出，非若承气之上承热气也。汪讱菴谓加减小柴胡、小承气而为一方，未免以庸俗见测之也。

柴胡加芒硝汤

治伤寒十三日不解，胸胁满而呕，日晡所发潮热，已而微利。此本柴胡证，下之而不得利，今反利者，知医以丸药下之，非其治也。潮热者，实也。先宜小柴胡以解外，后以此汤主之。

柴胡二两六铢　半夏二十铢　黄芩一两　甘草一两　生姜一两　人参一两　大枣四枚　芒硝二两

上八味，以水四升，煮去二升，去滓。纳芒硝，更煮微沸。分温再服。此药剂之最轻者，以今秤计之，约二两，分二服，则一服只一两耳。

歌曰：小柴分两照原方，
二两芒硝后入良。
误下热来日晡所，
补兼荡涤有奇长。此歌照《内台方》，宋本《玉函经》，然当照成氏为妥。

蔚按：小柴胡汤使太阳之气从枢外出，解见原方。兹云十三日，经尽一周，既来复于太阳，当解而不能解，又交阳明主气之期，病气亦随经气而涉之。阳明主胸，少阳主胁，胸胁满而呕者，阳明之阖不得少阳之枢以外出也。日晡所者，申酉戌之际也，阳明旺于申酉戌，故应其时而发潮热；已微利者，阳明之气虽实，其奈为丸药所攻而下陷。陷者举之，用小柴胡汤以解外，解寓升发之义，即所以举其陷而止其利也。又加芒硝者，取芒硝之咸寒以直通地道。不用大黄之苦寒以犯中宫，盖阳明之气既伤，不宜再伤。师之不用大柴而用小柴，其义深矣。

桃仁承气汤

治太阳病不解，热结膀胱，其人如狂，血自下者愈。其外不解者，尚未可攻，当先解外。外已解，但小腹急结者，乃可攻之，宜此方主之。

桃仁五十个　大黄四两　甘草二两，生　桂枝二两　芒硝二两

上五味，以水七升，煮取二升半，去滓。纳芒硝，更上火微沸，下火。先食，温服五合，日三服。当微利。

歌曰：五十桃仁四两黄，
桂硝二两草同行。
膀胱热结如狂证，
外解方攻用此汤。

蔚按：张令韶谓太阳有气有经，其气从胸而出入，其经挟脊入循膂而内络膀胱，如病邪从胸胁而入，涉于阳明少阳之分，则为小柴胡汤证；循背膂而入，自入于太阳之腑，则为桃仁承气汤证。太阳之腑曰膀胱，在小腹之间，为血海之所，膀胱有津液而无血，而与胞中之血海相连。热干之，阴不胜阳，则动胞之血而自下，故其人如狂。然病起外邪，当先解外，必审其小腹急结，乃可攻之。急结者，其血有急欲通之象也。桃得阳春之生气，其仁微苦而涌泄，为行血之缓药；得大黄以推陈致新；得芒硝以清热消瘀；得甘草以主持于中，俾诸药遂其左宜右有之势。桂枝用至二两者，注家以为兼解外邪，而不知辛能行气，气行而血乃行也。男蔚按：《内经》曰，血在上喜忘，血在下如狂。

柴胡加龙骨牡蛎汤

治伤寒八九日下之，胸胁满，烦惊，小便不利，谵言，一身尽重不可转侧者，此方主之。

柴胡一两半　龙骨一两半　黄芩一两半　生姜一两半　人参一两半　茯苓一两半　铅丹一两半　牡蛎一两半　桂枝一两半　半夏一两半　大枣六枚　大黄二两

上十二味，以水八升，煮取四升。纳大黄，更煮一二沸，去滓。温服一升。此分两照宋本《玉函经》及《内台方》，若《伤寒论》，柴胡则用四两，半夏二合。

歌曰：参芩龙牡桂丹铅，
苓夏柴黄姜枣全。
枣六余皆一两半，
大黄二两后同煎。

《内台方议》云：伤寒八九日，邪气错杂，表里未分，而误下之，则虚其里而伤其表。胸满而烦者，邪热客于胸中；惊者，心恶热而神不守也；小便不利者，里虚津液不行也；谵语者，胃热也；一身尽重不可转侧者，阳气内荣于里不行于表也。故用柴胡为君，以通表里之邪而除胸胁满，以人参、半夏为臣，辅之；加生姜、大枣而通其津液，加龙骨、牡蛎、铅丹收敛神气而镇惊，为佐；加茯苓以利小便而行津液，加大黄以逐胃热止谵语，加桂枝以行阳气而解身重错杂之邪，共为使。以此十一味之剂，共救伤寒坏逆之法也。

《伤寒论》共十二味，一本无黄芩，只十一味也。

桂枝去芍药加蜀漆牡蛎龙骨救逆汤

治伤寒脉浮，医以火迫劫之，亡阳，必惊狂，起卧不安者，此方主之。

桂枝三两　甘草二两　大枣十二枚　生姜三两　牡蛎熬，五两　龙骨四两　蜀漆三两，洗，去腥

上为末，以水一斗二升，先煮蜀漆，减二升，纳诸药，煮取三升，去滓。温服一升。一本，蜀漆四两

歌曰：桂枝去芍已名汤，

蜀漆还加龙牡藏。
五牡四龙三两漆，
能疗火劫病惊狂。

张令韶曰：伤寒脉浮，病在阳也。太阳与君火相合而主神，心为阳中之太阳。医以火迫劫亡，亡其君主之阳，非下焦生阳之阳也。心为火迫，则神气外浮，故如惊狂而不安。桂枝色赤入心，取之以保心气所宜。佐以龙、牡者，取水族之物以制火邪，取重镇之品以治浮越也。芍药苦平，非亡阳所宜，故去之。蜀漆取通泄阳热，故先煮之。神气生于中焦水谷之精，故用甘草、大枣、生姜，以资助中焦之气也。病在阳复以火劫，此为逆也，故曰救逆。

桂枝加桂汤

治烧针令其汗，针处被寒，核起而赤者，必发奔豚，气从小腹上冲心，灸其核上各一壮，与此方主之。

桂枝五两　芍药三两　生姜三两　甘草二两　大枣十二枚

上五味，以水七升，煮取三升，去滓。温服一升。

按：本论云，与桂枝加桂汤，更加桂二两，而不知原用三两，更加二两，即名此汤，非于五两之外更加也。

歌曰：气从脐逆号奔豚，
汗为烧针启病源。
只取桂枝汤本味，
再加二两桂枝论。

蔚按：少阴上火而下水，太阳病以烧针令其汗，汗多伤心，火衰而水乘之，故发奔豚。用桂加桂，使桂枝得尽其量，上能保少阴之火脏，下能温少阳之水脏，一物而两扼其要也。核起而赤者，针处被寒，灸以除其外寒，并以助其心火也。

桂枝甘草龙骨牡蛎汤

治火逆下之，因烧针烦躁者，此汤主之。

桂枝一两　甘草二两　龙骨二两　牡蛎二两

上四味，以水五升，煮取二升半，去滓。温服八合，日三服。

歌曰：二甘一桂不雷同，

龙牡均行二两通。
火逆下之烦躁起，
交通上下取诸中。

蔚按：太阳病因烧针而为火逆者多，今人不用烧针而每有火逆之证者，炮姜、桂、附、荆、防、羌、独之类逼其逆也，火逆则阳亢于上。若剧下之，则阴陷于下。阳亢于上，不能遇阴而烦；阴陷于下，不得遇阳而躁。故取龙、牡水族之物，抑亢阳以下交于阴；取桂枝辛温之品，启阴气以上交于阳。最妙在甘草之多，资助中焦，使上下阴阳之气交通于中土，而烦躁自平也。

抵当汤

治太阳病热在下焦，小腹硬满，下血乃愈。所以然者，以太阳随经瘀热在里故也，此汤主之。

虻虫三十个，去足翅，熬　水蛭三十个，熬　大黄三两，酒洗　桃仁三十个

上四味，剉如麻豆，以水五升，煮取三升，去滓。温服一升。不下，再服。

歌曰：大黄三两抵当汤，
里指任冲不指胱。
虻蛭桃仁各三十，
攻其血下定其狂。

张令韶曰：太阳有经与气之分，亦有外与表之别。桃仁承气证热结膀胱，乃太阳肌腠之邪从背膂而下结于膀胱，故曰外不解者，尚不可攻，肌腠为外也。抵当证瘀热在里，乃太阳肤表之邪从胸中而下结于小腹，表气通于胸，故曰表证仍在，反不结胸，皮毛为表也。

盖太阳之气，从胸而出入太阳之经，循背膂而下络膀胱，经病外邪从背而入结于膀胱者，详于桃仁承气汤方注，而气病表邪从胸而入，不涉于膀胱，故不曰热结膀胱，而曰反不结胸，热在下焦。盖下焦即胞中，冲任二脉之所起也。冲脉起于气冲，任脉起于中极之下以上毛际，亦居小腹，故前章曰小腹急结，此章曰小腹硬满。急结者，急欲下通之象，不必攻之，故曰下者愈，只用桃仁承气足矣。此曰硬满，全无下通之势，故不曰血自下，而曰下血乃愈，言必攻而始下也，非

抵当不可。二证之分别如此。

又曰：太阳病六七日，正当太阳主气之期，表证仍在，脉当浮。今微而沉者，气随经络沉而内薄也。内薄于胸当结胸，今反不结胸者，知表邪从胸而下入于阴分。阴不胜阳故发狂，热在下焦故小腹硬满，硬满而小便自利，便知其不在无形之气分，而在有形之血分也。方用虻虫、水蛭，一飞一潜，吮血之物也。在上之热随经而入，飞者抵之；在下之血为热所瘀，潜者当之。配桃核之仁，将军之威，一鼓而下，抵拒大敌。四物当之，故曰抵当。

抵当丸

治伤寒有热，小腹满，应小便不利，今反利者，为有血也，当下之。

虻虫二十个，去翅足，熬　水蛭二十个，熬　桃仁三十五个　大黄三两

上四味捣，分为四丸。以水一升，煮一丸，取七合服，不可余药。晬时当下血，若不下者，更服。

歌曰： 卅五桃仁三两黄，
虻虫水蛭廿枚详。
捣丸四个煎宜一，
有热尿长腹满尝。

陈修园曰：抵当之脉，浮取微而沉取结。按曰微而沉，非沉微也，故又以沉结申之。抵当之证，发狂，小腹硬满，小便自利，其中又有发黄病，审其小便不利，为膀胱气化不利。小便自利，非膀胱之气不化，为下焦之瘀不行，以此方之难用，又不可不用，不得不重申其义也。然此为抵当汤、丸二证公共之辨法也。师又立抵当丸方法者，着眼在“有热”二字，以热瘀于里而仍蒸于外，小腹又满，小便应不利而反自利，其证较重，而治之不可急遽，故变汤为丸，以和洽其气味，令其缓达病所。曰不可余药者，谓连滓服下，不可留余，庶少许胜多许，俟晬时下血，病去而正亦无伤也。

大陷胸丸

治结胸证，项亦强，如柔痉状，下之则和，此方主之。

大黄半斤　葶苈子半升，熬　杏仁半升，去皮尖，炒黑　芒硝半升

上四味，捣筛二味，次纳杏仁、芒硝，合研如脂，和散。取如弹丸一枚；别捣甘遂末一钱匕，白蜜二合，水二升，煮取一升，温顿服之。一宿乃下。如不下，更服，取下为效，禁如药法。

歌曰：大陷胸丸法最超，
半升葶苈杏硝调。
项强如痉君须记，
八两大黄取急消。

蔚按：太阳之脉，上循头项，太阳之气，内出于胸膈，外达于皮毛，其治法宜从汗解。今应汗而反下之，则邪气因误下而结于胸膈之间，其正气亦随邪气而内结，不能外行于经脉，以致经输不利。而头项强急如柔痉反张之状，取大黄、芒硝苦咸以泄火热，甘遂苦辛以攻水结。其用杏仁、葶苈奈何？以肺主皮毛，太阳亦主皮毛，肺气利而太阳之结气亦解也。其捣丸而又纳蜜奈何？欲峻药不急于下行，亦欲毒药不伤其肠胃也。

大陷胸汤

治大结胸证，脉沉而紧，心下痛，按之石硬者。

大黄六两　芒硝一升　甘遂一钱匕

上三味，以水六升，先煮大黄，取二升，去滓，纳芒硝，煮一两沸，纳甘遂末。温服一升。得快利止后服。

歌曰：一钱甘遂一升硝，
六两大黄力颇饶。
日晡热潮腹痛满，
胸前结聚此方消。

蔚按：大黄、芒硝，苦咸之品，借甘遂之毒，直达胸间之饮邪，不专荡胃中之邪秽也。汤与丸分者，丸恐下之太急，故连滓和蜜服之，使留中之邪从缓而下；汤恐下之不急，取三味之过而不留者，汤涤必尽也。

陈亮师曰：结胸者，结于胸中而连于心下也。身之有膈，所以遮上下也。膈能拒邪，则邪但留于胸中；膈不能拒邪，则邪留胸而及于胃。胸胃俱病，乃成结胸。如胸有邪而胃未受邪，则为胸胁满之半表半里证；如胃受邪而胸不留，则为胃家实之阳明病。皆非结胸也。故必详辨分明，庶无差误。

小陷胸汤

治小结胸病，正在心下，按之则痛，脉浮滑者主之。又治心下结痛，气喘闷者。

黄连一两　半夏半升，洗　瓜蒌实大者一枚

上三味，以水六升，先煮瓜蒌，取三升，去滓，纳诸药，煎取二升，去滓。分温三服。

歌曰：按而始痛病犹轻，与手不可近大结胸证迥别
脉络凝邪心下成。曰正在心下，上不至心，下不及小腹，与大结胸证又别
夏取半升连一两，
瓜蒌整个要先烹。

张令韶曰：气分无形之邪结于胸膈之间，以无形而化有形，故痛不可按而为大结胸证。结于胸中脉络之间，入于有形之经络而仍归于无形，故正在心下，按之则痛，而为小结胸证。方用黄连以解心下之热，半夏以疏脉络之结，瓜蒌延蔓似络，性寒凉而实下行，所以导心下脉络之结热从下而降也。若大结胸证亦用此汤，药不及病，多死。又曰：气，无形者也；经，有形者也。以无形之邪结于胸膈之内，故用大黄、甘遂辈，从有形之肠胃而解；结于脉络之间，又用黄连、半夏辈从无形之气分而散。此经、气互相贯通之理。

徐灵胎曰：大承气所下者燥屎，大陷胸所下者蓄水，此所下者为黄涎，涎者轻于蓄水而未成水者也。审证之精，用药之切如此。

文蛤散

治病在阳，应以汗解之，反以冷水潠之者。若灌之，热被劫不得出，弥更益烦，肉上粟起，意欲饮水反不渴者，服文蛤散。若不瘥者，与五苓散。寒实结胸无热证者，与三物小陷胸汤，白散亦可服。

文蛤五两

上一味，为散，以沸汤和一方寸匕服。汤用五合。

歌曰：水潠原逾汗法门，太阳宜汗而以水潠之
肉中粟起水在皮肤更增烦。热郁而不得去

意中思水里有热还无渴，水寒侵于肺
文蛤磨调药不繁。

男元犀按：太阳病不发汗而以水噀之，致在表之阳反退却于内而不得去。师取文蛤为散，味咸质燥，以渗散其水气。若不瘥者，用五苓助脾以转输之，俾仍从皮肤而散也，柯韵伯谓此等轻剂，恐难散湿热之重邪。《金匮要略》云：渴欲饮水不止者，文蛤散主之。又云：吐后，渴欲得水而贪饮者，文蛤汤主之；兼主微风脉紧头痛，审证用方，则彼用散而此则用汤为宜。附文蛤汤：文蛤五两，麻黄、甘草、生姜各三两，石膏五两，杏仁五十枚，大枣十二枚，水六升，煮取二升，温服一升，汗出即愈。

张令韶曰：前论内因之水结于胸胁，而为大陷胸汤证；此论外因之水入于皮肤，而肉中粟起，或为小结胸证。如水寒实于外，阳热却于内，而为虚寒结胸，无肌表之热证者，与小陷胸以解其内热结，白散辛温，可以散水寒之气。总之，寒实于外，热却于内，或用苦寒以解内热，或用辛热以散外寒。随时制宜，无不可也。

白散

桔梗三分　贝母三分　巴豆一分，去皮心，熬黑，研如脂

上二味，为散。纳巴豆，更于臼中杵之，以白饮和服。强人半钱匕，羸者减之。病在膈上必吐，在膈下必利。不利，进热粥一杯。原文，此下尚有十三句，余于《浅注》全录之，此照《内台方》及张氏本节之。

歌曰：巴豆熬来研似脂，
只须一分去声守成规。
更加桔贝均三分去声，
寒实结胸细辨医。

蔚按：巴豆辛热，能散寒实而破水饮，贝母开胸结，桔梗开肺气，不作汤而作散，取散以散之之义也。进热粥者，助巴豆之热势以行之也；进冷粥者，制巴豆之热势以止之也。不用水而用粥者，借谷气以保胃气之无伤也。

卷四

太阳方

柴胡桂枝汤

治伤寒六七日，发热微恶寒，肢节烦疼，微呕，心下支结，外证未去者，此汤主之。又发汗多，亡阳谵语，不可下，与柴胡桂枝汤和其营卫以通津液，后自愈。

柴胡四两　黄芩一两半　人参一两半　半夏二合半　甘草一两　桂枝一两半　芍药一两半　生姜一两半　大枣六枚

上九味，以水七升，煮取三升，去滓。温服。

歌曰：小柴原方取半煎，

桂枝汤入复方全。生姜、大枣、甘草二方俱有，只取桂枝汤之半，须记之。七方：大、小、轻、重、奇、偶、复。

阳中太少相因病，

偏重柴胡作仔肩。

蔚按：小柴胡汤解见本方。此言伤寒六七日，一经已周，又当太阳主气之期，其气不能从胸而出入，结于经脉以及支络，故取桂枝汤以除发热恶寒，借小柴胡汤以达太阳之气从枢以转出。

柴胡桂枝干姜汤

治伤寒五六日，已发汗而复下之，胸胁满微结，小便不利，渴而不呕，但头汗出，往来寒热，心烦者。此为未解也，此汤主之。

柴胡半斤　桂枝三两　干姜二两　黄芩三两　牡蛎二两　甘草二两，炙　栝楼根四两

上七味，以水一斗二升，煮取六升，去滓，再煎，取三升。温服一升，日三服。初服微烦，复服，汗出便愈。

歌曰：八柴二草蛎干姜，

芩桂宜三栝四尝。

不呕渴烦头汗出，
少阳枢病要精详。

张令韶曰：伤寒五六日，厥阴主气之期也。厥阴之上，中见少阳，已发汗而复下之，则逆其少阳之枢。不得外出，故胸胁满微结；不得下行，故小便不利。少阳之上，火气治之，故渴。无枢转外出之机，故不呕。但头汗出者，太阳之津液不能旁达，惟上蒸于头也。少阳欲枢转而不能，故有往来寒热之象也。厥阴内属心包而主脉络，故心烦。此病在太阳而涉厥阴之气，不得少阳之枢以外出，故曰此为未解也。用柴胡、桂枝、黄芩，转少阳之枢而达太阳之气；牡蛎启厥阴之气以解胸胁之结；蒌根引水液之上升而止烦渴；汗下后中气虚矣，故用干姜、甘草以理中。

半夏泻心汤

治伤寒五六日，呕而发热者，柴胡证具，而以他药下之，柴胡证仍在者，复与柴胡汤。此虽以下之，不为逆，必蒸蒸而振，却发热汗出而解。若心下满而硬痛者，此为结胸也，大陷胸汤主之；但满而不痛者，此为痞，柴胡不中与之，宜此汤。

半夏半升，洗　黄芩三两　干姜三两　甘草三两　人参三两　黄连一两　大枣十二枚

上七味，以水一斗，煮取六升，去滓，再煎，取三升。温服一升，日三服。

歌曰：三两姜参炙草芩，
一连痞证呕多寻。
半升半夏枣十二，
去滓重煎守古箴。

蔚按：师于此证，开口即云伤寒五六日，呕而发热，柴胡证俱在者，五六日乃厥阴主气之期。厥阴之上，中见少阳。太阳之气欲从少阳之枢以外出，医者以他药下之，心下满而硬痛者，为结胸；但满而不痛者为痞。痞者，否也，天气不降地气不升之义也。芩、连大苦以降天气；姜、枣、人参辛甘以升地气；所以转否而为泰也。君以半夏者，因此证起于呕，取半夏之降逆止呕如神，亦即小柴胡汤去柴胡加

黄连，以生姜易干姜是也。古人治病，不离其宗如此。

附：结胸脏结痞证辨

结胸为阳邪，脏结与痞为阴邪。但脏结结于下，痞结结于上也。结于下者，感下焦阴寒之气化，结于上者，感上焦君火气化也。

十枣汤

治太阳中风，下利呕逆表解者，乃可攻之。其人漐漐汗出，发作有时，头痛，心下痞硬满，胁下痛，干呕短气，汗出不恶寒者，此表解里未和，此方主之。

芫花熬　甘遂　大戟

上三味等分，各别捣为散。以水一升半，先煮大枣肥者十枚，取八合，去滓，纳药末。强人服一钱匕，羸者服半钱匕，温服之，平旦服。若下少病不除者，明目更服，加半钱匕。得快下利后，糜粥自养。

歌曰：大戟芫花甘遂平，
妙将十枣煮汤行。
中风表证全除尽，
里气未和此法程。

蔚按：太阳为天，天连于水。太阳中风，风动水气，水气淫于上则呕逆，水气淫于下则下利，水气聚于心下则为痞，且硬满引胁而痛也。其人漐漐汗出，头痛，干呕，短气，汗出等证，宜辨。若恶寒为表未解，不可攻之；若不恶寒为表解，而里未和，宜用此汤。第三味皆辛苦寒毒之品，直决水邪，大伤元气。柯韵伯谓：参、术所不能君，甘草又与之相反，故选十枣以君之。一以顾其脾胃，一以缓其峻毒，得快利后糜粥自养，一以使谷气内充，一以使邪不复作。此仲景用毒攻病之法，尽美又尽善也。

大黄黄连泻心汤

治伤寒大下后，复发汗，心下痞，按之濡，其脉关上浮紧者，此方主之。若有恶寒者，表未解也，宜先解表，然后攻痞。

大黄二两　黄连一两

上二味，以麻沸汤二升渍之，须臾，绞去滓。分温再服。

歌曰：痞证分歧辨向趋，

关浮心痞按之濡。
大黄二两黄连一，
麻沸汤调病缓驱。

蔚按：心下痞按之濡而不硬，是内陷之邪与无形之气搏聚而不散也。脉浮在关以上，其势甚高，是君火亢于上不能下交于阴也，此感上焦君火之化而为热痞也。方用大黄、黄连大苦大寒以降之，火降而水自升，亦所以转否为泰法也。最妙在不用煮而用渍，仅得其无形之气，不重其有形之味，使气味俱薄，能降而即能升，所谓圣而不可知之谓神也。

附子泻心汤

治心下痞，而复恶寒汗出者，此汤主之。

大黄二两　黄芩一两　黄连一两　附子一枚，炮去皮，破，别煮取汁

上四味，切三味，以麻沸汤二升渍之，须臾，绞去滓，纳附子汁。分温再服。愚按：麻沸汤渍者，微取气不取其味也

歌曰：一枚附子泻心汤，
一两连芩二大黄。
汗出恶寒心下痞，
专煎轻渍要参详。

蔚按：心下痞，是感少阴君火之本热也；复恶寒者，复呈太阳寒水之本寒也；汗出者，太阳本寒甚而标阳大虚而欲外撤也。治伤寒以阳气为主，此际岂敢轻用苦寒。然其痞不解，不得不取大黄、黄连、黄芩之大苦大寒，以解少阴之本热；又恐亡阳在即，急取附子之大温，以温太阳之标阳，并行不悖，分建奇功如此。最妙在附子专煮扶阳，欲其熟而性重，三黄荡积开痞，欲其生而性轻也。

生姜泻心汤

治伤寒汗出解之后，胃中不和，心下痞硬，干噫食臭，胁下有水气，腹中雷鸣，下利者，此汤主之。

生姜四两　甘草三两　人参三两　干姜一两　黄芩三两　半夏半升　大枣十二枚　黄连一两

上八味，以水一斗，煮取六升，去滓再煎，取三升。温服一升，

日三服。

歌曰：汗余痞证四生姜，太阳寒水之邪，伤于肌肤之表者从汗而解；入于躯壳之里者，不从汗出而解。

芩草人参三两行。

一两干姜枣十二，

一连半夏半升量。

次男元犀按：太阳为寒水之经，寒水之气伤于外者，可从汗而解之；寒水之气入于里者，不能从汗解之。汗出解后，而所现之证俱属水气用事，为本条之得证，唯心下痞硬，为诸泻心法统共之证。

陈平伯云：君生姜之辛温善散者宣泄水气，复以干姜、参、草之甘温守中者培养中州，然后以芩、连之苦寒者涤热泄痞，名曰生姜泻心，赖以泻心下之痞，而兼擅补中散水之长也。倘无水气，必不用半夏、生姜之辛散，不涉中虚，亦无取干姜、参、草之补中。要知仲景泻心汤有五，然除大黄黄连泻心汤正治之外，皆随证加减之方也。

甘草泻心汤

治伤寒中风，医反下之，其人下利，日数十行，谷不化，腹中雷鸣，心下痞硬而满，干呕心烦不得安。医见心下痞，谓病不尽，复下之，其痞益甚。此非结热，但以胃中虚，客气上逆，故也。此方主之。

甘草四两　黄芩三两　干姜三两　半夏半升　黄连一两　大枣十二枚

上六味，以水一斗，煮取六升，去滓，再煎取三升。温服一升，日三服。

歌曰：下余痞作腹雷鸣，

甘四姜芩三两平。

一两黄连半升夏，

枣枚十二擘同烹。

陈平伯曰：心下痞，本非可下之实热，但以妄下胃虚，客热内陷，上逆心下耳。是以胃气愈虚，痞结愈甚。夫虚者宜补，故用甘温以补虚；客者宜除，必结苦寒以泄热。方中倍用甘草者，下利不止，完谷不化，此非禀九土之精者不能和胃而缓中。方名甘草泻心，见泄热之品得补中之力而其用始神也，此《伊芳尹汤液》所制。治狐惑蚀于上部则声嗄者，方中有人参三两。

赤石脂禹余粮汤

治伤寒服汤药，下利不止，心下痞硬。服泻心汤已，复以他药下之，利不止。医以理中与之，利益甚。理中者，理中焦，此利在下焦，此方主之。复利不止者，当利其小便。

赤石脂一斤　太一禹余粮一斤

以上二味，以水六升，煮取二升，去滓。分三服。

歌曰： 赤石余粮各一斤，
下焦下利此汤欣。
理中不应宜斯法，
炉底填来得所闻。

张令韶曰：石性坠下，故以治下焦之利，非仅固涩也。下焦济泌别汁而渗入膀胱，故利不止者，又当利其小便以分别其水谷焉。夫心下痞，属上中二焦，此复言不特上中二焦不和而成，即下焦不和而亦能成痞也。

柯韵伯曰：甘、姜、参、术，可以补中宫元气之虚，而不足以固下焦脂膏之脱。此利在下焦，故不得以理中之剂收功矣。然大肠之不固，仍责在胃；关门之不闭，仍责在脾。二石皆土之精气所结，实胃而涩肠，急以治下焦之标者，实以培中宫之本也。要知此证土虚而火不虚，故不宜于姜、附；若湿甚而虚不甚复利不止者，故又当利小便也。

又曰：凡草木之药，皆禀甲乙之气，总不若禀戊己之化者，得同气相求之义，又有炉底补塞之功。

旋覆代赭汤

治汗吐下解后，心下痞硬，噫气不除者，此方主之。

旋覆花三两　代赭石一两　人参二两　甘草三两，炙　半夏半升　生姜五两　大枣十二枚

上七味，以水一斗，煮取六升，去滓再煎，取三升。温服一升，日三服。按：《内台方》代赭石五两，半夏止用二两。

歌曰： 五两生姜夏半升，

草旋三两噫堪凭。

人参二两赭石一，

枣十二枚力始胜。

俞麟州曰：此即生姜泻心汤之变法也。夫二条皆有心下痞硬句，而生姜泻心汤重在水气下趋而作利，旋覆代赭汤重在胃虚挟饮水气上逆而作噫。取治水气下趋而利者，必用生姜以散水；胃虚挟饮而噫者，必用赭石以镇逆。二条对勘，益见仲景制方之妙。

罗东逸云：此方治正虚气不归元，而承领上下之圣方也。盖发汗吐下后，邪虽去而胃气之亏损亦多，胃气既亏，三焦亦因之而失职，阳无所归而不升，阴无所纳而不降。是以浊邪留滞，伏饮为逆，故心下痞硬，噫气不除。方中以人参、甘草养正补虚，姜、枣和脾养胃，所以定安中州者至矣。更以赭石得土气之甘而沉者，使之敛浮镇逆，领人参以归气于下；旋覆之辛而润者，用之开肺涤饮，佐半夏以蠲痰饮于上。苟非二物承领上下，则何能除噫气而消心下之痞硬乎？观仲景治下焦水气上凌振振欲擗地者，用真武汤镇之，利在下焦大肠滑脱者，用赤石脂禹余粮汤固之。此胃虚于中，气不及下，复用此法领之，而胸中转否为泰，其为归元固下之法，各极其妙如此。

桂枝人参汤

治太阳病外证未除而数下之，遂协热而利，利下不止，心下痞硬，表里不解者，此方主之。

桂枝四两　人参三两　白术三两　干姜三两　甘草四两

上五味，以水九升，先煮四味，取五升，纳桂枝，煮取三升，去滓。温服一升，日再夜一服。

歌曰：人参汤即理中汤，

加桂后煎痞利尝。

桂草方中皆四两，

同行三两术参姜。

蔚按：太阳外证未除而数下之，未有不致虚者，里虚则外热内陷，故为协热利不止。协，合也，同也。言但热不虚，但虚不热，皆不足以致此也。太阳之气，出入于心胸。今太阳主阳之气因误下而陷于下，则寒水之阴气反居于阳位，故为心下痞硬，可与甘草泻心汤条。此非热结，但以胃中虚客气上逆，故使硬句互参。方用人参汤以治里虚，桂枝以解表邪，而煮法桂枝后纳者，欲其于治里药中，越出于表，以解邪也。

沈丹彩曰：此与葛根黄连汤同一误下，而利不止之证也。而寒热各别，虚实对待，可于此互参之。彼因实热而用清邪，此因虚邪而从补正；彼得芩、连而喘汗安，此得理中而痞硬解；彼得葛根以升下陷而利止，此借桂枝以解表邪而利亦止矣。

瓜蒂散

治病如桂枝证，头不痛，项不强，寸脉微浮，胸中痞硬，气上冲咽喉，不得息者。此胸中有寒也，当吐之。

瓜蒂一分，熬黄　赤小豆一分

上二味，各别捣筛，为散已，合治之，取一钱匕。以香豉一合，用热汤七合，煮作稀粥，去滓。取汁和散。温，顿服之。不吐者，少少加；得快吐，乃止。诸亡血、虚家，不可与瓜蒂散。按：《内台方》有昏愦者亦不可吐句。

歌曰：病在胸中气分乖，
咽喉息碍痞难排。
平行瓜豆还调豉，
寸脉微浮涌吐佳。

蔚按：太阳之脉连风府，上头项。今云不痛不强者，不在经脉也。太阳之气，出入于心胸，今云胸中痞硬，气上冲咽喉不得息者，是邪气欲从太阳之气上越也。寸脉微浮者，气欲上越之象也。然欲越而不能遽越，其寒水之气不在经亦不在表，而惟在于胸中，故曰胸中寒。方取瓜蒂之苦涌，佐以赤小豆之色赤而性降，香豉之色黑而气升，能使心肾相交，即大吐之顷神志不溃，此所以为吐法之神也。又论云，病人手足厥冷，脉乍紧者，邪在胸中，心下满而烦，饥不能食者，病在胸中，当虚吐之，宜瓜蒂散。诸家解互异，惟徐灵胎以邪在胸中阳气不能四达解之，甚为简妙。

黄芩汤

治太阳与少阳合病，自下利者，此方主之。

黄芩三两　甘草二两，炙　芍药二两　大枣十二枚

上四味，以水一斗，煮取三升，去滓。温服一升。日再，夜一服。

黄芩加半夏生姜汤

治太阳与少阳合病，不下利而呕者。

黄芩三两　甘草二两，炙　芍药二两　半夏半升　生姜三两　大枣十二枚

上六味，以水一斗，煮取三升，去滓。温服一升，日再夜一服。

歌曰：枣枚十二守成箴，
二两芍甘三两芩。
利用本方呕加味，
姜三夏取半升斟。

蔚按：仲景凡下利证俱不用芍药，惟此方权用之以泄陷里之热，非定法也。

张令韶曰：此治太阳与少阳合病而下利与呕也。合者，彼此合同，非如并者之归并于此也。太阳主开，少阳主枢，太阳不能达枢以外出，而反从枢以内陷，故下利。与黄芩汤清陷里之热，而达太阳之气于外。若呕者，少阳之枢欲从太阳之开以上达也，故加半夏、生姜，宣达其逆气，以助太阳之开。

黄连汤

治伤寒胸中有热，胃中有邪气，腹中痛，欲呕吐者，此方主之。

黄连三两　甘草二两，炙　干姜三两　人参二两　桂枝三两　半夏半升　大枣十二枚

上七味，以水一斗，煮取五升，去滓。温服一升，日三夜二服。

歌曰：腹疼呕吐借枢能，少阳为枢
二两参甘夏半升。
连桂干姜各三两，
枣枚十二妙层层。一本，甘草三两

王晋三曰：此即小柴胡汤变法，以桂枝易柴胡，以黄连易黄芩，以干姜易生姜。胸中热，呕吐，腹中痛者，全因胃中有邪气阻遏阴阳

升降之机，故用人参、大枣、干姜、半夏、甘草专和胃气，使入胃之后，听胃气之上下输布，交通阴阳。再用桂枝宣发太阳之气，载黄连从上焦阳分泻热，不使其深入太阴，有碍虚寒腹痛。

桂枝附子汤

治伤寒八九日，风湿相搏，身体疼烦，不能自转侧，不呕不渴，脉浮虚而涩者，此方主之。若其人大便硬、小便自利者，去桂加白术汤主之。

桂枝四两　附子三枚，炮　大枣十二枚　生姜三两　甘草二两

上五味，以水六升，煮取二升，去滓，分温三服。

歌曰：三姜二草附枚三，
四桂同投是指南。
大枣方中十二粒，
痛难转侧此方探。此方药品与桂枝去芍药加附子汤同，但分量之轻重不同，其主治亦别，仲景方法之严如此。

桂枝附子去桂加白术汤

即按上方加减，故论中云一方二法。

白术四两　甘草二两　附子三枚，炮　大枣十二枚　生姜三两

上五味，以水六升，煮取二升，去滓，分温三服。初服其人身如痹，半日许，复服之。三服尽，其人如冒状，勿怪。此以附子、术并走皮内逐水气，未得除，故使之尔，法当加桂四两，此本一方二法也。

歌曰：大便若硬小便通，
脉涩虚浮湿胜风。
即用前方须去桂，
术加四两有神功。身重痛不能转侧，风湿病也。前方治风胜于湿，此方治湿胜于风。

蔚按：师云，伤寒八九日风湿相搏，身体疼烦不能自转侧者，风湿之邪盛也。湿淫于中，无上达之势，故不呕。湿为阴邪，无阳热之化，故不渴。邪盛则正虚，故脉浮虚而涩。但前方主桂枝，为风胜于湿；风为天之阳邪，主桂枝之辛以化之。后方去桂加术，为湿胜于风；湿为地之阴邪，主白术之苦以燥之。或问，苦燥之品，不更令大便硬

小便自利乎？曰：太阴湿土喜燥而恶湿，湿伤脾土，则不能输其津液以入胃。师所以去解表之桂，而出补中之术也，且湿既去而风亦无所恋而自除，经方无不面面周到也。

甘草附子汤

治风湿相搏，骨节烦疼，掣痛不得屈伸，近之则痛剧；汗出短气，小便不利，恶风不欲去衣，或身微肿者，此方主之。

甘草二两　白术二两　桂枝四两　附子二枚，炮

上四味，以水六升，煮取三升，去滓，温服一升，日三服。初服得微汗则解，能食。汗出复烦者，服五合，恐一升多者。宜服六七合为始。言初服之始。

歌曰：术附甘分二两平，
桂枝四两亦须明。
方中主药推甘草，
风湿同驱要缓行。宋本《金匮玉函经》，甘草、白术各三两

王晋三曰：甘草附子汤，两表两里之偶药，风淫于表湿流关节，治宜两顾。白术、附子顾里胜湿，桂枝、甘草顾表胜风。独以甘草冠其名者，病深关节，义在缓而行之，若驱之太急，风去而湿仍留，反遗后患矣。

白虎汤

治发汗后，大热不解，多汗出，不恶寒，大渴能饮水者，此方主之。按：此条从《内台方》，原文与《伤寒论》稍异。

知母六两　石膏一斤，碎，绵裹　甘草二两，炙　粳米六合

上四味，以水一斗，煮米熟汤成，去滓。温服一升，日二服。

歌曰：阳明白虎证辨非难，大热多汗，大渴饮水等为阳明证，易辨。
难在阳邪背恶寒。论中背恶寒三字两见，一见于少阴证附子汤，一见于此汤，一寒一热，须辨于厘毫之间，为死生大关头。
知六膏斤甘二两，
米加六合服之安。

蔚按：白虎汤，《伤寒论》凡三见：太阳条治脉浮滑；厥阴条治脉滑而厥；又治三阳合病，腹满，身重难以转侧，口不仁而面垢，谵语

遗尿等证。而原本此方列于太阳条甘草附子汤之下者，言外见风寒湿燥火之气俱括于太阳之内，且下一条炙甘草汤，亦即润燥之剂，可知《伤寒论》非止治风寒二气也。

柯韵伯曰：阳明邪从热化，故不恶寒而恶热。热蒸外越，故热汗自出。热灼胃中，故渴欲饮水。邪盛而实，故脉滑。然犹在经，故兼浮也。盖阳明属胃，外主肌肉，虽有大热而未成实，终非苦寒之味所能治也。石膏辛寒，辛能解肌热，寒能胜胃火，寒性沉降，辛能走外，两擅内外之能，故以为君。知母苦润，苦以泻火，润以滋燥，故以为臣。用甘草、粳米调和于中宫，且能土中泻火，作甘稼穑，寒剂得之缓其寒，苦药得之化其苦，使沉降之性皆得留连于中也。得二味为佐，庶大寒之品无伤损脾胃之虑也。煎汤入胃输脾归肺，大烦大渴可除矣。白虎为西方金神，所以名汤，秋金得令而炎暑自解矣。

炙甘草汤

治伤寒脉结代，心动悸者，主之。

甘草四两，炙　桂枝三两　生姜三两　人参二两　阿胶二两　大枣三十枚　麻仁半升　麦冬半升　生地一斤

上九味，以清酒七升，水八升，先煮八味，取三升，去滓，纳胶烊消尽。温服一升，日三服。又名复脉汤。

歌曰：结代脉须四两甘，
枣枚三十桂姜三。
半升麻麦一斤地，
二两参胶酒水涵。

蔚按：周禹载云，本条不言外证，寒热已罢可知；不言内证，二便自调可知。第以病久正气大亏，无阳以宣其气，更无阴以养其心，此脉结代、心动悸所由来也。方中人参、地黄、阿胶、麦冬、大枣、麻仁，皆柔润之品以养阴，必得桂枝、生姜之辛以行阳气。而结代之脉乃复，尤重在炙甘草一味，主持胃气以资脉之本原。佐以清酒，使其捷行于脉道也。其煮法用酒七升、水八升，只取三升者，以煎良久，方得炉底变化之功。步步是法，要之。师第言结代者用此方以复之，非谓脉脱者以此方救之也。学人切不可泥其方名，致误危证。推之孙

真人制生脉散，亦因其命名太夸，庸医相沿，贻害岂浅鲜哉。

男元犀按：此证必缘发汗过多所致，汗为心液，心液伤则血虚不能养心，故心动悸；心液伤则血不能荣脉。故脉结代，取地黄、阿胶等，为有形之品补有形之血另立法门。

卷五

阳明方

大承气汤

治阳明病大实大满，大便不通，腹痛大热，其脉沉实者，此方主之。此《内台方》与《伤寒论》大同小异。

芒硝三合，《内台方》三两　大黄四两，酒洗　枳实五枚，炙　厚朴半斤去皮，炙

上四味，以水一斗，先煮枳、朴，取五升，去滓，纳大黄，煮取二升，去滓，纳芒硝，更上微火一两沸。分温再服。得下余勿服。

歌曰：大黄四两朴半斤，
枳五硝三急下云。
朴枳先熬黄后入，
去滓硝入火微熏。

蔚按：承气汤有起死回生之功，惟善读仲景书者方知其妙。俗医以滋润之脂麻油、当归、火麻仁、郁李仁、肉苁蓉代之，徒下其粪而不能荡涤其邪，则正气不复；不能大泻其火，则真阴不复，往往死于粪出之后。于是咸相戒曰：润肠之品，且能杀人，而大承气汤，更无论矣。甚矣哉！大承气汤之功用，尽为那庸耳俗目所掩也。

张隐庵曰：伤寒六经，止阳明少阴有急下证。盖阳明秉悍热之气，少阴为君火之化。在阳明而燥热太甚，缓则阴绝矣；在少阴而火气猛烈，勿戢将自焚矣，非肠胃之实满也。若实在肠胃，虽十日不更衣，无所苦也。仲师所云急下六证，若究省不到不敢急下，致病此者鲜有能生之。且予尝闻之曰：痞满燥实坚五证皆备，然后可下。噫！当下者，全不在此五证。

小承气汤

治阳明病潮热，大便难，脉沉而滑，及内实腹痛者，此方主之。

《内台方》原文

大黄四两　厚朴二两，炙，去皮　枳实三枚，炙

上三味，以水四升，煮取一升二合，去滓。分温二服。初服汤，当更衣，不尔者，尽饮之。若更衣者，勿服之。

歌曰：朴二枳三四两黄，
小承微结好商量。
长沙下法分轻重，
妙在同煎切勿忘。

男元犀按：三承气俱阳明之正方。调胃承气，其方已载于太阳篇，故不复列。《伤寒论》云：阳明病不吐不下心烦者，可与调胃承气汤。言阳明病者，胃不和也；言不吐不下者，胃不虚也。胃络上通于心，阳明之燥火与少阴之君火相合，故心烦。可与此汤，解见太阳本方下。

至于大承气，取急下之义。阳明谵语潮热，胃中有燥屎五六枚；及二阳并病潮热，及阳明下后心中懊侬而烦，胃有燥屎；及大下后六七日不大便，烦不解，腹满痛，本有宿食；及少阴证口燥咽干，或自利清水色纯青等证。俾奏功于顷刻。小承气，取微和胃气勿令大泄下之义。阳明病热未潮，大便不硬，恐有燥屎，少与此汤，转矢气者，可与大承气攻之，若不转矢气者不与。及太阳病吐下发汗微烦，小便数，大便因硬者，令邪去而正不伤。论中逐条俱有深义。

张令韶云：胃与大肠、小肠交相贯通者也。胃接小肠，小肠接大肠。胃主消磨水谷，化其精微，内灌溉于脏腑，外充溢于皮毛，其糟粕下入于小肠，小肠受其糟粕复加运化，传入于大肠，大肠方变化传道于直肠而出。故曰：小肠者，受盛之官，化物出焉；大肠者，传道之官，变化出焉。是大承气者，所以通泄大肠而上承热气者也。故用朴实以去留滞，大黄以涤腐秽，芒硝上承热气。小承气者，所以通泄小肠而上承胃气者也。故曰微和胃气，是承制胃腑太过之气者也，不用芒硝而亦名承气者以此。若调胃承气，乃调和胃气而上承君火之热者也，以未成糟粕，故无用枳、朴之消留滞。此三承气之义也，承者制也，谓制其太过之气也。故曰：亢则害承乃制。

柯韵伯曰：诸病皆因于气，秽物之不去，由于气之不顺也。故攻

积之剂，必用气分之药，因以承气名汤。方分大小有二义，厚朴倍大黄，是气药为臣，名小承气，味多性猛，制大其服，欲令大泄下也，味寡性缓，制小其服，欲微和胃气也，大小之分以此。且煎法更有妙义，大承气用水一斗，煮枳、朴取五升，纳大黄再煮，取二升，去滓纳芒硝，何哉？盖生者气锐而先行，熟者气钝而和缓。仲景欲使芒硝先化燥屎，大黄继通地道，而后枳、朴除其痞满。若小承气以三味同煎，不分次第，同一大黄而煎法不同，此可见微和之义也。

按：张宪公云，承者，以卑承尊而无专成之义。天尊地卑，一形气也；形统于气，故地统于天；形以承气，故地以承天。胃，土也，坤之类也；气，阳也，乾之属也。胃为十二经之长，化糟粕，运精微，而成传化之腑，岂专以块然之形，亦惟承此干行不息之气耳。汤名承气，确有取义，非取顺气之义也。宪公此解，超出前人。惜其所著《伤寒类疏》，未刊行世。宪公讳孝培，古吴人也。

猪苓汤

治渴欲饮水，小便不利，脉浮，发热者主之。

猪苓一两　茯苓一两　泽泻一两　滑石一两　阿胶一两

上五味，以水四升，先煮四味，取二升，去滓。纳阿胶，烊消。温服七合，日三服。

歌曰：泽胶猪茯滑相连，
咳呕心烦渴不眠。
煮好去滓胶后入，
育阴利水法兼全。

述，此汤与五苓之用，有天渊之别。五苓散治太阳入本，太阳司寒水，故加桂以温之，是暖肾以行水也。此汤治阳明、少阴结热，二经两关津液，惟取滋阴以行水。盖伤寒表证最忌亡阳，而里热又患亡阴。亡阴者，亡肾中之阴与胃之津液也，若过于渗利，则津液反致耗竭。

方中阿胶，即从利水中育阴，是滋养无形以行有形也。故仲景云，汗多胃燥，虽渴而里无热者，不可与也。

蜜煎导方

治阳明病自汗出，若发汗，小便自利者，此为津液内竭也，大便虽硬，不可攻之，当须自欲大便，宜蜜煎导而通之。若土瓜根及与大猪胆汁，皆可为导也。《内台方》原文。

蜜七合

上一味，于铜器内微火煎之，稍凝如饴状，搅之勿令焦著，欲可丸。并手捻作挺，令头锐大如指，长二寸许，当热时急作，冷作硬，以纳谷道中，以手急抱，欲大便时乃去之。“著”字，《正韵》直略切，粘也。

猪胆汁方

大猪胆一枚，泻汁，和醋少许，以灌谷道中。如一食顷，当大便，出宿食恶物，甚效。原本无宿食一句，近本增之，必有所据。

歌曰：蜜煎熟后样如饴，
温纳肛门法本奇。
更有醋调胆汁灌，
外通二法审谁宜。

蔚按：津液内竭，便虽硬而不宜攻，取蜜之甘润，导大肠之气下行。若热结于下，取猪为水畜以制火，胆为甲木以制木，引以苦酒之酸收，先收而后放，其力始大，其宿食等有形之物一下，而无形之热亦荡涤无余矣。

按：《内台方》云，将蜜于铜器内微火煎之，稍凝似饴状，搅之勿令焦，滴水中坚凝，可用。蘸皂角末捻作挺，以猪胆汁或油润谷道，纳之，稍顷欲大便，乃去之。又猪胆汁方，以猪胆汁二枚，以小竹管插入胆口留一截，用油润，纳入谷道中，以手将胆捻之，其汁自内出。一食顷，当大便下。又用土瓜根削如指状，蘸猪胆汁纳入谷道中，亦可用。

茵陈蒿汤

治阳明病发热汗出，此为热越，不能发黄也。但头汗出，身无汗，剂颈而还，小便不利，渴欲饮水浆者，此为瘀热在里，身必发黄，此方主之。又，伤寒七八日，身黄如橘子色，小便不利腹微满者，此方主之。

茵陈蒿六两　栀子十四枚　大黄二两，去皮

上三味，以水一斗，先煮茵陈，减六升，纳二味煎取三升，去滓。分温三服。小便当利，尿如皂角汁状，色正赤，一宿腹减，黄从小便去也。

歌曰：二两大黄十四栀，
茵陈六两早煎宜。
身黄尿短腹微满，
解自前阴法最奇。

柯韵伯曰：太阳阳明俱有发黄证，但头汗出而身无汗，则热不得外越，小便不利则热不得下利，故瘀热在里而发黄。按：太阳之发黄，乃太阳之标阳下合太阴之湿气；阳明之发黄，亦阳明之燥热内合太阴之湿化。若止病本气，不合太阴，则不发黄。故曰：太阴者身当发黄，若小便自利者不能发黄也，张令韶之说最妙。然里有不同，肌肉是太阳之里，当汗而发之，故用麻黄连翘赤小豆汤。按：柯韵伯移此方于太阳篇，亦有见解。然原本系是阳明，圣经必不可擅改。心胸是太阳之里阳明之表，当寒以胜之，故用栀子柏皮汤，乃清火法。肠胃是阳明之里，当泻之于内，故立本方，是逐秽法。茵陈禀北方之色，经冬不凋，傲霜凌雪，遍受大寒之气，故能除热邪留结。率栀子以通水源，大黄以调胃实，令一身内外瘀热悉从小便而出。腹满自减，肠胃无伤，乃合引而竭之之法，此阳明利水之圣剂也。又按，仲景治阳明渴饮有三法，太阳篇之五苓散微发汗以散水气者不与焉。若大渴烦躁小便自利者，白虎汤加参清火而生津。脉浮发热小便不利者，猪苓汤滋阴以利水。若小便不利而发黄腹满者，茵陈汤以泄热令黄从小便出。病情治法，胸有成竹矣。窃思仲景利小便，必用气化之品，通大便，必用承气之品，以小便由于气化也。兹小便不利，不用二苓者何？本论云，阳明病汗出多而渴者，不可与猪苓汤，以汗多胃中燥，猪苓汤复利小便故也。须知阳明汗出多而渴者，不可用，则汗不出而渴者，津液先虚，更不可用明矣。此主以推陈致新之茵陈，佐以屈曲下行之栀子，不用枳、朴以承气，与芒硝之峻利，则大黄但能润肠泄热，缓缓而行，故必一宿而腹始减，黄从小便去，而不由大肠去。仲景立法之奇，匪夷所思耳。

麻仁丸

治趺阳脉浮而涩，浮则胃气强，涩则小便数，浮涩相搏，大便则难，其脾为约，此方主之。

麻仁二升　芍药半斤　枳实半斤，炙　大黄一斤，去皮　厚朴一尺，去皮，炙　杏仁一升，去皮尖，熬，研作脂

上六味为末，炼蜜为丸，如梧桐子大，每服十丸，渐加，以知为度。

歌曰：一升杏子二升麻，
枳芍半斤效可夸。
黄朴一斤丸饮下，
缓通脾约是专家。一本，厚朴亦是一斤。

男元犀按：脾为胃行其津液也，今胃热而津液枯，脾无所行而为穷约，故取麻仁、杏仁多脂之物以润燥，大黄、芍药苦泄之药以破结，枳实、厚朴顺气之药以行滞，以蜜为丸者，治在脾而取缓，欲脾不下泄其津液而小便数已，还津液于胃中而大便难已也。

蔚按：古今权量尺寸不同，考之《内台方》，麻仁四两，杏仁六两，芍药、枳实各二两，厚朴三两，大黄八两，蜜丸如梧桐子大，熟水下五十丸。

栀子柏皮汤

治伤寒身发黄发热。

栀子十五枚　甘草一两　黄柏二两

上三味，以水四升，煮取一升半，去滓，分温再服。

歌曰：里郁业经向外驱，
身黄发热四言规。身黄发热之外无他证。
草须一两二黄柏，
十五枚栀不去皮。

麻黄连翘赤小豆汤

治伤寒瘀热在里，身必发黄，此汤主之。

麻黄二两，去节　连翘二两　赤小豆一升　甘草二两　生梓　白皮一升。一本一斤，《内台》三两　杏仁四十枚，去皮尖　大枣十二枚　生姜二两

上八味，以潦水一斗，先煮麻黄再沸，去上沫。纳诸药，煮取三升，去滓。分温三服，半日服尽。

歌曰：黄病姜翘二两麻，
一升赤豆梓皮夸。
枣须十二能通窍，
四十杏仁二草嘉。

蔚按：栀子柏皮汤，治湿热已发于外，止有身黄发热而无内瘀之证。此治瘀热在里，迫其湿气外蒸而为黄也。麻黄能通泄阳气于至阴之下以发之，加连翘、梓皮之苦寒以清火，赤豆利水以导滞，杏仁利肺气而达诸药之气于皮毛，姜、枣调营卫以行诸药之气于肌腠，甘草奠安太阴。俾病气合于太阴而为黄者，仍助太阴之气，使其外出、下出而悉去也。潦水者，雨后水行地，取其同气相求，地气升而为雨，亦取其从下而上之义也。

少阳方

小柴胡汤

本论无方，此方列于卷三《太阳篇》中，今补其方名。

《论》以口苦、咽干、目眩为提纲，言少阳之上，相火主之，少阳为甲木，诸风掉眩，皆属于木，主风主火，言少阳之气化也。

《论》云：少阳中风，两耳无所闻，目赤，胸中满而烦。不可吐下，吐下则悸而惊。此言少阳自受之风邪也。

《论》云：脉弦细，头痛发热者，属少阳。少阳不可发汗，发汗则谵语，此属胃，胃和则愈，胃不和则烦而悸。此言少阳自受之寒邪也。

《论》云：本太阳病不解转入少阳者，胁下硬满，干呕不能食，往来寒热，尚未吐下，脉沉紧者，与小柴胡汤。此邪从太阳转属，仍达太阳之气从枢以外出也。

《论》云：若已吐下发汗，温针谵语，柴胡证罢，此为坏病。知犯何逆，以法治之。此言当审汗吐下温针四者之逆而救之也。

少阳未列专方，当于《太阳》《阳明》篇求之。

太阴方

《论》云：太阴之为病，腹满而吐，食不下，自利益甚，时腹自痛。若下之，必心下结硬。此总论太阴气之为病也。

《论》又云：太阴病脉浮，可发汗，宜桂枝汤。

《论》云：自利不渴者，属太阴也，其脏有寒故也，当温之，宜四逆辈。此二节，言太阴病在外者宜桂枝以解肌；在内者不渴，无中见之燥化，属本脏有寒，宜四逆辈。曰辈者，理中汤、丸等温剂俱在其中也。

《论》云：伤寒脉浮而缓，手足自温者，系在太阴。太阴当发身黄，若小便自利者，不能发黄，至七八日，虽暴烦下利日十余行，必自止，以脾家实腐秽当去故也。此言太阴寒证外亦有热证也。《经》云：太阴之上，湿气主之，中见阳明。若不得中见之化，则为脏寒之病；若中见太过湿热相并，又为发黄之证。小便自利者不发黄。至七八日，骤得阳热之化故暴烦，阴湿在内故下利，然下利虽甚亦当自止。所以然者，以太阴中见热化，脾家实，仓禀之腐秽当自去也。

《论》云：本太阳病医反下之，因而腹满时痛者，属太阴也，桂枝加芍药汤主之；大实痛，桂枝加大黄汤主之。此言误下转属之证也。又云，太阴为病，脉弱，其人续自便利，设当行大黄、芍药者，宜减之，以其人胃弱易动故也。此承上节脾家实，宜芍药、大黄以行腐秽。而脉弱者大便陆续而利出，宜减芍药、大黄以存胃气。甚矣，伤寒之治，首重在胃气也。

桂枝加芍药汤

治太阳病反下之，因而腹满时痛者。

桂枝三两　芍药六两　甘草二两　生姜三两　大枣十二枚

上五味，以水七升，煮取三升，去滓，分温三服。

桂枝加大黄汤

治太阳病反下之，因而大实痛者。

即前方加大黄二两。

歌曰：桂枝倍芍转输脾，

泄满升邪止痛宜。

大实痛因反下误，

黄加二两下无疑。

述：桂枝加芍药汤，倍用芍药之苦降，能令桂枝深入于至阴之分，举误陷之邪，而腹痛自止。桂枝加大黄者，以桂、姜升邪，倍芍药引入太阴，鼓其陷邪，加大黄运其中枢，通地道，去实满，枣、草助转输，使其邪悉从外解下行，各不相背。

少阴方

《论》云：少阴之为病，脉微细，但欲寐也。此以少阴标本水火阴阳之气，见于脉证者为提纲也。《内经》云：少阴之上，君火主之。又云：阴中之阴肾也。少阴本热而标寒，上火而下水，神之变，精之处也。《论》中言少阴自得之病，或得太阳之标，或得君火之化，或得水阴之气，或在于表，或在于里，或在于经，或归于中土，俱明神机枢转上下出入之至理，故其方亦寒热攻补表里之不同。

麻黄附子细辛汤

治少阴病始得之，反发热，脉沉者，此方主之。

麻黄二两　细辛二两　附子一枚，炮

上三味，以水一斗，先煮麻黄，减二升，去上沫。纳诸药，煮取三升，去滓。温服一升，日三服。

歌曰：麻黄二两细辛同，

附子一枚力最雄。

始得少阴反发热，

脉沉的证奏奇功。

蔚按：少阴病始得之，是当无热，而反发热，为太阳标阳外呈，脉沉为少阴之生气不升，恐阴阳内外不相接，故以熟附子助太阳之表阳而内合于少阴，麻黄、细辛启少阴之水阴而外合于太阳。须知此汤非发汗法，乃交阴阳法。

麻黄附子甘草汤

治少阴病得之二三日，微发汗。以二三日无里证，故微发汗也，此方主之。

麻黄二两　附子一枚，炮　甘草二两，炙

上三味，以水七升，先煮麻黄一两沸，去上沫。纳诸药，煮取三升，去滓。温服一升，日三服。

歌曰：甘草麻黄二两佳，
一枚附子固根荄。
少阴得病二三日，
里证全无汗岂乖。

蔚按：少阴病自始得以至二三日，无下利厥逆大寒之里证，又无心中烦、不得卧热化之里证，又无口燥咽干、自利清水、腹胀、不大便、当急下之里证，可知病少阴而得太阳之表热。非汗不解，而又恐过汗以伤心肾之真液，故于前方去细辛，加甘草之补中，取中焦水谷之津而为汗，则内不伤阴，邪从汗解矣。须知此汤变交阴阳法，为微发汗法。

黄连阿胶汤

治少阴病得之二三日以上，心中烦，不得卧者主之。

黄连四两　黄芩一两　芍药二两　阿胶三两　鸡子黄二枚

上五味，以水六升，先煮三物，取二升，去滓。纳胶烊尽，小冷。内鸡子黄搅令相得。温服七合，日三服。

歌曰：四两黄连三两胶，
二枚鸡子取黄敲。
一芩二芍心烦治，
更治难眠睫不交。

男元犀按：少阴病但欲寐为提纲，此节云心中烦不得卧，是但欲寐之病情而变为心中烦，可知水阴之气不能上交于君火也。心烦之极而为不得卧，可知君火之气不能下入于水阴也，此为少阴热化之证。方中用黄连、黄芩之苦寒以折之，芍药之苦平以降之，又以鸡子黄补离中之气，阿胶补坎中之精，俾气血有情之物交媾其水火，斯心烦止而得卧矣，此回天手段。

附子汤

治少阴病一二日，口中和，其背恶寒者，当灸之，宜此方主之。又少阴病身体痛，手足寒，骨节痛，脉沉者，宜此方主之。

附子二枚，生用　茯苓三两　人参二两　白术四两　芍药三两

上五味，以水八升，煮取三升，去滓。温服一升，日三服。

歌曰：生附二枚附子汤，
术宜四两主斯方。
芍苓三两人参二，
背冷脉沉身痛详。

蔚按：《论》云：少阴病得之一二日，口中和，其背恶寒者，当灸之，宜此汤。此治太阳之阳虚不能与少阴之君火相合也。又云：少阴病身体痛，手足寒，骨节痛，脉沉者，宜此汤，此治少阴君火内虚神机不转也。方中君以生附子二枚，益下焦水中之生阳以达于上焦之君火也。臣以白术者，以心肾借中土之气而交合也。佐以人参者，取其甘润以济生附之大辛。又佐以芍药者，取其苦降以泄生附之大毒也。然参、芍皆阴分之药，虽能化生附之暴，又恐其掣生附之肘，当此阳气欲脱之顷，杂一点阴柔之品便是害事，故又使以茯苓之淡渗，使参、芍成功之后从小便而退于无用之地，不遗余阴之气以妨阳药也。师用此方，一以治阳虚，一以治阴虚。时医开口辄言此四字，其亦知阳指太阳，阴指少阴，一方统治之理乎？

桃花汤

治少阴病下利，便脓血者，此汤主之。又，少阴病二三日，腹痛，小便不利，下利不止，便脓血者，主之。

赤石脂一斤，一半全用，一半筛末　干姜一两　粳米一升

上三味，以水七升，煮米令熟，去滓。纳石脂末方寸匕。温服七合，日三服。若一服愈，余勿服。

歌曰：一升粳米一斤脂，
脂半磨研法亦奇。
一两干姜同煮服，
少阴脓血是良规。

张令韶曰：少阴病下利脓血，桃花汤主之。此感少阴君火之热，不病无形之气化，而病有形之经脉也。《经》谓心之合脉也，又谓阴络伤则便血。赤石脂色赤而性涩，故能止下利脓血。干姜、粳米温补中焦，以滋养血脉之源，所以治之。《论》又云：少阴二三日至四五日，腹痛，小便不利，下利不止，便脓血者，桃花汤主之。此言二三日至四五日，值太阴主气之期而脾络不通，则为腹痛；脾络不通不能转输，则为小便不利；小便不利则水谷不分而为利不止；阴络伤则为脓血。石脂为山之血脉凝结而成，故治经脉之病。下节言便脓血可刺者，所以申明病在经脉之义也。

吴茱萸汤

治厥阴病，干呕吐涎沫，头痛者主之。又，少阴病吐利，手足厥冷，烦躁欲死者主之。又，食谷欲呕者，属阳明也，吴茱萸汤主之。得汤反剧者，属上焦也。

吴茱萸一升，洗　人参三两　生姜六两　大枣十二枚

上四味，以水七升，煮取二升，去滓。温服七合，日三服。

歌曰：升许吴萸三两参，
生姜六两救寒侵。
枣投十二中宫主，
吐利头疼烦躁寻。

蔚按：少阴之脏，皆本阳明之水谷以资生，而复交会于中土。若上吐下利，则中土大虚，中土虚则气不行于四末，故手足逆冷，中土虚不能导手少阴之气而下交，则为烦，不能引足少阴之气而上交，则为躁，甚则烦躁欲死。方用吴茱萸之大辛大温以救欲绝之阳，佐人参之冲和以安中气，姜、枣和胃以行四末。师于不治之证，不忍坐视，专求阳明，是得绝处逢生之妙，所以与通脉四逆汤、白通加猪胆汁汤三方鼎峙也。《论》云：食谷欲呕者，属阳明也，吴茱萸汤主之。又云：干呕吐涎沫，头痛者，吴茱萸汤主之，此阳明之正气也。或谓吴茱萸降浊阴之气，为厥阴专药，然温中散寒，又为三阴并用之药。而佐以人参、姜、枣，又为胃阳衰败之神方。昔贤所以“有论方不论药”之训也。

猪肤汤

治少阴病，下利，咽痛，胸满，心烦者主之。

猪肤一斤

上一味，以水一斗，煮取五升，去滓加白蜜一升，白粉五合，熬香和令相得。温分六服。

歌曰：斤许猪肤斗水煎，
水煎减半滓须捐。
再投粉白粉，五合蜜白蜜，一升熬香服，
烦利咽痛胸满痊。

张令韶曰：此方合下四方，皆以少阴主枢，旋转内外，无有止息，逆则病也。夫少阴上火下水而主枢机，下利者，水在下而火不得下济也；咽痛者，火在上而水不得上交也；上下水火不交则神机枢转不出，故胸满；神机内郁，故心烦。猪为水畜，肤取其遍达周身，从内而外，亦从外而内之义也。蜜乃稼穑之味，粉为五谷之精，熬香者，取香气助中土以交合水火，转运枢机者也。

甘草汤

治少阴咽痛者。

甘草二两，生用

上一味，以水一升，煮取升半，去滓，分温再服。

歌曰：甘草名汤咽痛求，
方教二两不多收。
后人只认中焦药，
谁识少阴主治优。后贤童便隔汤炖服，甚见超妙。

桔梗汤

治少阴咽痛，与甘草不瘥者，与桔梗汤。

桔梗一两　甘草二两

上二味，以水三升，煮取一斤，去滓，分温再服。

歌曰：甘草汤投痛未瘥，
桔加一两莫轻过。
奇而不效须知偶，

好把经文仔细哦。

述：少阴之脉，从心系上挟咽。二三日乃三阳主气之期。少阴君火，外合三阳，上循经脉，故咽痛。甘草生用，能清上焦之火而调经脉。若不瘥，与桔梗汤以开提肺气，不使火气壅遏于会厌狭隘之地也。

苦酒汤

治少阴咽中伤，生疮，不能言语，声不出者主之。

半夏洗，破，十四枚　鸡子一枚，去黄

上二味，纳半夏着苦酒中，以鸡子壳置刀环中，安火上，令三沸，去滓。少少含咽之，不瘥，更作三剂。

歌曰：生夏一枚十四开，洗，破，十四枚

鸡清苦酒搅几回。

刀环捧壳煎三沸，

咽痛频吞绝妙哉。

蔚按：一鸡子壳之小，安能纳半夏十四枚之多？近刻以讹传讹，即张令韶、张隐庵、柯韵伯之明，亦仍之。甚矣！耳食之为害也。余考原本，半夏洗，破，十四枚，谓取半夏一枚，洗去其涎，而破为十四枚也。旧本破字模糊，翻刻落此一字，以致贻误至今，特正之。

张令韶曰：此治少阴水阴之气，不能上济君火也。君火在上，热伤经络，故咽中伤生疮。《经》曰：诸痛疮疡，皆属心火是也。在心主言，在肺主声，皆由肾间之生气所出，少阴枢机不能环转而上达，故不能语言，声不出也。张隐庵有云：人之声音，借阴中之生气而出。半夏生于夏半，感一阴之气而生，故能开发声音，破十四枚者，七为奇数，偶七而成十四，是偶中之奇，取阴中之生阳也。鸡卵属金而白象天，肺主金主天，助肺以滋水之上源也。刀为金器，环者还也，取金声环转之义也。苦酒醋也，《书》曰曲直作酸，《经》曰少阳属肾，一以达少阳初生之气，一以金遇木击而鸣矣。火上三沸者，金遇火而三伏，三伏已过，金气复矣。枢转利，水气升，金气清，则咽痛愈而声音出矣。

半夏散及汤

治少阴咽中痛者主之。

半夏洗　桂枝　甘草

上三味，等分，各别捣，筛已，合治之。白饮和服方寸匕，日三服。不能散服者，以水一升煎七沸，纳散两方寸匕，更煎三沸。下火令少冷，少少咽之。

歌曰：半夏桂甘等分施，
散须寸匕饮调宜。
若煎少与当微冷，
咽痛求枢少阴主枢，其气逆与于经脉，不能环转四散，故咽痛法亦奇。

蔚按：少阴主枢，热气不能从枢而出，逆于经脉而咽痛，为甘草汤证。寒气不能从枢而出，逆于经脉而咽中痛，为半夏散及汤证。半夏运枢，桂枝解肌，甘草缓痛，和以白饮者，即桂枝汤啜粥之义。从中以达外，俾内外之经脉通，而少阴之枢机出入矣。如咽痛不能服散，以汤少少咽之，取其轻捷，即汤亦同于散也。

白通汤

治少阴病下利者，此方主之。

葱白四茎　干姜一两　附子一枚，生用

上三味，以水三升，煮取一升，去滓，分温再服。

白通加猪胆汁汤

治少阴病下利脉微者，与白通汤。利不止，厥逆无脉，干呕而烦者，此方主之。服汤已，脉暴出者死，脉微续者生。

白通汤中加猪胆汁一合　人尿五合　无胆汁亦可。

上如法汤成，纳猪胆汁、人尿，和令相得，分温再服。若无胆汁，亦可用。

歌曰：葱白四茎一两姜，
全枚生附白通汤。
脉微下利肢兼厥，
干呕心烦胆尿襄。人尿五合，猪胆汁一合

男元犀按：白通汤主少阴水火不交，中虚不运者也，用生附启水脏之阳以上承于心，葱白引君主之火以下交于肾，干姜温中焦之土以通上下，上下交，水火济，中土和，利自止矣。

蔚按：白通加猪胆汁汤，张令韶之注甚妙。令韶谓脉始于足少阴肾，主于手少阴心，生于足阳明胃。诚见道之言，少阴下利脉微者，肾脏之生阳不升也，与白通汤以启下陷之阳。若利不止厥逆无脉干呕烦者，心无所主胃无所生肾无所始也。白通汤三面俱到，加胆汁、人尿调和后入，生气俱在，为效倍速。苦咸合为一家，入咽之顷，苦先入心即随咸味而直交于肾，肾得心君之助则生阳之气升。又有附子在下以启之，干姜从中以接之，葱白自上以通之。利止厥回，不烦不呕，脉可微续，危证必仗此大方也。若服此汤后脉不微续而暴出，灯光之回焰，吾亦无如之何矣！

通脉四逆汤

治少阴病下利清谷，里寒外热，手足厥逆，脉微欲绝，身反不恶寒，其人面色赤，或腹痛，或干呕，或咽痛，或利止脉不出者，此方主之。

甘草三两　干姜三两，强人四两　附子一枚，生用

上三味，以水三升，煮取一升二合，去滓，分温再服，其脉即出者愈。面色赤者，加葱九茎；腹中痛者，去葱加芍药二两；呕者，加生姜二两；咽痛者，去芍药加桔梗一两；利止脉不出者，去桔梗加人参二两。

歌曰：一枚生附草姜三，
招纳亡阳此指南。
外热里寒面赤厥，
脉微通脉法中探。一本，甘草止用二两。

加减歌曰：面赤加葱茎用九，
腹痛去葱真好手。
葱去换芍二两加，
呕者生姜二两偶。
咽痛去芍桔须加，
桔梗一两循经走。
脉若不出二两参，
桔梗丢开莫掣肘。

参各家说：阳气不能营运，宜四逆汤；元阳虚甚，宜附子汤；阴盛于下格阳于上，宜白通汤；阴盛于内格阳于外，宜通脉四逆汤。盖以生气既离，亡在顷刻，若以柔缓之甘草为君，岂能疾呼散阳而使返耶？故倍用干姜，而仍不减甘草者，恐散涣之余，不能当姜、附之猛，还借甘草以收全功也。若面赤者，虚阳上泛也，加葱白引阳气以下行；腹中痛者，脾络不和也，去葱加芍药以通脾络；呕者，胃气逆也，加生姜以宣逆气；咽痛者，少阴循经上逆也，去芍药之苦泄，加桔梗之开提；利止脉不出者，谷气内虚，脉无所禀而生，去桔梗加人参以生脉。

四逆散

治少阴病四逆，其人或咳，或悸，或小便不利，或腹中痛，或泄利下重者主之。

甘草　枳实　柴胡　芍药

上四味，各十分，捣筛。白饮和，服方寸匕，日三服。咳者，加五味子、干姜各五分，并主下利；悸者加桂枝五分；小便不利者，加茯苓五分；腹中痛者，加附子一枚炮令坼；泄利下重者，先以水五升，煮薤白三升，煮取三升，去滓，以散二方寸匕纳汤中，煮取一升半，分温再服。上一“煮”字衍文。

歌曰：枳甘柴芍数相均，
热厥能回察所因。
白饮和匀方寸匕，
阴阳顺接用斯神。

加减歌曰：咳加五味与干姜，
五分去声平行为正路。
下利之病照此加，
辛温酸收两相顾。
悸者桂枝五分去声加，
补养心虚为独步。
小便不利加茯苓，
五分去声此方为法度。

腹中痛者里气寒，
炮附一枚加勿误。
泄利下重阳郁求，
薤白三升水煮具。
水用五升取三升，
去薤纳散寸匕数。
再煮一升有半成，
分温两服法可悟。

张令韶曰：凡少阴病四逆，俱属阳气虚寒。然亦有阳气内郁不得外达而四逆者，又宜四逆散主之。枳实形圆臭香，胃家之宜品也，所以宣通胃络。芍药疏泄经络之血脉，甘草调中，柴胡启达阳气而外行，阳气通而四肢温矣。若咳者，肺寒气逆也，用五味、干姜，温敛肺气，并主下利者，温以散之，酸以收之也；悸者，心气虚也，加桂枝以保心气；小便不利者，水道不行也，加茯苓以行水；腹中痛者，里寒也，加附子以温寒；泄利下重者，阳气郁于下也，用薤白以通阳气。

卷六

厥阴方

乌梅丸

治伤寒脉微而厥，至七八日肤冷，其人躁无暂安时者，此为脏厥，非蛔厥也。蛔厥者，其人当吐蛔。今病者静而复时烦，此为脏寒，蛔上入膈故烦，须臾复止，得食而呕又烦者，蛔闻食臭出，其人当吐蛔。蛔厥者，乌梅丸主之，又主久利方。

乌梅三百枚　细辛六两　干姜十两　黄连一斤　蜀椒四两，炒去汗　当归四两　桂枝六两　附子六两，炮　人参六两　黄柏六两

上十味，异捣筛，合治之。以苦酒浸乌梅一宿，去核，蒸之五升米下，饭熟捣成泥，和药令相得。纳臼中，与蜜杵二千下，丸如梧桐子大。先食，服十丸，日三服，稍加至二十丸。禁生冷滑物臭食等。

歌曰： 六两柏参桂附辛，
黄连十六厥阴遵。
归椒四两梅三百，
十两干姜记要真。

《论》云：厥阴之为病，消渴，气上撞心，心中疼热，饥而不欲食，食则吐蛔。下之，利不止，此厥阴病之提纲也。《经》云：厥阴之上，风气主之，中见少阳，是厥阴以风为本，以阴寒为标，而火热在中也，至厥阴而阴已极，故不从标本而从于中治。

沈尧封云：此厥阴证之提纲也，消渴等证外，更有厥热往来，或呕，或利等证，犹之阳明病胃家实之外，更有身热汗出不恶寒反恶热等证。故阳明病，必须内外证合见，乃是真阳明；厥阴病亦必内外证合见，乃是真厥阴。其余或厥、或利、或呕，而内无气上撞心心中疼热等证，皆似厥阴而非厥阴也。

男元犀按：《论》云：伤寒脉微而厥，至七八日肤冷，其人躁无暂

安时者，是以少阴证之脏厥，唤起厥阴之蛔厥也。然少阴证水火不交，则为烦躁。若真阳欲脱危证，则但躁不烦。与厥阴之但烦不躁者不同，故曰肤冷而躁，名曰脏厥，非蛔厥也。蛔厥为厥阴病的证，厥阴阴极阳生，中为少阳相火，名曰蛔厥。此“蛔”字所包者广，厥阴主风木。若名为风厥，则遗去木字。若名为木厥，又遗去风字，且用字亦不雅驯。若名为风木厥，更见执着，第以“蛔厥”二字该之。盖以蛔者风木之虫也，而吐蛔为厥阴之真面目，拈此二字，而病源病证俱在其中。其人当吐蛔者，以风木之病当有是证，亦不必泥于蛔之有无。如本节静而复烦，与上节气上撞心、心中疼热皆是也，曰蛔闻食臭出，其人当自吐蛔。又用一“当”字者，言吐蛔者其常，即不吐蛔而呕而又烦，风木之动，亦可以吐蛔例之也。曰静而复烦，曰须臾复止，曰又烦者，风有作止也。然通篇之眼目，在“此为脏寒”四字，言见证虽曰风木为病，相火上攻，而其脏则为寒，何也？厥阴为三阴之尽也，《周易》震卦，一阳居二阴之下，为厥阴本象，病则阳逆于上，阴陷于下，饥不欲食，下之利不止，是下寒之确证也。消渴，气上撞心，心中疼热，吐蛔，是上热之确证也。方用乌梅，渍以苦酒，顺曲直作酸之本性，逆者顺之，还其所固有，去其所本无，治之所以臻于上理也。桂、椒、辛、附，辛温之品，导逆上之火，以还震卦下一画之奇；黄连、黄柏，苦寒之品，泻心胸之热，以还震卦上四画之偶。又佐以人参之甘寒，当归之苦温，干姜之辛温，三物合用，能令中焦受气而取汁。而乌梅蒸于米下，服丸送以米饮，无非补养中焦之法，所谓厥阴不治，取之阳明者此也。此为厥阴证之总方，注家第谓蛔得酸则静，得辛则伏，得苦则下，犹浅之乎测乌梅丸也。

当归四逆汤

治手足厥寒，脉细欲绝者，此方主之。

当归三两　桂枝三两　芍药三两　细辛三两　大枣二十五枚　甘草二两

上七味，以水八升，煮取三升，去滓。温服一升，日三服。

当归四逆加吴茱萸生姜汤

治手足厥寒脉细欲绝，其人内有久寒者。

即前方加生姜半斤　吴茱萸二升

上以水六升，清酒六升，煮取五升，温分五服。

歌曰： 三两辛归桂芍行，
枣须廿五脉重生。
甘通二两能回厥，
寒入吴萸二升姜半斤酒六升烹。

罗东逸曰：厥阴为三阴之尽，阴尽阳生，若受寒邪，则阴阳之气不相顺接，故脉微而厥。然厥阴之脏，相火游行其间，经虽受寒，而脏不即寒，故先厥者后必发热。所以伤寒初起，见其手足厥冷脉细欲绝者，不得遽认为寒而用姜、附也。此方取桂枝汤君以当归者，厥阴主肝，肝为血室也。佐细辛，其味极辛，能达三阴，外温经而内温脏。通草其性极通，善开关节，内通窍而外通荣。去生姜者，恐其过表也。倍大枣者，即建中加饴之义，用二十五枚者，取五五之数也。肝之志苦急，肝之神欲散，辛甘并举，则志遂而神悦。未有厥阴神志遂悦，而脉微不出手足不温者，不须参、苓之补，不用姜、附之峻，此厥阴厥逆与太少不同治也。若其人内有久寒，非辛温之品不能兼治，则加吴萸、生姜之辛热。更用酒煎，佐细辛，直通厥阴之脏，迅散内外之寒，是又救厥阴内外两伤于寒之法也。

麻黄升麻汤

治伤寒六七日大下后，寸脉沉而迟，手足厥逆，下部脉不至，咽喉不利，吐脓血，泄利不止者，为难治，此方主之。

麻黄一两半　升麻一两半　当归一两　知母十八铢　黄芩十八铢　葳蕤十八铢　石膏六铢　白术六铢　干姜六铢　芍药六铢　桂枝六铢　茯苓六铢　甘草六铢　天冬六铢

上十四味，以水一斗，先煮麻黄一两沸，去上沫。纳诸药，煮取三升，去滓，分温三服。相去如饮三斗米顷，令尽，汗出愈。

歌曰： 两半麻升一两归，
六铢苓术芍冬根。
膏姜桂草同分量，
十八铢兮芩母葳。一本，麻黄二两半，升麻、当归各一两一分。宋本，麻黄二两半，升麻、当归各一两六铢，有麦门冬无天门冬，余俱同。

张令韶曰：伤寒六七日，乃由阴出阳之期也。粗工以为大热不解而大下之，虚其阳气，故寸脉沉迟，手足厥逆也。下为阴，下部脉不至，阴虚不能上通于阳也。咽喉不利，吐脓血，阳热在上也。泄利不止，阴寒在下也。阴阳两不相接，故为难治。与升麻、麻黄、桂枝以升阳，而复以茯苓、白术、干姜调其下利，与当归、白芍、天冬、葳蕤以止脓血，与知母、黄芩、甘草以利咽喉。石膏性重，引麻黄、升麻、桂枝直从里阴而透达于肌表，则阳气下行，阴气上升，阴阳和而汗出矣。

此方药虽驳杂，意义深长，学人宜潜心细玩可也。

干姜黄芩黄连人参汤

治伤寒本自寒下，医复吐下之，寒格，更逆吐下，若食入口即吐者主之。

干姜三两　黄连三两　黄芩三两　人参三两

上四味，以水六升，煮取二升，去滓，分温再服。

歌曰：芩连苦降借姜开，
济以人参绝妙哉。
四物平行各三两，
诸凡拒格此方该。

蔚按：伤寒本自寒下者，以厥阴之标阴在下也。医复吐下之，在下益寒，而反格热于上，以致食入即吐。方用干姜辛温以救其寒，芩、连苦寒降之且以坚之。然吐下之后，阴阳两伤，胃气索然，必借人参以济之，俾胃气如分金之炉，寒热各不相碍也。方名以干姜冠首者，取干姜之温能除寒下，而辛烈之气又能开格而纳食也。家君每与及门论此方及甘草附子汤，谓古人不独审病有法，用方有法，即方名中药品之前后亦寓以法。善读书者，当读于无字处也。

白头翁汤

治热利下重，及下利欲饮水者主之。

白头翁二两　黄连三两　黄柏三两　秦皮三两

上四味，以水七升，煮取二升，去滓。温服一升，不愈，更服一升。

歌曰：三两黄连柏与秦，
白头二两妙通神。
病缘热利时思水，
下重难通此药珍。

蔚按：厥阴标阴病，则为寒下；厥阴中见病，则为热利下重者，即经所谓暴注是也。白头翁临风偏静，特立不挠，用以为君者，欲平走窍之火，必先定摇动之风也。秦皮浸水青蓝色，得厥阴风木之化，故用以为臣。以黄连、黄柏为佐使者，其性寒，寒能除热，其味苦，苦又能坚也。总使风木遂其上行之性，则热利下重自除；风火不相煽而燎原，则热渴饮水自止。

霍乱方

四逆加人参汤

治霍乱恶寒，脉微而复利，利止亡血也，此方主之。

四逆汤原方加人参一两

歌曰：四逆原方主救阳，
加参一两救阴方。
利虽已止知亡血，
须取中焦变化乡。《内经》谓：中焦取汁变化而赤是谓血。方用人参滋中焦之汁，非取其回阳也。

蔚按：《论》云：恶寒脉微而复利，利止无血也。言霍乱既利而复利，其证恶寒，其脉又微，可知阳气之虚也。然脉证如是，利虽止而非真止，知其血已亡也。此亡血非脱血之谓，即下则亡阴之义也。《金匮》曰：水竭则无血，即为津液内竭，故以四逆汤救其阳气，又加人参生其津液。柯韵伯疑四逆汤原有人参，不知仲景于回阳方中迸绝此味，即偶用之，亦是制热药之太过，惟救阴方中乃加之，韵伯此言，可知未尝梦见《本草经》也。

理中丸

治霍乱病呕吐泄利，寒多不饮水者。

人参三两　甘草三两　白术三两　干姜三两

上四味，捣筛为末，蜜和为丸，如鸡子黄大，以沸汤数合和一丸，研碎，温服之，日三四夜一服，腹中未热，益至三四丸，然不及汤。汤法以四物根据两数切，用水八升，煮取三升，去滓，温服一升，日三服。若脐上筑者，肾气动也，去术加桂四两；吐多者，去术加生姜三两；下多者，还用术；悸者，加茯苓二两；渴欲得水者，加术足前成四两半；腹中痛者，加人参足前成四两半；寒者，加干姜足前成四两半；腹满者，去术加附子一枚。服汤后如食顷，饮热粥一升许，微自温，勿揭衣被。按：与服桂枝汤同法，可知伤寒不忌食也。

歌曰：吐利腹疼用理中，
丸汤分两各三同。
术姜参草刚柔济，
服后还余啜粥功。

加减歌曰：脐上筑者白术忌，
去术加桂四两治。
吐多白术亦须除，
再加生姜三两试。
若还下多术仍留，
输转之功君须记。
悸者心下水气凌，
茯苓二两堪为使。
渴欲饮水术多加，
共投四两五钱饵。
腹中痛者加人参，
四两半兮足前备。
寒者方内加干姜，
其数亦与加参类。足前成四两半
腹满应将白术删，
加附一枚无剩义。
服如食顷热粥尝，
戒勿贪凉衣被实。徐灵胎云：桂枝汤之饮热粥，欲其助药力外散。

此饮热粥，欲其助药力以内温。

蔚按：论云，霍乱头痛发热身疼痛，热多饮水者，五苓散主之；寒多不用水者，理中丸主之。曰霍乱者，呕吐而利也，头痛发热身疼痛者，内霍乱而外伤寒也。热渴者，以五苓散助脾土以滋水津之四布；寒而不渴者，用理中丸理中焦而交上下之阴阳。盖以上吐下利，不论寒热，治宜专顾其中也。

王晋三云：人参、甘草甘以和阴，白术、干姜辛以和阳，辛甘相辅以处中，则阴阳自然和顺矣，此为温补第一方。《论》中言四逆辈，则此汤俱在其中，又治大病瘥后喜唾。善读书者，于“喜唾”二字推展之，凡脾胃虚皆是，便可悟调理之善方矣。

程郊倩曰：参、术、炙草，所以固中州，干姜守中，必假之焰釜薪而腾阳气，是以谷入于阴，长气于阳，上输华盖，下摄州都，五脏六腑，皆以受气矣，此理中之旨也。

通脉四逆加猪胆汁汤

治吐以下断，汗出而厥，四肢拘急，脉微欲绝者，此汤主之。

通脉四逆原方加猪胆汁四合。

通脉四逆汤煎成，纳猪胆汁，分温再服。其脉即出。

歌曰：生附一枚三两姜，

炙甘二两玉函方。此遵宋本《金匮玉函经》。坊刻《伤寒论》：甘草三两炙。

脉微内竭吐以下断，津液竭于内也；四肢拘急，津液竭于内而不荣乎外也。

资真汁，《经》云：中焦受气取汁。又，胆为真汁。

猪胆还加四合襄。亦尊《玉函经》法，《伤寒论》猪胆汁止半合。

蔚按：《论》云，吐以下断者，言阴阳气血俱虚，水谷俱竭，无有可吐而自已，无有可下而自断也。曰汗出而厥，脉微欲绝者，无阳气以主之也。曰四肢拘急者，无津液以养之也。此际若用四逆汤姜、附之温，未尝不可以回阳，倍用甘草之甘，未尝不可以滋阴，然犹恐其缓而无济也。若用通脉四逆汤，倍干姜之勇，似可追返元阳，然犹恐大吐大利之余。骤投大辛之味，内而津液愈涸，外而筋脉愈挛，顷刻死矣。师于万死中觅一生路，取通脉四逆汤以回其厥，以止其汗，更佐以猪胆生调，取生气俱在。苦先入心而脉复，以汁补中焦之汁，灌溉于筋则拘急解，辛甘与苦甘相济，斯阴阳二气，顷刻调和，即四逆加人参汤之意。但人参亦无情之草根，不如猪胆汁之异类有情，生调得其生气，为效倍神也。诸家囿于白通加法，谓格阳不入，借苦寒以从治之，堪发一笑。

按：古本只加胆汁，无人尿，张隐庵注有人尿，必有所本。读其注文，极有见解。张隐庵云：此节重言，以结上文两节之意。上两节皆主四逆汤，此言气血皆虚，更宜通脉四逆加猪胆、人尿以治之。不曰吐利止，而曰吐已下断者，谓津液内竭，吐无所吐，下无所下也。若吐已下断，无如所谓汗出而厥，四肢拒急之证，仍然不解，所谓脉微欲绝之脉，依然如故，此为阴阳血气皆虚，更宜通脉四逆加猪胆汁汤主之。通脉四逆汤解见《少阴篇》。加水畜之甲胆，乃起肾脏之精汁上资心主之血；更加人尿，乃引膀胱之津液还入胃中，取精汁内滋而血气调和之意。盖风雨寒暑之邪直入中焦，皆为霍乱。若吐利太过，而生气内伤，手足厥冷，脉微欲绝，皆宜四逆汤主之，无分寒与暑也，何也？正气受伤，止救正而不论邪。后人补立藿香正气散以治吐利，此治微邪在胃，正气不伤，如此之证，弗药亦愈，即阴阳汤、黄土汤，皆能疗之。若霍乱里虚，古圣止立四逆、理中二方，为急救正气之法。有谓藿香正气散治暑霍乱者，亦非也。愚每见暑月病霍乱，四肢逆冷无脉而死，藿香正气，不过宽胸解表之剂，恶能治之？况夏月元气发泄在外，中气大虚，外邪卒至，救正犹迟，况疏散之剂乎！夫邪正相搏，有风雨寒暑之分，正受邪伤，止论正气之虚实，入脏即为不治之死证，非风暑为阳而寒雨为阴也。此为霍乱之大纲，学人宜服膺而弗失。高子曰：霍乱之证，至汗出而厥，四肢拘急，脉微欲绝，乃纯阴无阳，用四逆汤，不必言矣。又加胆汁、人尿者，津液竭而阴血并虚，不当但助其阳，更当滋益其阴之意。每见夏月霍乱之证，四肢厥逆，脉微欲绝，投以理中、四逆，不能取效，反以明矾少许和凉水服之而即愈，亦即胆汁、人尿之意。先贤立法，可谓周遍详明矣。

阴阳易瘥后劳复方

烧裩散

治阴阳易。

上取妇人中裩近隐处，剪烧灰，以水和服方寸匕，日三服，小便即利，阴头微肿，则愈。妇人病，取男子中裩烧服。

歌曰： 近阴裆裤剪来烧，
研末还须用水调。
同气相求疗二易，
长沙无法不翘翘。

张隐庵曰：裆乃阴吹注精之的。盖取彼之余气劫彼之余邪，邪毒原从阴入，复使之从阴以出，故曰：小便利，阴头微肿，即愈。

枳实栀子豉汤

治大病瘥后，劳复者主之，若有宿食，加大黄。

枳实三枚，炙　栀子十四枚　香豉一升

上三味，以清浆水七升，空煮取四升。纳枳实、栀子，煮取二升。下豉，更煮五六沸，去滓。温分再服，覆令微似汗。

歌曰： 一升香豉枳三枚，
十四山栀复病该。《伤寒论》只以“大病后劳复者六字”该之。不着其病形。
浆水法煎微取汗，
食停还借大黄开。若有宿食者。加大黄如博棋子大五六枚。

张隐庵曰：大病瘥后，则阴阳水火始相交会，劳其形体，则气血内虚，其病复作，其证不一，故不着其病形，只以此方统治之。方中栀子清上焦之烦热，香豉启下焦之水津，枳实炙香，宣中焦之土气，三焦和而津液生，津液生而气血复矣。若有宿食，则三焦未知，加大黄以行之，令燥屎行而气血自相和矣。今之医辈，凡遇此证，无不以补中益气汤误之也。

牡蛎泽泻散

治大病瘥后，腰以下有水气者主之。

牡蛎　泽泻　蜀漆洗去腥　海藻洗去盖　栝楼根　商陆根熬　葶苈子以上各等分

上七味，异捣下筛为散，更入臼中治之。白饮和服方寸匕，小便利，止后服，日三服。

歌曰： 病瘥腰下水偏停，
泽泻楼根蜀漆葶。
牡蛎商陆同海藻，
捣称等分去声饮调灵。

蔚按：太阳之气，因大病不能周行于一身，气不行而水聚之。今在腰以下，宜从小便利之。牡蛎、海藻生于水，故能行水，亦咸以软坚之义也。葶苈利肺气而导水之源。商陆攻水积而疏水之流。泽泻一茎直上，栝楼生而蔓延，二物皆引水液而上升，可升而后可降也。蜀漆乃常山之苗，自内而出外，自阴而出阳，所以引诸药而达于病所，又散以散之，欲其散布而行速也，但其性甚烈，不可多服，故曰小便利，止后服。此方用散，不可作汤，以商陆水煮服，杀人。

竹叶石膏汤

治伤寒解后，虚羸少气，气逆欲呕，及虚烦客热不退者主之。

竹叶二把　石膏一斤　半夏半升　人参三两　甘草二两　粳米半升　麦门冬一升

上七味，以水一升，煮取六升，去滓。纳粳米，煮米熟汤成，去米。温服一升，日三服。

歌曰： 三参二草一斤膏，
病后虚羸呕逆叨。
粳夏半升叶二把，
麦冬还配一升熬。

张隐庵曰：竹叶凌冬青翠，得冬令寒水之气。半夏生当夏半，得一阴之气。参、草、粳米资养胃气以生津液。麦冬通胃气之络，石膏纹肌色白，能通胃中之逆气达于肌腠，总令津液生而中气足，虚热解而吐自平矣。

男元犀按：徐灵胎云，此仲景先生治伤寒愈后调养之方也，其法专于滋养肺胃之阴气以复津液。盖伤寒虽六经传遍，而汗吐下三者，皆肺胃当之。又《内经》云：人之伤寒于寒也，则为病热，故滋养肺胃。岐黄以至仲景，不易之法也，后之庸医，则用温热之药峻补脾肾，而千圣相传之精义，消亡尽矣。

附识一道

蔚按：医道之不明也，皆由于诸方而补穷经之故。《神农本草经》明药性也，未尝有配合之方。《灵枢》《素问》穷造化阴阳之理，原其得病之由，除鸡矢礼、半夏秫米汤等节外，无方。《难经》八十一章，阐明《内经》之旨，以补《内经》所未言，亦无方。至汉张仲景，得商伊圣《汤液经》，著《伤寒论》《金匮要略》二书，专取伊圣之方，而立三百九十七法，法以方而行，方以法而定，开千百年之法眼，不可专谓为方。仲景后，此道渐晦，至唐，赖有孙思邈起而明之，著《千金方》，其方俱从《伤寒论》套出，又将《伤寒论》一一备载不遗，惜其字句不无增减，章节不无移易，又不能阐发其奥蕴，徒汲汲于《论》中各方，临摹脱换，以求新异，且续刻《千金翼》以《养性》《补益》各立一门。遂致后医以补脾补肾，脾肾双补，补气补血，气血两补，温补凉补，不温不凉之平补等方。迎合于富贵之门，鄙陋之习，由此渐开。究非《千金方》之过，不善读《千金方》之过也，后学若取其所长，弃其所短，则《千金》书何尝非仲景书之翼也耶。《千金》私淑仲景，时有羹墙之见，其方托言龙宫秘方。盖以仲景居卧龙冈，其《伤寒》《金匮》方即为龙宫方，老生恒谈，神明瘁鬼神来告，岂其真为神授哉！家严少孤，家徒四壁，半治举子业，半事刀圭家。日见各医竞尚唐宋各汇方，金元刘张朱李四大家，以及王宇泰、薛立斋、张景岳、李士材辈，滥收各方而为书，是有方之书行而无方之书逐废，心甚悯之，每欲以家藏各方书付之祖龙，而于无方之《本经》《内经》《难经》，及祖述伊芳圣经方之仲景书，寝食数十年弗倦，自《千金》以下无讥焉。壬子登贤书后，寓都门，适伊芳云林先生患中风证，不省人事，手足偏废，汤米不入者十余日，都门名医，咸云不治。家严以二大剂起之，名噪一时，就诊者门外无虚辙。后因某当事强令馆于其家，辞弗就，拂其意，癸丑秋托病而归。后出宰畿辅，恐以医名蹈癸丑岁之前辙，遂绝口不谈，而犹私自著书。尝语蔚曰：三不朽事，立言居其一，时文词赋不与焉。有人于此，若能明仲景之道，不为异端末学所乱，民不夭札，其功德且及于天下后世也。前刻公余医录等书，皆在保阳官舍而成，而《伤寒论》《金匮要略》浅注二书，稿凡三易，自喜其深入显出。自王叔和编次，成无己注释后，若存若没，千有余年，至今日方得其真谛，与时俗流传之医书大有分别。所苦者方中分两轻重，煮渍先后，分服、顿服、温服、少冷服等法，毫厘间大有千里之判，不得不从俗本，编为歌括，以便记诵。命蔚于歌括后各首拟注，亲笔改易，其于蔚之千虑一得处，则圈之又圈，点之又点，意欲大声疾呼，唤醒千百医于靡靡欲寤中忽然警觉而后快。至于《金匮》方，又命弟元犀韵之，蔚则仿建安许氏《内台方议》体，为之逐条立议焉。盖以高年之心，不堪多用。蔚与弟元犀不过效有事服劳之道，非敢轻动笔墨也云尔。时嘉庆二十四年岁次己卯冬至后五日也，男蔚谨识。

蔚再按：以上拟注及附识一条，皆家严亲自裁定，付刻后，每欲于注中说未了者，续出数条，庶无剩义。因阅时贤徐灵胎医书六种，其首卷有论六条，颇见晓畅，蔚可以不必再续也，今附录于后，以公同好。

附录六首

俱徐灵胎著。灵胎名大椿，江苏吴江人也。

方药离合论

方之与药，似合而实离也，得天地之气，成一物之性，各有功能。可以变易血气，以除疾病，此药之力也。然草木之性，与人殊体，入人肠胃，何以能如人之所欲以致其效。圣人为之制方以调剂之，或用以专攻，或用以兼治，或相辅者，或相反者，或相用者，或相制者，故方既成，能使药各全其性，亦能使药各失其性，操纵之法，有大权焉，此方之妙也。若夫按病用药，药虽切中，而立方无法，谓之有药无方；或守一方以治病，方虽良善，而其药有一二味与病不相关者，谓之有方无药。譬之作书之法，用笔已工而配合颠倒，与夫字形俱备而点画不成者，皆不得谓之能书。故善医者，分观之而无药弗切于病情，合观之而无方不本于古法。然后用而弗效，则病之故也，非医之罪也。而不然者，即偶或取效，隐害必多，则亦同于杀人而已矣。至于方之大小奇偶之法，则《内经》详言之，兹不复赘云。

古方加减论

古人制方之义，微妙精详，不可思议。盖其审察病情，辨别经络，参考药性，斟酌轻重，其于所治之病不爽毫发，故不必有奇品异术，而沉痼艰险之疾，投之辄有神效，此汉以前之方也。但生民之疾病不可胜穷，若必每病制一方，是曷有尽期乎？故古人即有加减之法，其病大端相同，而所现之症或不同，则不必更立一方，即于是方之内，因其现症之异，而为之加减。如《伤寒论》中治太阳病用桂枝汤，若见项背强者，则用桂枝加葛根汤；喘者，则用桂枝加厚朴杏仁汤；下后脉促胸满者，桂枝去白芍汤；更恶寒者，去白芍加附子汤，此犹以药为加减者也。若桂枝麻黄各半汤，则以两方为加减矣；若发奔豚者，用桂枝为加桂枝汤，则又以药之轻重为加减矣。然一二味加减，虽不易本方之名，而必明著其加减之药。若桂枝汤倍用芍药而加饴糖，则又不名桂枝加饴糖汤而为建中汤，其药虽同而义已别，则立名亦异，古法之严如此。后之医者不识此义，而又欲托名用古，取古方中一二味，则即以某方目之。如用柴胡则即曰小柴胡汤，不知小柴胡之力全在人参也。用猪苓、泽泻即曰五苓散，不知五苓之妙专在桂枝也。去其要药，杂以他药，而仍以某方目之，用而不效，不知自咎，或则归咎于病，或则归咎于药，以为古方不可治今病。嗟乎！即使果识其病，而用古方支离零乱，岂有效乎？遂相戒以为古方难用，不知全失古方之精义，故与病毫无益而反有害也。然则当何如？曰：能识病情与古方合者，则全用之。有别症，则据古法加减之，如不尽合，则根据古方之法，将古方所用之药而去，取损益之。必使无一药之不对症，自然不倍于古人之法，而所投必有神效矣。

方剂古今论

后世之方，已不知几亿万矣，此皆不足以名方者也。昔者圣人之制方也，推药理之本原，识药性之专能，察气味之从逆，审脏腑之好恶，合君臣之配偶，而又探索病源，推求经络，其思远，其义精，味不过三四，而其用变化无穷。圣人之智，真与天地同体，非人之心思所能及也。上古至今，千圣相传，无敢失坠。至张仲景先生，复申明用法，设为问难，注明主治之症，其《伤寒论》《金匮要略》，集千圣之大成以承先而启后，万世不能出其范围，此之谓古方。与《内经》并垂不朽者，其前后名家如仓公、扁鹊、华佗、孙思邈诸人，各有师承，而渊源又与仲景微别。然犹自成一家，但不能与《灵》《素》《本草》一线相传，为宗支正脉耳。既而积习相仍，每著一书，必自撰方千百。唐时诸公，用药虽博，已乏化机。至于宋人，并不知药，其方亦板实肤浅。元时号称极盛，各立门庭，徒骋私见，迨乎前明，蹈袭元人绪余而已。今之医者，动云古方，不知古方之称，其指不一。若谓上古之方，则自仲景先生流传以外，无几也。如谓宋元所制之方，则其可法可传者绝少，不合法而荒谬者甚多，岂可奉为典章。若谓自明人以前皆称古方，则其方不下数百万。夫常用之药不过数百品，而为方数百万，随拈几味，皆已成方，何必定云某方也？嗟嗟！古之方何其严，今之方何其易，其间亦有奇巧之法，用药之妙，未必不能补古人之所未及可备参考者。然其大经大法，则万不能及，其中更有违经背法之方，反足贻害，安得有学之士，为之择而存之，集其大成，删其无当，实千古之盛举，余盖有志而未遑矣！

古今方剂大小论

今之论古方者，皆以古方分两太重为疑，以为古人气体厚，故用药宜重，不知此乃不考古而为此无稽之谈也。古时升斗权衡，历代各有异同，而三代至汉，较之今日，仅十之二。余亲见汉时有六升铜量，容今之一升二合。如桂枝汤乃伤寒大剂也，桂枝三两，芍药三两，甘草二两，共八两，二八不过一两六钱为一剂，分作三服，则一服药不过今之五钱三分零。他方间有药品多而加重者，亦不过倍之而已，今人用药，必十数品，各一二钱，或三四钱，则反用三两外矣。更有无知妄人，用四五两作一剂，近人更有用熟地八两为一剂者，尤属不伦。用丸、散亦然，如古方乌梅丸，每服如桐子大二十丸，今不过四五分，若今人之服丸药，则用三四钱至七八钱不等矣。末药只用方寸匕，不过今之六七分，今亦服三四钱矣。古人之用药分两，未尝重于今日。《周礼》遗人，凡万民之食食者，人四釜。注：六斗四升曰釜，四釜共二石五斗六升，为人一月之食，则每日食八升有余矣。而谬说相传，方剂日重。即此一端，而荒唐若此，况其深微者乎！盖既不能思考古，又无名师传授，无怪乎每举必成笑谈也。

煎药法论

煎药之法，最宜深讲，药之效不效，全在乎此。夫烹饪禽鱼羊豕，失其调度，尚能损人，况药专以之治病，而可不讲乎？其法载于古方之末者，种种各殊。如麻黄汤先煮麻黄去沫，然后加余药同煎，此主药当先煎之法也。而桂枝汤又不必先煎桂枝，服药后须啜热粥以助药力，又一法也。如茯苓桂枝甘草大枣汤则以甘澜水先煎茯苓；如五苓散则以白饮和服，服后又当多饮暖水；小建中汤则先煎五味去渣而后纳饴糖；大柴胡汤则煎减半去滓再煎；柴胡加龙骨牡蛎汤则煎药成后纳大黄。其煎之多寡，或煎水减半，或十分煎去二三分，或止煎一二十沸，煎药之法，不可胜数，皆各有意义。大都发散之药及芳香之药不宜多煎，取其生而疏泄；补益滋腻之药宜多煎，取其熟而停蓄，此其总诀也。故方药虽中病，而煎法失度，其药必无效。盖病家之常服者，或尚能依法为之，其粗鲁贫苦之家安能如法制度，所以病难愈也。若今之医者，亦不能知之矣，况病家乎。

服药法论

病之愈不愈，不但方必中病。方虽中病而服之不得其法，则非特无功，而反有害，此不可不知也。如发散之剂，欲驱风寒出之于外，必热服而暖覆其体，令药气行于营卫，热气周遍，挟风寒而从汗解；若半温而饮之，仍当风坐立，或仅寂然安卧，则药留肠胃，不能得汗，风寒无暗消之理，而营气反为风药所伤矣。通利之药，欲其化积滞而达之于下也，必空腹顿服，使药性鼓动，推其垢浊从大便解；若与饮食杂投，则新旧混杂，而药气与食物相乱，则气性不专而食积愈顽矣。故《伤寒论》等书服药之法，宜热、宜温、宜凉、宜冷、宜缓、宜急、宜多、宜少、宜早、宜晚、宜饱、宜饥，更有宜汤不宜散、宜散不宜丸、宜膏不宜丸，其轻重大小，上下表里，治法各有所当，此皆一定之至理，深思其义，必有得于心也。

金匮方歌括

清 · 陈修园◎著
李兴广　王小溪　苏　靖◎整理

内容提要

本书乃陈修园在编著《金匮要略浅注》之后，命其子陈灵石援《长沙方歌括》例而作，可谓是《长沙方歌括》的姊妹篇。本书将张仲景《金匮要略》诸方组成、功能主治、药物剂量及煎服方法等主要内容，用歌诀形式编写出来，重点突出，简明扼要，颇为实用。其中，书中部分歌括出于《长沙方歌括》，原书从略未录，本书为方便读者查阅，故将《长沙》歌括亦载入书中，使全书更加丰富、饱满、完整。本书历来受到中医药学习者的喜爱，流传广泛，适合中医药院校学生学习诵读，也可供中医药从业人员及爱好者参考。

小引

辛未秋孟，元犀趋保阳，承膝下欢。窃见家君公事稍暇，取《伤寒》《金匮》等书业已三四注者，而又更易其稿。《伤寒论浅注》已竣，《金匮浅注》亦成其半，晦明间乐此不倦。元犀欲以高年节劳为请，然而不敢遽请也。一日，命元犀取《金匮方》，按分两并煮服等法韵注之，仿《伤寒一百一十三方歌括》体裁。元犀退而遵训，拟作六卷。家君见而乐之，遂即改正，命缮附于《金匮浅注》之后。

嘉庆十六年重九前一日次男元犀识于保阳旅寓

序一

《汉书·艺文志》载《黄帝内经》十八篇，无《素问》《灵枢》之名。洎晋·皇甫谧《甲乙经·序》始成为《针经》九卷、《素问》九卷，或云《黄帝九灵经》。至唐·王冰更名为《灵枢》。《九灵》独详于针，故皇甫谧称为《针经》。然则《素问》之名，晋已有之；《灵枢》之名，唐始著录。其实不越《内经》一书，特后世称名或别耳。夫医家之于《内经》犹儒家之四子书也。日月江河，万古不废，惟奥窔之旨，不善解者，遂至贻误后来，此修园先生《节要浅注》之所由作也。先生以名孝廉，为贤有司，活人以数十万计。每投刀圭，无不立愈，天下望之若华扁。然凡所刊《伤寒》《金匮》若干种，海内已不胫而走，奉为圭臬，盖能依古法而参以时方，权衡悉中，非胶柱者所可同日语焉。是书之阐明古训，语简而赅，沾益后学，畀以津梁，犹初志也。古所云：良医与良相同功，微斯人，其谁与归？是为序。

同治乙丑六月侯官杨浚雪沧

序二

窃闻医之有仲景，犹儒之有孔子也。仲景治黄岐之学而综其要，犹孔子祖尧舜之道而集其成也。《金匮》《伤寒论》等书，注之者以王叔和、张隐庵、张令韶为最，余子皆不及之，以至今，窥其微者益少矣。

吾乡陈修园先生宰畿辅，退公之余，操是术以救世，岁活人甚多，而又恐其可以救一时而不可以济千古也，著《伤寒论》《金匮浅注》，及《伤寒救症》《经读》《时方》《三字经》等四种，明白简约，斟酌尽当，厥功伟矣！冢嗣古愚得其传，著《长沙歌括》六卷，所以便《伤寒论浅注》之读也。而《金匮浅注》未及梓行，故歌括未作。仲嗣灵石先生世其业，益有声，真所谓能读父书者。余自京师旋乡里，盖已闻而慕之，继得微病，医无一当者，迹其名往访之，一剂而愈，益以叹先生之神也。先生继父志，既为梓《金匮浅注》十卷，复踵成其未备者，成《金匮歌括》六卷，而《金匮浅注》亦自是以行，且自是易读矣。夫孝莫大于继志，而德莫大于救人。先生以继志之能，存救人之隐，是又与古愚先生同可敬者，诚不可无以表其能而彰其隐也。于其成，谨作序以与之。

道光十六年岁次丙申春正月愚弟江鸿升拜撰

凡例

——方中分两、煮法、服法，俱遵原本。但古今之权量不同，汉之一两，今止二钱零。予遵程氏活法，每方取古方三分之一，以作一剂；又从二剂中取三分之一为一服，每剂分为三服。如桂枝汤原方生姜、桂枝、芍药各三两，今一剂此数味用各九钱，分而三之，是每服此数味各三钱是也；甘草二两，今一剂用六钱，分而三之，是此味每服二钱是也；大枣全料用十二枚，今照数不减者，以秤则虽是不同，而枣之分枚则一也，分而三之，是此味每服四枚是也；啜粥、温覆、禁忌、俱依古法。余仿此。

——每方歌括之后，必加方解，间有治法方法；意义既详于歌中者，不复于方后再解。

——前贤名言精论，千古不磨者，本集或于各种，或于注中，采集不遗。间有未惬于心者，取原文细绎其旨，求其合于《内经》，又与《难经》之言相为表里，参之《千金》《外台》之说相发明者，而后补注之。尝阅《吴医汇讲》，以独开生面，不袭老生常谈为高，而予正与之相反。览斯集者，必以剿说病之，然而甘受而不辞也。

——《伤寒》《金匮》诸方，皆出伊圣《汤液经》，说见《艺文志》，其方通造化之微，不可以寻常寒温补泻之说以窥测之，且其用法，俱本《神农本草经》。若执宋元后之本草，及李时珍《纲目》，汪讱庵《备要》等，查对药性，失之远矣。家君刻有《神农本草经读》行世，凡读《伤寒》《金匮》者，不可一日离之。

——《金匮》附方，虽系后人赘入，而方引药味，却亦不凡，今低一字以别之。

目录

卷一

痉湿暍病方

瓜蒌桂枝汤

治太阳病，其证备，身体强几几，然脉反沉迟，此为痉病，此汤主之。

瓜蒌根　桂枝　生姜切　芍药各三两　甘草二两炙　大枣十二枚，擘

上六味㕮咀，以水九升，微火煮取三升，温分三服，微汗；汗不出，食顷，啜热粥发。

歌曰： 太阳证备脉沉迟，
身体几几欲痉时。
三两蒌根姜桂芍，
二甘十二枣枚宜。

元犀按：痉是血虚筋燥为病，言湿者，是推其未成痉之前，湿气挟风，而郁成内热也。本条云：太阳证备，脉反沉迟者，此沉迟乃血虚所致，非脏寒症也。故以桂枝汤和营卫以祛风；加瓜蒌根则清气分之热，而大润太阳既耗之液，则经气流通，风邪自解，湿气自行，筋不燥而痉愈矣。

又按：方中姜、桂合甘、枣，为辛甘化阳；芍药合甘、枣，为苦甘化阴，阴阳和则得微汗而邪解矣。啜粥又资阳明之谷气以胜邪，更深一层立法。但项背几几，脉浮数者，为风淫于外而内之津液已伤，故加瓜蒌根为苦寒润燥之功大也。《内经》云：肺移热于肾，传为柔痉。庞安常谓：此方瓜蒌根不主项强几几，其意以肺热不令移于肾也。此解亦超。

葛根汤歌见《长沙方歌括》

治太阳病，无汗而小便反少，气上冲胸，口噤不得语，欲作刚痉，此汤主之。

葛根　麻黄　甘草　芍药　桂枝　生姜

歌曰：四两葛根三两麻，
枣枚十二效堪嘉。
桂甘芍二姜三两，
无汗憎风下利夸。

元犀按：无汗例用麻黄汤，然恶其太峻，故于桂枝汤加麻黄以发汗，君葛根以清经络之热，是发表中寓养阴之意也。又此方与前方皆是太阳中兼阳明之药，以阳明主宗筋也。

大承气汤歌见《长沙方歌括》

治痉病，胸满，口噤，卧不着席，脚挛急，必龂齿，可与此汤。

大黄　厚朴　枳实　芒硝

歌曰：大黄四两朴半斤，
枳五硝三急下云。
枳朴先熬黄后入，
去滓硝入火微熏。

元犀按：胸满、口噤、脚挛急，龂齿等症，皆热甚灼筋，筋急而甚之象，以此汤急下而救阴。

龂牙药不能进，以此汤从鼻中灌之。

麻黄加术汤

治湿家身烦疼，发其汗为宜，慎不可以火攻之，宜此汤主之。

麻黄去节，三两　桂枝二两　甘草炙，一两　白术四两　杏仁去皮、尖，七十个

上五味，以水九升，先煮麻黄，减二升，去上沫，内诸药，煮取二升半，去滓，温服八合，覆取微汗。

歌曰：烦疼湿气裹寒中，
发汗为宜忌火攻。
莫讶麻黄汤走表，
术加四两里相融。

元犀按：身烦疼者，寒湿之邪着于肤表也。肤表实，故无汗；无汗，则邪无从出矣。方用麻黄汤发肤表之汗，以散表寒。又恐大汗伤

阴，寒去而湿反不去，加白术补土生液，而助脾之转输而利水。观仲祖用术各方可知。今人炒燥、炒黑、上蒸、水漂等制，皆失经旨。

麻黄杏仁薏苡甘草汤

治病者一身尽痛，发热日晡所剧者，此名风湿。此病伤于汗出当风，或久伤取冷所致也。

麻黄半两　杏仁十个，去皮、尖　薏苡半两　甘草一两，炙

上剉麻豆大，每服四钱匕，水一盏半，煎八分，去滓，温服，有微汗，避风。

歌曰：风湿身疼日晡时，湿无去来，风有休作，与上节湿家分别在此
当风汗出当风取冷久伤取冷病之基。
薏麻半两十枚杏，
炙草扶中予其胜湿之权一两宜。

参：以上二方，为湿家立法也。又有风湿之证，其痛轻掣不可屈伸，非如湿家之痛，重着不能转侧，且湿家发热，旦暮不殊，风湿发热，日晡增甚晡，申时也。阳明旺于申酉戌，土恶湿，今为风湿所干，当其旺时，邪正相搏，则反剧也。湿无去来，风有休作，故名风湿。然言风，寒亦在其中。观原文云：汗出当风，或久伤取冷，意可知矣。盖痉病非风不成，湿痹无寒不作，方中麻黄散寒；薏苡除湿；杏仁利气，助麻黄驱寒之力；甘草补中，予薏苡胜湿之权。制方之精密如此。

防己黄芪汤

治风湿，脉浮，身重，汗出恶风者主之。

防己一两　甘草半两，炙　白术七钱半　黄芪一两一分。一本用一两

上剉麻豆大，每服五钱匕，生姜四片，大枣一枚，水盏半，煎八分，去滓温服。喘者加麻黄半两，胃中不和者加芍药二分，气上冲加桂枝三分，下有陈寒者加细辛三分。服后当如重行皮中，从腰下如冰，后坐被上，又以一被绕腰下，温令微汗，差。

歌曰：身重脉浮汗上节无汗，故用麻黄发之；此节汗出，止用防己驱之恶风，
七钱半术五钱甘草通。
己芪一两磨分服，每服五钱匕
四片生姜一枣充。

加减歌曰： 喘者再入五钱麻，
胃不和兮芍药加。
三分分字去声读，
七钱五分今不差。
寒取细辛气冲桂，
俱照三分效可夸。
服后如虫行皮里，
腰下如冰取被遮。
遮绕腰温得微汗，
岐歧密法阐长沙。

合参上方治实邪无汗，即桂枝、麻黄二汤例也。虚汗自出，故不用麻黄以散之，只用防己以驱之。服后如虫行，及腰下如冰云云，皆湿气下行之征也。然非芪、术、甘草，焉能使卫阳复振而驱湿下行哉？

元犀按：张隐庵《本草经注》云：防己生于汉中者，破之纹如车辐，茎藤空通，主通气行水，以防己土之药，故有防己之名。《金匮》治水、治痰诸方，盖取气运于上，而水能就下也。李东垣谓：防己乃下焦血分之药，上焦气分者禁用等论，张隐庵历历指驳，使东垣闻之，当亦俯首无词。噫！不读《神农本经》而妄为臆说，甘为伊岐之罪人，复何责焉？防己功用，余先君注有《神农本草经》，议论甚详，毋庸再赘。

桂枝附子汤

桂枝　附子　生姜　甘草　大枣

歌曰： 三姜二草附枚三，
四桂同投是指南。
大枣方中十二枚，
痛难转侧此方探。

白术附子汤

附子　白术　生姜　甘草　大枣

歌曰： 大便若硬小便通，
脉涩虚浮湿胜风。

即用前方去桂枝，
术加四两有神功。

甘草附子汤

甘草　附子　桂枝　白术

歌曰： 术附甘兮二两平，
桂枝四两亦须明。
方中主药推甘草，
风湿同驱要缓行。

以上三方歌解、证治俱见《伤寒》。

白虎人参汤歌见《长沙方歌括》

太阳中热者，暍是也。汗出恶寒、身热而渴者主之。

知母　石膏　甘草　粳米　人参

歌曰： 服桂渴烦大汗倾，
液亡肌腠涸阳明。
膏斤知六参三两，
二草六粳米熟成。

元犀按：白虎，西方神名也。其令为秋，其政清肃。凉风至，白露降，则溽暑潜消，以此汤有彻暑热之功，行清肃之政，故以白虎名之。

一物瓜蒂汤

治太阳中暍，身热疼痛而脉微弱。此以夏月伤冷水，水行皮中所致也。以此汤主之。

瓜蒂二十七个上剉，以水一升，煮取五合，去滓温服。

歌曰： 暍病阴阳认要真，
热疼身重得其因。
暑为湿恋名阴暑，
二十甜瓜蒂可珍。

元犀按：此物能去水气，水去则暑无所依而自愈矣。

尤在泾云：暑虽阳邪，而气恒与湿相合，阳求阴之义也；暑因湿入，而暑反居湿之中，阴包阳之象也。

又云：暑之中人也，阴虚而多火者，暑即寓于火之中，为汗出而烦渴；阳虚而多湿者，暑即伏于湿之内，为身热而疼重。故暑病恒以湿为病，而治湿所以治暑。瓜蒂苦寒，能吐，能下，去身面四肢水气，水去而暑解。此治中暑兼湿者之法也。

百合狐惑阴阳毒方

总歌：百合尤云：百脉朝于肺，以肺为主病从百脉成，
起居冒昧各难名。
药投吐利如神附，
头痛参观溺更明。以溺时头痛为辨，盖百脉之所重，在少阴、太阳，以太阳统六经之其，其经上循巅顶，下通水道，气化不行，乃下溺而上头痛；少阴为生水之源，开闭涩乃溺而淅然。

百合知母汤

百合病发汗后者，此方主之。

百合十枚　知母三两

上先以水洗百合，渍一宿，当白沫出，去其水，别以泉水二升煎取一升，去滓；别以泉水二升煎知母取一升，后合煎取一升五合，分温再服。

歌曰：病非应汗汗伤阴，
知母当遵三两箴。
渍去沫涎七百合，
别煎泉水是金针。

元犀按：百脉俱朝于肺，百脉俱病，病形错杂，不能悉治，只于肺治之。肺主气，气之为病，非实而不顺，即虚而不足。百合能治邪气之实，而补正气之虚；知母入肺金，益其水源，下通膀胱，使天水之气合，而所伤之阴转，则其邪从小便出矣。若误汗伤阴者，汗为阴液，阴液伤，故以此汤维其阳，维阳即所以救阴也。

王晋三本文云：百脉一宗，明言病归于肺。君以百合甘凉清肺，即此可疗此疾，再佐以各经清解络热之药，治其汗伤太阳者，溺时头痛，以知母救肺之阴，使膀胱水腑知有母气，救肺即所以救膀胱，是

阳病救阴之法也。

百合滑石代赭汤

百合病下之后者，此汤主之。

百合擘，七枚　滑石碎，绵裹，三两　代赭石碎，绵裹如弹丸大，一枚

取一升，去滓后合和重煎，取一升五合，分温服五合。

歌曰：不应议下下之差，
既下还当竭旧邪。
百合七枚赭弹大，
滑须三两效堪夸。

元犀按：误下者，其热必陷，热陷心伤下焦之阴，故以百合清补肺金，引动水源；以代赭石镇离火，而不使其上腾；以滑石导热气，而能通水腑，则所陷之邪从小便而出，自无灼阴之患矣，此即见阳救阴法也。

王晋三云：误下伤少阴者，溺时淅然，以滑石上通肺，下通太阳之阳，恐滑石通腑利窍，仍蹈出汗之弊，乃复代赭石重镇心经之气，使无汗泄之虞，是阴病救阳之法也。

百合鸡子黄汤

百合病吐之后者，此方主之。

百合七枚　鸡子黄一枚

上先煎百合如前法，取一斗，去滓，内鸡子黄搅匀，煎五分，温服。

歌曰：不应议吐吐伤中，中者，阴之守也。
必伏阴精上奉功。《内经》云：阴精上奉，其人寿。
百合七枚洗去沫，
鸡黄后入搅浑融。

元犀按：吐后伤中者，病在阴液。阴伤，故用鸡子黄养心胃之阴，百合滋肺气，下润其燥。胃为肺母，胃安则肺气和而令行，此亦用阴和阳，无犯攻阳之戒。

王晋三云：误吐伤阳明者，以鸡子黄救厥阴之阴，以安胃气，救厥阴，即所以奠阳明，救肺之母气，是亦阳病救阴之法也。

百合地黄汤

百合病，不经吐、下、发汗，病形如初者，此汤主之。

百合七枚　生地黄汁一升

上洗，煎百合如前法，取一升，去滓，内地黄汁，煎取一升五合，温分再服。中病勿更服，大便当如漆。

歌曰：不经汗下吐诸伤，
形但如初守太阳。迁延日久，始终在太阳经不变者。
地汁一升百合七，
阴柔最是化阳刚。

元犀按：病久不经吐、下、发汗，病形如初者，是郁久生热，耗伤气血矣。主之百合地黄汤者，以百合苦寒清气分之热，地黄汁甘润泄血分之热，皆取阴柔之品以化阳刚，为泄热救阴法也。中病者，热邪下泄，由大便而出矣，故曰如漆色。

百合洗方

百合病一月不解，变成渴者，此方主之。

百合一升

上以水一升，渍之一宿，以洗身已，食煮饼，勿以盐豉也。

歌曰：月周不解渴因成，
邪热流连肺不清。
百合一升水一斗，
洗身食饼不和羹。勿以盐豉

合参皮毛为肺之合，洗其外，亦所以通其内也；又食煮饼者，假麦气、谷气以输津；勿以盐豉者，恐盐味耗水以增渴也。

瓜蒌牡蛎散

百合病渴不差者，此散主之。

瓜蒌根　牡蛎煎，等分

上为细末，饮服方寸匕，日三服。

歌曰：洗而仍渴属浮阳，
牡蛎蒌根并等量。
研末饮调方寸匕，

寒兼咸苦苦寒、咸寒效逾常。

元犀按：洗后而渴不差，是内之阴气未复；阴气未复，由于阳气之亢，故用牡蛎以潜其阳，栝楼根以生其津，津生阳降，而渴愈矣。

百合滑石散

百合病，变发热者，此散主之。

百合炙，一两　滑石三两

上为散，饮服方寸匕，日三服，当微利者止服，热则除。

歌曰：前此寒无热亦无，首章言如寒无寒，如热无热。
变成发热热堪虞。
清疏滑石宜三两，
百合烘筛一两需。

元犀按：百合病原无偏热之证，变发热者，内热充满，淫于肌肤，非如热之比。主以百合滑石散者，百合清金泻火降逆气，从高源以导之；滑石退表里之热，利小便；二味合为散者，取散以散之之义，散调络脉于周身，引内外之热气，悉从小便出矣。

甘草泻心汤

治狐惑病，状如伤寒，默默欲眠，目不得闭，卧起不安，蚀于喉为惑，蚀于阴为狐，不欲饮食，恶闻食臭，其面目乍赤、乍黑、乍白。蚀于上部则声嗄，宜此汤；蚀于下部则咽干，宜苦参汤洗之；蚀于肛者，雄黄熏之。

甘草四两，炙　黄芩　干姜　人参各三两　半夏半升　黄连一两　大枣十二枚

上七味，以水一斗，煮取六升，去滓，再煎取三升，温服一升，日三服。

歌曰：《伤寒论》中甘草泻心汤，
却妙增参三两匡。
彼治痞成下利甚，
此医狐惑探源方。

元犀按：虫有情识，故能乱有情识之心脏而生疑惑矣。虫为血化之物，故仍归于主血之心。方且类聚群分，若有妖妄，凭借而然，其

实不外本身之血气以为祟耳。此方补虚而化湿热，杂以辛苦之味，名曰泻心，意深哉！

苦参汤

苦参一升，以水一斗，煎取七升，去滓，熏洗，日三。

庞安时《伤寒总病论》用苦参半斤，槐白皮、狼牙根各四两，煎，熏洗之。

雄黄熏法

雄黄一味为末，简瓦二枚合之，烧向肛熏之。

歌曰：苦参汤是洗前阴，
下蚀从下而冲于上。咽干热最深。
更有雄黄熏法在，
肛门虫蚀亦良箴。蚀在肛者发痒，俗称脏头风。

元犀按：蚀于喉为惑，蚀于阴为狐。狐惑病乃感风木湿热之气而生，寒极而化也。苦参苦寒，气清属阳，洗之以通阳道；雄黄苦寒，气浊属阴，熏之以通浊道，但雄黄禀纯阳之色，取其阳能胜阴之义也。熏洗二法，按阴阳分配前后二阴，寒以退热，燥以除湿，湿热退而虫不生矣。

赤小豆当归散

治脉数，无热微烦，默默但欲卧，汗出；初得之三四日，目赤如鸠眼，七八日，目四眦黑，若能食者，脓已成也，此方主之；并治先便后血。

赤小豆三升，浸令芽出，曝干　当归十分

上二味，杵为散，浆水服方寸匕，日三服。

歌曰：眼眦赤黑变多般，
小豆生芽曝令干。
豆取三升归十分，
杵调浆水日三餐。

元犀按：此治湿热侵阴之病，大抵湿变为热，则偏重于热。少阴主君火，厥阴主风木，中见少阳相火。病入少阴，故见微烦，默默但欲卧等证；病入厥阴，故目赤现出火色，目眦黑，现出火极似水之色。

主以赤豆去湿，清热解毒，治少阴之病；当归导热养血，治厥阴之病；下以浆水，以和胃气。胃气与少阴和，则为火土合德；胃气与厥阴合，则为土木无忤。微乎！微乎！

又按：或谓是狐惑病，或谓是阴阳毒病，然二者皆湿热蕴毒之病，《金匮》列于二证交界处，即是承上起下法。

升麻鳖甲汤

治阳毒病，面赤斑斑如锦纹，咽喉痛，吐脓血，五日可治，七日不可治，此汤主之。

升麻二两　当归　甘草各一两　蜀椒炒去汗，一两　鳖甲手指大一片，炙　雄黄半两，研

上六味，以水四升，煮取一升，顿服之。老小再服取汗。阴毒去蜀椒、雄黄。

歌曰：面赤斑纹咽痛毒为阳，
鳖甲周围一指量。
半两雄黄升二两，
椒归一两草同行。

元犀按：非常灾疠之气，从口鼻而入咽喉，故阴阳二毒皆咽痛也。阴阳二证，不以寒热脏腑分之，但以面赤斑纹、吐脓血，其邪著于表者，谓之阳；面目青，身痛如被杖，其邪隐于表中之里者，为阴。

升麻鳖甲汤去雄黄蜀椒

治阴毒病，面目青，身痛如被杖，咽喉痛，五日可治，七日不可治，此汤主之。

歌曰：身疼咽痛面皮青，
阴毒苛邪隶在经。阴毒以面不赤而青，身不斑纹而痛如被杖别之，二证俱咽痛，俱五日可治，七日不可治。
即用前方如法服，四味照前法服。
椒黄务去特叮咛。蜀椒、雄黄二物，阳毒用之者，以阳从阴，欲其速散也，阴毒去之者，恐阴邪不可劫，而阴气反受损也。

王晋三云：升麻入阳明、太阳二经，升清逐秽，辟百邪，解百毒，统治温疠阴阳二病。如阳毒为病，面赤如锦纹；阴毒为病，面青，身

如被杖，咽喉痛，毋论阴阳二毒，皆已入营矣。但升麻仅走气分，故必佐当归通络中之血，甘草解络中之毒，微加鳖甲守护营神，俾椒、黄猛劣之品攻毒透表，不能乱其神明；阴毒去椒、黄者，太阳主内，不能透表，恐反动疠毒也。《肘后》《千金方》阳毒无鳖甲者，不欲其守，亦恐留恋疠毒也。

卷二

疟病方

鳖甲煎丸

治疟病以月一日发，当十五日愈；设不差，当月尽解；如其不差，结为癥瘕，名曰疟母，急治之，宜此丸主之。

鳖甲十二分，炙　乌扇三分，烧，即射干　黄芩三分　柴胡六分　鼠妇三分，熬　干姜　大黄　桂枝　石韦去毛　厚朴　紫葳即凌霄　半夏　阿胶　芍药　牡丹皮　䗪虫各五分　葶苈　人参各一分　瞿麦二分　蜂窠四分，炙　赤硝十二分　蜣螂六分，熬　桃仁二分

上二十三味，为末，取煅灶下灰一斗，清酒一斛五升，浸灰，俟酒尽一半，着鳖甲于中，煮令泛烂如胶漆，绞取汁，内诸药，煎为丸，如梧子大，空心服七丸，日三服。附：《千金方》用鳖甲十二片，又有海藻三分，大戟一分，无鼠妇、赤硝二味。

歌曰：寒热虚实相来往，
全凭阴阳为消长。
天气半月而一更，
人身之气亦相仿。
否则天人气再更，
邪行月尽差可想。
疟病一月不能差，
疟母结成癥瘕象。
《金匮》急治特垂训，
鳖甲赤硝十二分。
方中三分请详言，
姜芩扇妇朴苇问。
葳胶桂黄亦相均，

相均端令各相奋。
君不见十二减半六分数，
柴胡蜣螂表里部。
一分参苈二瞿麦桃仁，
牡夏芍䗪虫分各五。
方中四分独蜂窠，
体本轻清质水土。
另取灶下一斗灰，
一斛半酒浸另取。
纳鳖甲酒内煮如胶，
绞汁煎药末丸遵古。
空心七丸日三服，每服七丸，一日三服也。卢子繇痎疟疏方云，渐加一十一丸。
老疟得此效桴鼓。

尤在泾云：天气十五日一更，人之气亦十五日一更，气更则邪当解也。否则，三十日天人之气再更，而邪自不能留矣。设不更不愈，其邪必假血依痰，结为癥瘕，僻处胁下，将成负固不服之势，故宜急治。鳖甲煎丸行气逐血之药颇多，而不嫌其峻；一日三服，不嫌其急，所谓乘其未集而击之也。

王晋三云：鳖甲煎丸，都用异类灵动之物，若水陆，若飞潜，升者降者，走者伏者，咸备焉。但恐诸虫扰乱神明，取鳖甲为君守之，其泄厥阴破癥瘕之功，有非草木所能比者。阿胶达表熄风，鳖甲入里守神，蜣螂动而性升，蜂房毒可引下，䗪虫破血，鼠妇走气，葶苈泄气闭，大黄泄血闭，赤硝软坚，桃仁破结，乌扇降厥阴相火，紫葳破厥阴血结，干姜和阳退寒，黄芩和阴退热，和表里则有柴胡、桂枝，调应为则有人参、白芍，厚朴达原，劫去其邪，丹皮入阴，提出其热，石韦开上焦之水，瞿麦涤下焦之水，半夏和胃而通阴阳，灶灰性温走气，清酒性暖走血。统而言之，不越厥阴、阳明二经之药，故久疟邪去营卫而着脏腑者，即非疟母，亦可借以截之。按《金匮》惟此丸及薯蓣丸药品最多，皆治正虚邪着久而不去之病，非集血气之药，攻补兼施，未易奏功。

白虎加桂枝汤

治温疟者，其脉如平，身无寒但热，骨节烦疼，时呕，此汤主之。

知母六两　石膏一斤　甘草二两，炙　粳米六合　桂枝三两

上五味，一水一升，煮米熟，汤成，去滓，温服一升，日三服。

歌曰：白虎原汤论已详，
桂加三两另名方。
无寒但热为温疟，
骨节烦疼呕又妨。白虎汤歌见《伤寒歌括》

王晋三云：《内经》论疟，以先热后寒，邪藏于骨髓者，为温、瘅二疟；仲景以但热不寒，邪藏于心者，为温、瘅二疟。《内经》所言，是邪之深者；仲景所言，是邪之浅者也，其殆补《内经》之未逮欤？治以白虎加桂枝汤，方义原在心营肺卫，白虎汤清营分热邪，加桂枝引领石膏，知母上行至肺，从卫分泄热，使邪之郁于表者，顷刻致和而疟已。至于《内经》温、瘅疟，虽未有方，然同是少阴之伏邪。在手经者为实邪，在足经者为虚邪。实邪尚不发表而用清降，何况虚邪有不顾虑其亡阴者耶？临证之生心化裁，是所望于用之者矣。

蜀漆散

治疟多寒者，名曰牝疟，此散主之。

蜀漆烧去腥　云母烧二日夜　龙骨等分

上三为杵为散，未发前，以浆水服半钱匕。

歌曰：阳为痰阻伏心间，
牡疟阴邪自往还。
蜀漆云龙平等杵，
先时浆服不逾闲。

王晋三曰：邪气结伏于心下，心阳郁遏不舒，疟发寒多热少，不可谓其阴寒也。主之以蜀漆散，通心经之阳，开发伏气而使营卫调和。蜀漆，常山苗也，苗性轻扬，生用能吐；云母在土中，蒸地气上升而为云，故能入阴分，逐邪外出于表；然邪气久留心，主之宫城，恐逐邪涌吐，内乱神明，故佐以龙骨镇心宁神，则吐法转为和法矣。

附：外台秘要三方

牡蛎汤　治牝疟。

牡蛎　麻黄各四两　甘草二两　蜀漆三两

上四味，以水八升，先煮蜀漆、麻黄，去上沫，得六升，内诸药，煮取二升，温服一升。若吐，则勿更服。

歌曰：先煎三两蜀漆四两麻黄，
四两牡蛎二甘后煮良。
邪郁胸中须吐越，
驱寒散结并通阳。

元犀按：疟多寒者名牝疟，是痰饮填塞胸中，阻心阳之气不得外通故也。赵氏云：牡蛎软坚消结，麻黄非独散寒，且能发越阳气，使通于外，结散阳通，其病自愈。

柴胡去半夏加瓜蒌根汤　治疟病发渴者，亦治劳疟。

柴胡八两　人参　黄芩　甘草各三两　瓜蒌根四两　生姜三两　大枣十二枚

上七味，以水一斗二升，煮取六升，去滓，再煎，取三升，温服一升，日三服。

歌曰：柴胡去夏为伤阴，
加入蒌根四两珍。
疟病渴因邪灼液，
蒌根润燥可生津。

王晋三云：正疟，寒热相间，邪发于少阳，与伤寒邪发于少阳者稍异。《内经》言：夏伤于大暑，秋伤于风，病以时作，名曰寒疟。《金匮》云：疟脉多弦，弦数者风发，正于凄怆之水寒，久伏于腠理皮肤之间，营气先伤，而后风伤卫，故仲景用柴胡去半夏，而加瓜蒌根，其义深且切矣。盖少阳疟病发渴者，由风火内淫，劫夺津液而然，奚堪半夏性滑利窍，重伤阴液，故去之。而加天花粉生津润燥，岂非与正伤寒半表半里之邪，当用半夏和胃而通阴阳者有别乎？

柴胡桂姜汤歌见《长沙方歌括》　治疟寒多微有热，或胆寒不热，服一剂如神。

柴胡半斤　桂枝三两　干姜二两　瓜蒌根四两　黄芩三两　甘草二两　牡蛎二两

上七味，一水一斗，煮取六升，去滓，再煎，取三升，温服一升，日三。初服微烦，复服汗出便愈。

歌曰： 八柴二草蛎干姜，
芩桂宜三栝四尝。
不呕渴烦头汗出，
少阳枢病要精详。

王晋三云：夏月暑邪，先伤在内之伏阴，至秋复感凉风，更伤卫阳。其疟寒多微有热，显然阴阳无争，故疟邪从卫气行阴二十五度；内无捍格之状，是营卫俱病矣，故和其阳即当和其阴。用柴胡和少阳之阳，即用黄芩和里；用桂枝和太阳之阳，即用牡蛎和里；用干姜和阳明之阳，即用天花粉和里；使以甘草调和阴阳。其分两阳分独重柴胡者，以正疟不离乎少阳也；阴药独重于花粉者，阴亏之疟以救液为急务也。和之得其当，故一剂如神。

元犀按：先贤云：疟病不离少阳。少阳居半表半里之间，邪入与阴争则寒，出与阳争则热。争则病作，息则病止。止后其邪仍居于少阳之经。愚意外为阳，内为阴。先寒者，以胃为燥土，脾为湿土，湿从燥化，则木亦从其化，故为热为汗也。汗后木邪仍伏于阳明之中，应期而发者，土主信也，盖久疟胃虚，得补可愈，故先君用白术生姜汤多效。

中风历节方

侯氏黑散

治大风四肢烦重，心中恶寒不足者。

菊花四十分　白术　防风各十分　桔梗八分　黄芩五分　细辛　干姜　人参　茯苓　当归　川芎　牡蛎　矾石　桂枝各三分

上十四味，杵为散，酒服方寸匕，日一服。初服二十日，温酒调服，禁一切鱼、肉、大蒜等。常宜冷食，六十日止。服药积在腹中不下也，热食即下矣，冷食自能助药力。

歌曰：黑散辛苓归桂芎，
参姜矾蛎各三同。
菊宜四十术防十，
桔八芩须五分通。

元犀按：王晋三云：程云来谓《金匮》侯氏黑散，系宋人校正附入唐人之方，因逸之，其辨论颇详。而喻嘉言独赞其立方之妙，驱风补虚，行堵截之法，良非思议可到。方中取用矾石以固涩诸药，冷服四十日，使之留积不散，以渐填其空窍，则风自熄而不生矣。此段议论，独开千古之秘，诚为治中风之要旨。读方下云：初服二十日用温酒调，是不欲其遽填也；后服六十日并禁热食，则一任填空窍矣。夫填窍本之《内经》久塞其空，是谓良工之语，煞有来历。

风引汤

除热瘫痫，主大人风引，少小惊痫瘛疭日数发，医所不疗，除热方。巢氏云：脚气宜此汤。

大黄　干姜　龙骨各四两　桂枝三两　甘草　牡蛎各二两　寒水石　滑石　赤石脂　白石脂　紫石英　石膏各六两

上十二味，杵粗筛，以苇囊盛之，取三指撮，井花水三升，煮三沸，温服一升。按：方中干姜、桂枝宜减半用之。

歌曰：四两大黄二牡甘，
龙姜四两桂枝三。
滑寒赤白紫膏六，
瘫痫诸风个中探。

元犀按：大人中风牵引，小儿惊痫瘛疭，正火热生风，五脏亢盛，及其归迸入心，其治同也。此方用大黄为君，以荡除风火热湿之邪，取用干姜之止，而不行者以补之；用桂枝、甘草以缓其势，又用石药之涩以堵其路；而石药之中又取滑石、石膏清金以平其木；赤石白脂厚土以除其湿；龙骨、牡蛎以敛其精神魂魄之纷驰；用寒水石以助肾之真阴，不为阳光所烁；更用紫石英以补心神之虚，恐心不明而十二经危也。明此以治入脏之风，游刃有余矣。后人以石药过多而弃之，昧孰甚焉！

防己地黄汤

治中风病如狂状，妄行，独语不休，无热，其脉浮者。

防己　甘草各一分　桂枝　防风各三分

上四味，以酒一杯渍之，绞取汁；生地黄二斤，㕮咀蒸之如斗米饭久，以铜器盛药汁，更绞地黄汁和分再服。

歌曰：妄行独语病如狂，
一分己甘三桂防。
杯酒渍来取清汁，
二斤蒸地绞和尝。

徐灵胎云：生渍取清汁归之于阳，以散邪热；蒸取浓汁归之于阴，以养血。此皆治风邪归附于心，而为癫痫惊狂之病，与中风、风痹自当另看。

头风摩散

治头风。

大附子一枚　盐各等分

上附子为散，和盐，以方寸匕摩头上，令药力行。

歌曰：头风偏痛治如何，
附子和盐等分摩。
躯壳病生须外治，
马膏桑引亦同科。

《灵枢》：马膏，白酒和桂，桑钩钩之，醇酒入椒、姜，棉絮熨之，三十遍而止。皆外法也。特于此推论之。

桂枝芍药知母汤

治诸肢节疼痛，身体尫羸，脚肿如脱，头眩短气，温温欲吐者。

桂枝四两　芍药三两　甘草　麻黄　附子各二两　白术　知母　防风各四两　生姜五两

上九味，以水七升，先煮麻黄减二升，去上沫，内诸药同煎取二升，温服七合，日三服。

歌曰：脚肿身羸欲吐形，
芍三姜五是前型。

知防术桂均须四，
附子麻甘二两停。

元犀按：用桂枝汤去枣加麻黄，以助其通阳；加白术、防风，以伸其脾气；加附子、知母，以调其阴阳；多用生姜，以平其呕逆。

乌头汤

治历节病不可屈伸疼痛者，又主脚气疼痛不可屈伸。

麻黄　芍药　黄芪　甘草各三两，炙　乌头五枚

上将乌头㕮咀，以蜜二升，煎取一升，即出乌头；另四味，以水三升，煮取一升，去滓，内蜜煎中，更煎之，服七合，不知，尽服之。

歌曰：历节疼来不屈伸，
或加脚气痛维均。
芍芪麻草皆三两，
五粒乌头煮蜜匀。

尤在泾云：此治寒湿历节之正法也。寒湿之邪，非麻黄、乌头不能去；而病在筋节，又非皮毛之邪，可一汗而散者。故以黄芪之补，白芍之平，甘草之缓，牵制二物，俾得深入而去留邪，如卫瓘监钟、邓入蜀，使其成功而不及于乱，乃制方之要妙也。

矾石汤

治脚气冲心。

矾石二两

上一味，以浆水一斗五升，煎三五沸，浸脚良。

歌曰：脚气冲心矾石汤，
煮须浆水浸之良。
湿收毒解兼除热，
补却《灵枢》外法彰。

尤在泾云：脚气之病，湿伤于下而气冲于上。矾石味酸涩性燥，能却水，收湿，解毒，毒解湿收，上冲自止。

附方

古今录验续命汤　治中风痱，身体不能自收持，口不能言，冒昧不知痛处，或拘急不得转侧。

麻黄　桂枝　人参　甘草　干姜　石膏　当归各三两　川芎一两五钱　杏仁四十枚

上九味，以水一斗，煮取四升，温服一升，当小汗，薄覆脊，凭几坐，汗出则愈；不汗，更服；无所禁，勿当风。并治但伏不得卧，咳逆上气，面目浮肿。

歌曰：姜归参桂草膏麻，
三两均匀切莫差。
四十杏仁芎两半，
《古今录验》主风邪。

元犀按：风，阳邪也。气通于肝，痱闭也。风入闭塞其窍，阻滞荣卫不行也。盖风多挟寒，初中时由皮肤而入，以渐而深入于内，郁久则化热，热则伤阴，阴伤则内无以养其脏腑，外不能充于形骸，此即身体不能自收持，口不能言，冒昧不知痛处所由来也。主以《古今录验》续命汤者，取其祛风走表，安内攘外，旋转上下也。方中麻黄、桂枝、干姜、杏仁、石膏、甘草，以发其肌表之风邪，兼理其内蕴之热；又以人参、当归、川芎补血调气，领麻黄、石膏等药，穿筋骨，通经络，调荣卫，出肌表之邪。是则此方从内达外，圜转周身，驱邪开痱，无有不到。称曰《古今录验》续命汤，其命名岂浅哉？

千金三黄汤　治中风，手足拘急，百节疼痛，烦热心乱，恶寒，经日不欲饮食。

麻黄五分　独活四分　细辛二分　黄芪二分　黄芩三分

上五味，以水六升，煮取二升，分温三服，一服小汗，二服大汗。心热加大黄二分，腹满加枳实一枚，气逆加人参三分，悸加牡蛎三分，渴加瓜蒌根三分，先有寒加附子一枚。

歌曰：风乘火势乱心中，
节痛肢拘络不通。
二分芪辛四分独，
黄芩三分五麻攻。

加减歌曰：二分黄加心热端，
消除腹满枳枚单。

虚而气逆宜参补，
牡蛎潜阳悸可安。
增入蒌根能止渴，
各加三分效堪观。
病前先有寒邪在，
附子一枚仔细看。

元犀按：此附子治风中太少，通护阴阳，驱邪之方也。足太阴属脾，主四肢，手足拘急，恶寒。经日不欲饮食者，脾不运也。手少阴属心，主神，心病则神昏，故心乱而发烦热也。足少阴属肾，主筋骨，病则百节疼痛也。方用麻黄、黄芪入太阴，宣阳发表，净脾中之邪，以黄芩清其心热以止烦，又用细辛、独活入肾，穿筋骨，以散肾邪，此主治之大意也。方下气逆加人参等六法，其意未会，不敢强解，留俟后之学者。

近效术附汤　治风虚头重眩，苦极不知食味。暖肌，补中，益精气。

白术二两　附子一枚半，炮去皮　甘草三两，炙

上三为剉，每五钱匕，生姜五片，大枣一枚，水盏半，煎七分，去滓温服。

歌曰：一剂分服五钱匕，
五片生姜一枣饵。
枚半附子镇风虚，
二术一草君须记。

喻嘉言云：此方全不用风药，但以附子暖其水脏，术、草暖其土脏，水土一暖，则浊阴之气尽趋于下，而头重苦眩及食不知味之证除矣。

崔氏八味丸　治脚气上入少腹不仁。即肾气丸，见妇人杂病。

千金越婢加术汤歌见水气病

治肉极热，则身体津脱，腠理开而汗大泄，厉风气，下焦脚弱。

麻黄六两　石膏半斤　甘草二两　生姜三两　白术四两　大枣十二枚

上六味，以水六升，先煮麻黄，去上沫，内诸药煮取三升，分温

三服。恶风，加附子一枚。

元犀按：方中术、甘、姜、枣，所以维正气之根，不使阳随汗出、阴随热化也。恶风加附子者，所以预防其亡阳也。

血痹虚劳方

黄芪桂枝五物汤

治血痹，阴阳俱微，寸口关上微，尺中小紧，外证身体不仁，如风痹状。

黄芪　芍药　桂枝各三两　生姜六两　大枣十二枚

上五味，以水六升，煮取二升，温服七合，日三服。

歌曰：血痹如风体不仁，
桂枝三两芍芪均。
枣枚十二生姜六，
须令阳通效自神。

元犀按：《内经》云：邪入于阴则为痹。然血中之邪，以阳气伤而得入，亦必以阳气通而后出。上节云：宜针引阳气，此节而出此方，此以药代针引之意也。

又按：此即桂枝汤去甘草之缓，加黄芪之强有力者，于气分中调其血，更妙倍用生姜以宣发其气，气行则血不滞而痹除，此夫倡妇随之理也。

桂枝加龙骨牡蛎汤

治失精家少腹弦急，阴头寒，目眩发落。脉极虚、芤、迟，为清谷、亡血、失精。脉得诸芤动微紧，男子失精，女子梦交，此汤主之。

桂枝　芍药　生姜各三两　甘草二两　大枣十二枚　龙骨　牡蛎各三两

上七味，以水七升，煮取三升，分温三服。

歌曰：男子失精女梦交，
坎离救治在中爻。
桂枝汤内加龙牡，
三两相匀要细敲。

《小品》云：虚弱浮热汗出者，除桂加白薇一两五钱，附子一两，名曰二加龙骨汤。

徐氏云：桂枝汤，外证得之能解肌去邪气，内证得之能补虚调阴阳，加龙骨、牡蛎者，以失精梦交为神精间病，非此不足以敛其浮越也。

元犀按：徐忠可以龙骨、牡蛎敛其浮越四字括之，未免以二味为涩药，犹有人之见存也。吾于龙之飞潜，见阳之变化莫测；于海之潮汐，见阴之运动不穷。龙骨乃龙之脱换所遗，牡蛎乃海之精英所结，分之为对待之阴阳，合之为各具之阴阳，亦为互根之阴阳，难以一言尽也。其治效无所不包，余亦恐举一而漏万，惟能读《本经》《内经》、仲景书者，自知其妙。

天雄散

天雄三两　白术八两　桂枝六两　龙骨三两

上四味，杵为散，酒服半钱匕，日三服，不知，稍增之。尤在泾云：此疑后人所附，为补阳摄阴之用也。

歌曰：阴精不固本之阳，
龙骨天雄三两匡。
六两桂枝八两术，
酒调钱匕日三尝。

元犀按：此方虽悉后人采取，然却认出春之脚，阳之家，而施以大温大补大镇纳之剂，可谓有胆有识。方中白术入脾以纳谷，以精生于谷也；桂枝入膀胱以化气，以精生于气也；龙骨具龙之性，龙能致水，以海为家，盖以精归于肾，犹水归于海而龙得其安宅也。深得《难经》所谓损其肾者，益其精之旨。然天雄不可得，可以附子代之，断不可泥于小家天雄主上、附子主下之分。

小建中汤歌见《长沙方歌括》

治虚劳里急，悸，衄，腹中痛，梦失精，四肢酸疼，手足烦热，咽干口燥者主之。

桂枝　甘草　大枣　芍药　生姜　胶饴

歌曰：建中即是桂枝汤，
倍芍加饴绝妙方。

饴取一升六两芍，
悸烦腹痛有奇长。

张心在云：肺损之病，多由五志生火，销铄金脏，咳嗽发热，渐至气喘，侧眠，消瘦羸瘠，虚证交集，咽痛失音而不起矣。壮水之主，以制阳光。王冰成法，于理则通，而多不效，其故何欤？窃尝观于炉中之火而得之，炊饭者始用武火，将熟则掩之以灰。饭徐透而不焦黑，则知以灰养火，得火之用而无火之害，断断如也。五志之火内燃，温脾之土以养之，而焰自息。方用小建中汤，虚甚加黄芪，火得所养而不燃，全自清肃。又况饴糖为君，治嗽妙品，且能补土以生金，肺损虽难着手，不患其不可治也。然不独治肺损，凡五劳七伤，皆可以通治。

黄芪建中汤

治虚劳里急，诸不足者主之。

即小建中汤加黄芪一两五钱。气短胸满者，加生姜；腹中满者，去枣加茯苓一两半；及疗肺虚损不足，补气，加半夏三两。

歌曰：小建汤加两半芪，
诸虚里急治无遗。
急当甘缓虚当补，
愈信长沙百世师。

加减歌曰：气短胸满生姜好，
三两相加六两讨。
如逢腹满胀难消，
加茯两半除去枣。
及疗肺虚损不足，
补气还需开窍早。
三两半夏法宜加，
蠲除痰饮为至宝。

元犀按：虚劳里急者，里虚脉急也；诸不足者，五脏阴精阳气俱不足也。《经》云：阴阳俱不足，补阴则阳脱，泻阳则阴竭，如是者，当调以甘药。又云：针药所莫及，调以甘药，故用小建中汤。君以饴糖、甘草，本稼穑作甘之味，以建立中气，即《内经》所谓“精不足者，补之以味”是也；又有桂枝、姜、枣之辛甘，以宣上焦阳气，即《内经》所谓“辛甘发散为阳”是也。夫血气生于中焦，中土虚则木邪肆，故用芍药之苦泄，于土中泻木，使土木无忤，而精气以渐复，虚劳诸不足者，可以应手而得耳。加黄芪，以其补虚塞空，贯腠通络，尤有专长也。

八味肾气丸即肾气丸，见妇人杂病

治虚劳腰痛，少腹拘急，小便不利者，此丸主之。

薯蓣丸

治虚劳诸不足，风气百疾。

薯蓣三十分　人参七分　白术六分　茯苓五分　甘草二十分　当归十分　芍药六分　芎䓖六分　干地黄十分　麦冬六分　阿胶七分　干姜三分　大枣百枚为膏　桔梗五分　杏仁六分　桂枝十分　防风六分　神曲十分　柴胡五分　白蔹二分　豆黄卷十分

上二十一味末之，炼蜜和丸如弹子大，空腹酒服一丸，一百丸为剂。

歌曰：三十薯蓣二十草，
三姜二蔹百枚枣。
桔茯柴胡五分匀，
人参阿胶七分讨。
更有六分不参差，
芎防杏芍麦术好。
豆卷地归曲桂枝，
均宜十分和药捣。
蜜丸弹大酒服之，
尽一百丸功可造。
风气百疾并诸虚，
调剂阴阳为至宝。

魏念庭曰：人之元气在肺，人之元阳在肾，既剥削则难于遽复矣，全赖后天之谷气资益其生。是营卫非脾胃不能宣通，而气血非饮食无由平复也。仲景故为虚劳诸不足而兼风气百疾立此薯蓣丸之法。方中以薯蓣为主，专理脾胃，上损下损，至此可以撑持；以人参、白术、茯苓、干姜、豆黄卷、大枣、神曲、甘草助之，除湿益气，而中土之令得行矣；以当归、芎䓖、芍药、地黄、麦冬、阿胶养血滋阴；以柴胡、桂枝、防风去邪散热；以杏仁、桔梗、白蔹下气开郁。惟恐虚而有热之人，滋补之药上拒不受，故为散其邪热，开其逆郁，而气血平顺，补益得纳，为至当不易之道也。

酸枣仁汤

治虚劳虚烦不得眠。

酸枣仁二升　甘草一两　知母二两　茯苓二两　芎䓖一两

上五味，以水八升，煮酸枣仁得六升，内诸药煮取三升，分温三服。

歌曰：酸枣二升先煮汤，
茯知二两佐之良。
芎甘各一相调剂，
服后恬然足睡乡。

尤在泾云：人寤则魂寓于目，寐则魂藏于肝。虚劳之人，肝气不荣，故以枣仁补敛之。然不眠由于虚烦，必有燥火痰气之扰，故以知母、甘草清热滋燥，茯苓、川芎行气除痰。皆所以求肝之治而宅其魂也。

大黄䗪虫丸

治五劳虚极羸瘦，腹满不能饮食，食伤、忧伤、饮伤、房室伤、饥伤、劳伤、经络营卫气伤，内有干血，肌肤甲错，两目黯黑，缓中补虚者，此丸主之。

大黄十分，蒸　黄芩二两　甘草三两　桃仁一升　杏仁一升　芍药四两　干漆一两　虻虫一升　干地黄十两　水蛭百枚　蛴螬百枚　䗪虫半升

上十二味末之，炼蜜和丸小豆大，酒服五丸，日三服。

歌曰：干血致劳穷源委，
缓中补虚治大旨。
螬蛭百个䗪半升，

桃杏虻虫一升止。
一两干漆十地黄，
更用大黄十分已。
三甘四芍二黄芩，
五劳要证须用此。
此方世医勿警疑，
起死回生大可恃。

尤在泾曰：风气不去，则足以贼正气而生长不荣，故薯蓣丸为要方。干血不去，则不足以留新血而渗灌不周，此丸为上剂。

愚按：此丸从《内经》四乌鲗以一芦茹丸悟出，但不如四乌鲗一芦茹丸之平易近人也。

王晋三云：《金匮》血痹虚劳脉证九条，首条是汗出而风吹之，血凝于肤而为痹，然痹未至于干血。后六条，是诸虚不足而成劳，然劳亦不至于虚极，故治法皆以补虚和营卫去风气为主方。若五劳虚极，痹而内成干血者，悉皆由伤而血瘀，由血瘀而为干血也。假如阴之五宫，伤在五味，饮食自倍，则食伤于脾；西方生燥，在脏为肺，在志为忧，忧患不止，则营涩卫除，故忧伤于肺；以酒为浆，以妄为常，女子脱血，醉入房中，则饮伤于肝；嗜欲无穷，精气弛坏，则房劳伤于肾；谷气不盈，上焦不行，下脘不通，胃热阴亏，则饥伤于胃；尊荣人有所劳倦，喘息汗出，其伤在荣，若负重努力人，亦伤于荣，荣气属于心，故劳伤于心。诸伤而胃亦居于其一者，以五脏绝阴气之源，而络痹血干愈速，故饥伤亦列于脏伤之间。其第七句是总结诸伤，皆伤其经络营卫之气也。细绎本文云：腹满不能食，肌肤甲错，面目黯黑。明是不能内谷以通流营卫，则营卫凝注，瘀积之血，牢不可破；了即有新生之血，亦不得畅茂条达，惟有日渐羸瘦，而成内伤干血劳，其有不死者几希矣。仲景乃出佛心仙手，治以大黄䗪虫丸。君以大黄，从胃络中宣瘀润燥；佐以黄芩清肺卫；杏仁润心营；桃仁补肝虚；生地滋肾燥；干漆性急飞窜，破脾胃关节之瘀血；虻虫性升，入阳分破血；水蛭性下，入阴分逐瘀；蛴螬去两肋下之坚血；䗪虫破坚通络行阳，却有神功，故方名标而出之；芍药、甘草扶脾胃，解药毒，缓中补虚者，缓舒也，绰也，指方中宽舒润血之品而言也。故喻嘉言曰：可用琼玉膏补之，勿以芪、术补中，失却宽舒胃气之义。

附方

千金翼炙甘草汤歌见《长沙方歌括》　治虚劳不足，汗出而闷，脉结悸，行动如常，不出百日，危急者十一日死。

歌曰：结代脉须四两甘，
枣枚三十桂姜三。
半升麻麦一斤地，
二两参胶酒水涵。

徐云：此虚劳中润燥复脉之神方，今人喜用胶、麦等，而畏用姜、桂，岂知阴凝燥气，非阳不能化耶？

魏云：仲景用阴阳两补之法，较后人所制十全、八珍等汤，纯美多矣。

肘后獭肝散　治冷劳，又主鬼疰一门相染。

獭肝一具，炙干末之，水服方寸匕，日三服。

歌曰：獭肝变化少人知，
一月能生一叶奇。
鬼注冷劳宜此物，
传尸虫蛊是专司。

王晋三云：獭肝散，奇方也。葛稚川治尸疰、鬼疰，仲景治冷痨，皆取用之。

按：獭肝性温，能驱阴邪而镇肝魂，不使魂游于上，而生变动之证。盖疰者，邪注于脏也。若注于脏，则肝为善变之脏，邪与魂相合，证变便有二十二种，其虫三日一食，五日一退，变见之证，无非阴象，而獭肝一月生一叶，又有一退叶，是其性亦能消长出入，以杀隐见变幻之虫，真神品也。

卷三

肺痿肺痈咳嗽上气方

甘草干姜汤

治肺痿吐涎沫而不咳者，其人不渴，必遗尿，小便数。所以然者，以上虚不能制下故也。此为肺中冷，必眩，多涎唾，以此方温之。若服汤已渴者，属消渴。

甘草四两，炙　干姜二两，炮

上㕮咀，以水三升，煮取一升五合，去滓，分温再服。

歌曰：二两干姜四炙甘，
姜须炮透旨须探。《伤寒》《金匮》各方中，止此一方用炮。
肺中津涸方成痿，
气到津随得指南。

蔚按：肺痿皆为热证，然热有虚实之不同。实热宜用寒剂，而此则亡津液而致虚，以虚而生热。若投以苦寒之剂，非苦从火化而增热，则寒为热拒而不纳矣。此方妙在以甘草之大甘为主，佐以炮透之干姜，变其辛温之性而为苦温之用，于甘温除大热成法中，又参以活法。面面周到，神乎！神乎！

射干麻黄汤

治咳而上气，喉中水鸡声者，主之。

射干三两　麻黄　生姜各四两　细辛　紫菀　款冬花各三两　大枣七枚　半夏半升　五味半升

上九味，以水一斗二升，先煮麻黄两沸，去上沫，内诸药，煮取三升，分温三服。

歌曰：喉中咳逆水鸡声，
三两干辛款菀行。
夏味半升枣七粒，

姜麻四两破坚城。

上方主温，此方主散。

尤在泾云：咳而上气，肺有邪则气不降而反逆也。肺中寒饮，上入喉间，为呼吸之气所激，则作声如水鸡。射干、紫菀、款冬利肺气，麻黄、细辛、生姜发邪气，半夏降逆气，而以大枣安中，五味敛肺，恐劫散之药并伤及其正气也。

皂荚丸

治咳逆上气，时时吐逆，但坐不得眠者，此丸主之。

皂荚八两，刮去皮，酥炙

上一味末之，蜜丸梧子大，以枣膏和汤服三丸，日三夜一服。

歌曰：浊痰上气坐难眠，
痈势将成壅又坚。
皂荚蜜丸调枣下，
绸缪须在雨之前。

蔚按：痰有固不拔之势，故用皂荚开其壅闭，涤其污垢，又以枣膏安其胃气，祛邪中不离养正之法。

厚朴麻黄汤

治咳而脉浮者主之。

厚朴五两　麻黄四两　石膏如鸡子大　杏仁半升　半夏半升　干姜　细辛各二两　小麦一升　五味半升

上九味，以水一斗二升，先煮小麦熟，自滓，内诸药，煮取三升，温服一升，日三服。

歌曰：杏仁夏味半升量，
升小麦四麻五朴良。
二两姜辛膏鸡蛋大，
脉浮咳喘此方当。一本半夏用至六升，此遵徐注，半夏止用半升。

元犀按：咳而脉浮者，内有饮而表有邪也。表邪激动内饮，饮气上凌，则心肺之阳为之蒙蔽，故用厚朴麻黄汤宣上焦之阳，降逆上之饮。方中厚朴宽胸开蔽，杏仁通泄肺气，助麻黄解表出邪，干姜、五味、半夏、细辛化痰涤饮，小麦保护心君，然表邪得辛温而可散，内饮非质重而难平，故用石膏之质重者，降天气而行治节，使水饮得就下之性，而无上逆之患也。尤妙先煮小麦，补心养液，领诸药上行下出，为攘外安内之良图。可知仲师之方无微不到，学者当细心体认，方得其旨焉。

泽漆汤

治咳而脉沉者，此汤主之。

半夏半升　泽漆三升，以东流水五斗，煮取一斗五升　紫参一本作紫菀　生姜　白前各五两　甘草　黄芩　人参　桂枝各三两

上九味，㕮咀，内泽漆汤中煮取五升，温服五合，至夜尽。

歌曰：五两紫参姜白前，
三升泽漆法分煎。
桂芩参草同三两，
半夏半升涤痰专。

元犀按：咳而脉浮者，表有邪也。表邪不解，则干动内饮而为咳，用厚朴麻黄汤宽胸解表，一鼓而下，则外邪内饮一并廓清矣。至于咳而脉沉者，里不和也。里气不和，由于天气不降，治节不行，而水道不通，致内饮上逆为咳矣。用泽漆汤者，君泽漆，壮肾阴，镇水逆；佐以紫菀、白前开肺气，散结气，以达阳气；又以半夏、黄芩，分阴阳，安胃气，以降逆气，并和里气；生姜、桂枝，调营卫，运阳气，并行饮气；人参、甘草，奠中土，交阴阳以和之。犹治水者，先修堤岸以杜其泛滥之患也。先煮泽漆者，取其气味浓厚，领诸药入肾，充肾气，使其吸引有权，则能通腑以神其妙用焉。

受业林礼丰按：本方主太阳之里，太阳底面便是少阴，咳而脉沉者，病在太阳之里、少阴之表也。盖太阳主皮毛，邪伤皮毛，必干于肺，肺伤则不能生水，而少阴之枢逆于下，故立此方。君以泽漆者，以其气味苦寒，壮肾阴，利水而治咳也，复用白前宣肺气，黄芩泄肺热，人参补肺虚，甘草安脾气，紫菀开结气，桂枝化膀胱，半夏降逆，生姜涤饮，则肺邪可驱，肺虚可补，肾阴可壮，州都可达矣。煎法先煮泽漆汤，成而后入诸药者，取其领诸药以神其妙用也。

麦门冬汤

治火逆上气，咽喉不利，止逆下气者，此汤主之。

麦门冬七升　半夏一升　人参　甘草各二两　粳米三合　大枣十二枚

上六味，以水一斗二升，煮取六升，温服一升，日三夜以服。

歌曰：火逆原来气上冲，

一升半夏七升冬。

参甘二两粳三合，

枣十二枚是正宗。

喻嘉言云：于大建中气、大生津液队中，增入半夏之辛温一味，其利咽下气，非半夏之功，善用半夏之功，擅古今未有之奇矣！

葶苈大枣泻肺汤

治肺痈，喘不得卧者，主之。

葶苈熬令黄色，捣丸如鸡子大　大枣十二枚

上先以水三升煮枣，取二升，去枣，内葶苈，煮取一升，顿服。

歌曰：喘而不卧肺成痈，

口燥口中辟辟干燥胸痛胸中隐隐痛数实呈肺痿脉数而虚，肺痈脉数而实。

葶苈一丸十二枣，

雄军直入夺初萌。

尤在泾云：葶苈苦寒，入肺泄气闭，加大枣甘温以和药力，与皂荚丸之饮以枣膏同法。

桔梗汤

治肺痈咳而胸满，振寒脉数，咽干不渴，时出浊唾腥臭，久久吐脓如米粥者，此汤主之。

桔梗一两　甘草二两

上以水三升，煮取一升，分温再服，则吐脓血也。

歌曰：脓如米粥肺须清，

毒溃难支药要轻。

甘草二兮桔一两，

土金合化得生生。

元犀按：肺痈尚未成脓，用葶苈泻之，今已溃后，用此汤排脓解毒，宜缓治，不可峻攻也。余解见《长沙方歌括》。

越婢加半夏汤

治咳而上气，此为肺胀，其人喘，目如脱状，脉浮大者，此汤主之。

麻黄六两　石膏半斤　生姜三两　大枣十二枚　甘草二两　半夏半升

上六味，以水六升，先煮麻黄，去上沫，内诸药，煮取三升，分温三服。

歌曰：风水多兮气亦多，
水风相搏浪滔滔。
全凭越婢平风水，
加夏半升奠巨波。

元犀按：此肺胀，原风水相搏，热气奔腾，上蒸华盖，走入空窍，故咳而上气喘，目如脱状证。脉浮大者，风为阳邪，鼓荡于其间故也。方用麻黄、生姜直攻外邪，石膏以清内热，甘草、大枣以补中气，加半夏以开其闭塞之路，俾肺窍中之痰涎净尽，终无肺痈之患也。

小青龙加石膏汤

治肺胀咳而上气，烦躁而喘，脉浮者，心下有水，此汤主之。

小青龙方见痰饮咳嗽，再加石膏二两，即此方也。

歌曰：小龙分两照原方，
二两膏加仔细详。
水饮得温方可散，
欲除烦躁借辛凉。

尤在泾云：此亦内邪外饮相搏之证，但兼烦躁，则挟有热邪，特加石膏，即大青龙例也。然心下有水，非温药不得开而去之，故不用越婢加半夏，而用小青龙加石膏。寒温并进，水热俱捐，于法为尤密矣。

魏念庭云：师为肺冷而干燥将痿者，立甘草干姜汤一方；为肺热而枯焦将致痿者，立麦门冬汤一方，皆预治肺痿之法也；师为有表邪而肺郁，恐成痿与痈者，立射干汤一法；为无外邪而气上逆者，恐其成痈，立皂荚丸一法；为尤外邪而预理其肺者，立厚朴麻黄汤一法；

有外邪而复有内热者，立泽漆汤一法，皆预治肺气，不令成痿痈之意也；又为外邪而肺胀急，立越婢加半夏汤一法；有外邪而复有内热，肺胀烦躁者，立小青龙加石膏一法，亦预治肺气，不令成痈痿之意也。主治者果能明此，选择比属而用之，又何大患之可成乎？及肺痈已成，用大枣葶苈泻肺汤；久久吐脓如米粥，用桔梗汤。不以病止不可为而弃之，益见济人无已之苦心也。

附方

外台炙甘草汤方出《千金》，见血痹虚劳，歌见《长沙方歌括》　治肺痿涎唾多，心中温温液液者。

歌曰：结代脉须四两甘，
枣枚三十桂姜三。
半升麻麦一斤地，
二两参胶酒水涵。

元犀按：肺痿涎唾多，心中温温液液者，心阴不足也。心阴不足则心阳上炽，势必克金而成肺痿。方用炙甘草汤生津润燥，养阴维阳，使阴复而阳不浮，则清肃之令自行于肺矣。余义见《伤寒论》，不再赘。

千金甘草汤歌解见《长沙方歌括》

甘草一味，以水三斗，煮减半，温分三服。

歌曰：甘草名汤咽痛求，
方效二两不多收。
后人只认中焦药，
谁识少阴主治优。

千金生姜甘草汤　治肺痿咳唾涎沫不止，咽燥而渴。

生姜五两　人参三两　甘草四两　大枣十五枚

上四味，以水七升，煮取三升，分温三服。

歌曰：肺痿唾涎咽燥殃，
甘须四两五生姜。
枣枚十五参三两，
补土生津润肺肠。

元犀按：中者，土也。土能生金，金之母，即资生之源也。夫肺痿咳唾涎沫不止，咽燥而渴者，是中土虚，水气逆，阻其正津不能上滋也。方用生姜甘草汤者，君生姜破阴行阳，蒸津液上滋；佐以人参，入太阴，振脾中之阳，育肺中之阴；又以枣、草助之，为资生之始，令土旺则生金制水矣。

千金桂枝去芍药加皂荚汤　治肺痿吐涎沫。

桂枝　生姜各三两　甘草二两　大枣十二枚　皂荚一枚，去皮子，炙焦

上五味，以水七升，微火煮取三升，分温三服。

歌曰：桂枝去芍本消阴，
痰饮挟邪迫肺金。
一个皂驱黏腻浊，
桂枝运气是良箴。

元犀按：非辛温之品，不能行阳运气；非甘温之品，不能补土生津。君以姜、桂之辛温，行阳消阴；佐以大枣、甘草之甘润，补阴生液；若夫开壅塞，涤污垢，以净其涎沫者，则皂荚尤有专长耳。

外台桔梗白散歌解见《长沙方歌括》　治咳而胸满，振寒脉数，咽干不渴，时出浊唾腥臭。久久吐脓如米粥者，为肺痈。

桔梗　贝母各三分　巴豆一分，去皮，熬，研如霜

上三味为散，强人饮服半钱匕，羸者减之。病有膈上者吐脓，有膈下者泻出，若下多不止，饮冷水一杯则定。

歌曰：胸中甲错肺痈成，
烦满咳痰数实呈。
苡瓣半升桃五十，
方中先煮二升茎。

千金苇茎汤　治咳有微热，烦满，胸中甲错，是为肺痈。

苇茎二升　薏苡仁半升　桃仁五十粒　瓜瓣半升

上四味，以水一斗，先煮苇茎得五升，去滓，内诸药煮取二升，服一升，再服，当吐如脓。

歌曰：胸中甲错肺痈成，
烦满咳痰数实呈。
苡瓣半升桃五十，

方中先煮二升茎。

元犀按：此方以湿热为主。咳有微热、烦满、胸中甲错者，是湿热之邪结在肺也。肺既结，则阻其气血不行而为痈矣。方用苇茎解气分之热结；桃仁泄血分之热结；薏苡利湿，清结热之源；瓜瓣排瘀，开结热之路。方下注云：再服当吐脓者，指药力行，肺痈溃矣。

葶苈大枣泻肺汤

治肺痈胸满胀，一身面目浮肿，鼻塞清涕出，不闻香臭酸辛，咳逆上气，喘鸣迫塞，此汤主之。方见上，日一剂，可至三四剂。此先服小青龙汤一剂，乃进。

奔豚气病方

奔豚汤

治奔豚气上冲胸，腹痛，往来寒热者，主之。

甘草　当归　芎䓖　黄芩　芍药各二两　半夏　生姜各四两　生葛五两　甘李根白皮一升

上九味，以水二斗，煮取五升，温服一升，日三夜一服。

歌曰：气冲腹痛号奔豚，
四两夏姜五两葛根。
归芍芎芩甘二两，
李皮须到一升论。

按：《伤寒论》云：厥阴之为病，气上冲心。今奔豚而见往来寒热，腹痛，是肝脏有邪，而气通于少阳也。

魏念庭云：上下升降，无论邪正之气，未有不由少阳，少阳为阴阳之道路也。阴阳相搏则腹痛，气升则热，气降则寒，随奔豚之气作患也。

徐忠可云：此方合桂枝、小柴胡二汤，去柴胡，去桂枝，去大枣，以太阳少阳合病治法，解内外相合之客邪。肝气不调而加辛温之芎归，热气上冲而加苦泄之生葛、李根，不治奔豚，正所以深于治也。

尤在泾云：苓、桂为奔豚主药，而不用者，病不由肾发也。

按：服此汤而未愈者，用乌梅丸神效。

桂枝加桂汤歌见《长沙方歌括》

治发汗后烧针令其汗，针处被寒，核起而赤者，必发奔豚，气从少腹上至心，灸其核上各一壮，与此汤主之。

歌曰：气从脐逆号奔豚，
汗为烧针启病源。
只取桂枝汤本味，
再加二两桂枝论。

元犀按：汗后又迫其汗，重伤心气，心气伤不能下贯元阳，则肾气寒而水滞也。加以针处被寒，为两寒相搏，必挟肾邪而凌心，故气从少腹上至心，发为奔豚也。灸之者，杜其再入之患；用桂枝汤补心气以解外邪；加桂者，通肾气，暖水脏，而水邪化矣。

茯苓桂枝甘草大枣汤歌见《长沙方歌括》

治发汗后，脐下悸者，欲作奔豚，此汤主之。

此发汗后心气不足，而后肾气乘之，脐下悸，即奔豚之兆也。

歌曰：八两茯苓四两桂，
炙甘二两悸堪治。
枣推十五扶中土，
煮取甘澜两度施。

孙男心典禀按：因惊而得，似只宜以心为治也。然自下而上，动于肾气，激乱于厥阴，而撤守在心，实三经同病也。仲景三方，亦微示其意，学者当隅反之。余读《金匮》茯苓桂枝甘草大枣汤治汗后肾气凌心，即悟桂枝甘草汤叉手冒心之治也。因奔豚汤治气上冲胸，即悟乌梅丸气上冲心之治，并四逆散加茯苓，心下悸之治也。因桂枝加桂汤治气从小腹上冲心，即悟理中汤去术加桂，脐下动气之治也。先祖云：仲景书一言一字，俱是活法，难与不读书者道，亦难与读书死于句下者道也。

胸痹心痛短气方

瓜蒌薤白白酒汤

治胸痹病，喘息咳唾，胸背痛，短气，寸口脉沉而迟，关上小紧数者，此汤主之。

栝楼实一枚，捣　薤白半升　白酒七升

上三味同煮，取二升，分温再服。

歌曰：胸为阳位似天空，

阴气弥沦痹不通。

薤白半升瓜蒌一个，

七升白酒奏奇功。

孙男心典禀按：胸为气息之路，若阴邪占居其间，则阻其阳气不通，故生喘息、咳唾、胸背痛诸证。寸口者，脉之大会，阳之位也。《内经·诊脉篇》云：上竟上者，胸喉中事也。上附上，右外以候肺，内以候胸中，左外以候心，内以候膻中。此云：寸口脉沉而迟，关上小紧数。寸口，即《内经》所谓上竟上也。沉为在里，迟为虚寒。关上者，即《内经》所谓上附上也。紧为阴邪，数为阳气，显系胸中阳气被阴寒痹塞，阻其前后之气，不相贯通，故见以上种种诸证。方中用瓜蒌开胸结，薤白宣心阳，尤妙在白酒散痹通阳，引气血环转周身，使前后之气贯通无碍，则胸中旷若太空，有何胸痹之患哉？

瓜蒌薤白半夏汤

治胸痹不得卧，心痛彻背者主之。

栝楼实一枚，捣　薤白三两　半夏半升　白酒一斗

上四味同煮，取三升，温服一升，日三服。

歌曰：胸背牵疼不卧时，上言胸背痛，兹又加以不得卧，其痛甚矣。所以然者，有痰饮以为之援也。

半升半夏一蒌施。

薤因性湿惟三两，即前汤减薤白，只用三两，恶其湿也。增入半夏半升，取其燥也。

斗酒同煎涤饮奇。

元犀按：加半夏一味，不止涤饮，且能和胃而通阴阳。

枳实瓜蒌薤白桂枝汤

治胸痹，心中痞气留结在胸，胸满，胁下逆抢心者，此汤主之；人参汤亦主之。

枳实四枚　薤白半升　桂枝一两　厚朴四两　瓜蒌实一枚，捣

上五味，以水五升，先煮枳、朴，取二升，去滓，入诸药再煮数沸，分温再服。

歌曰：痞连胸胁逆攻心，尤云：心下痞气，是气痹而成痞也。按：胁下逆抢心者，气不由中上而从胁逆，是中痹而阻诸气之往来也。

薤白半升四朴寻。

一个瓜蒌一两桂，

四枚枳实撤浮阴。尤云：宜急通其痞结之气。

元犀按：枳实、厚朴泄其痞满，行其留结，降其抢逆，得桂枝化太阳之气，而胸中之滞塞自开，以此三药与薤白、瓜蒌之专疗胸痹者而同用之，亦去疾莫如尽之旨也。

人参汤即《伤寒论》桂枝人参汤

人参　干姜　白术　桂枝　甘草

歌曰：理中加桂人参汤，尤云：逮复其不振之阳。

阳复阴邪自散藏。

休讶补攻分两道，

道消小人道消道长君子道长细推详。

元犀按：此别胸痹证虚实之治。实者邪气搏结，蔽塞心胸，故不用补虚之品，而专以开泄之剂，使痹气开则抢逆平矣。虚者心阳不足，阴气上弥，故不以开泄之剂，而以温补为急，使心气旺则邪自散矣。

尤在泾云：去邪之实，即所以安正；补阳之虚，即所以逐阴。是在审其病之久暂，其气之虚实而决之。

茯苓杏仁甘草汤

治胸痹，胸中气塞、短气者，此汤主之；橘皮枳实生姜汤亦主之。

茯苓三两　杏仁五十个　甘草一两

上三味，以水一斗，煮取五升，温服一升，日三服；不差，更服。

歌曰：痹而短气孰堪医，

甘一苓三淡泄之。

更有杏仁五十粒，

水行则气自顺不求奇。

橘皮枳实生姜汤

橘皮一斤　枳实三两　生姜半斤

上三味，以水五升，煮取二升，分温再服。

歌曰： 痹而气塞又何施，
枳实辛香三两宜。
橘用一斤姜减半，
气开则结自散勿迟疑。

受业林礼丰按：胸痹胸中气塞者，由外邪搏动内饮，充塞于至高之分，闭其气路，非辛温不能涤饮散邪，非苦泄不能破塞调气。故重用橘皮、生姜之大辛大温者，散胸中之饮邪；枳实之圆转苦辛者，泄胸中之闭塞，譬之寇盗充斥，非雄师不能迅扫也。至若胸痹短气，乃水邪射肺阻其出气，只用甘草奠安脾气，杏仁开泄肺气，重用茯苓清治节，使水顺趋于下，水行而气自治，譬之导流归海而横逆自平也。二方并列，一用辛开，一用淡渗。学者当临机而酌宜焉。

薏苡附子散

治胸痹缓急者，此散主之。

薏苡仁十五两　大附子十枚，炮

上二味，杵为散，服方寸匕，日三服。

歌曰： 痹来缓急属阳微，《经》云：阳气者精则养神，柔则养筋。
附子十枚切莫违。
更有薏仁十五两，
筋资阴养得阳归。

元犀按：薏苡禀阳明金气，金能制风，肝为风脏而主筋，取治筋之缓急，人之所知也。合附子以大补阳气，其旨甚奥。《经》云：阳气者精则养神，柔则养筋是也。《伤寒论》桂枝加附子汤与此相表里。

桂枝生姜枳实汤

治心中痞，诸逆心悬痛者，此汤主之。

桂枝　生姜各三两　枳实五两

歌曰： 心悬而痛痞相连，
痰饮上弥客气填。

三两桂姜五两枳，
祛寒散逆并攻坚。

元犀按：心下痞者，心阳虚而不布，阴邪潜居心下而作痞也。尤云：诸逆，该痰饮客气而言。心悬痛者，如空中悬物摇动而痛也。此注亦超。主以桂枝生姜枳实汤者，桂枝色赤，补心壮阳；生姜味辛，散寒降逆；佐以枳实之味苦气香，苦主泄，香主散，为泄痞散逆之妙品，领姜、桂之辛温旋转上下，使阳气普照，阴邪迅扫而无余耳。

乌头赤石脂丸

治心痛彻背，悲痛彻心者，此丸主之。

乌头一分，炮　蜀椒　干姜各一两　附子半两　赤石脂一两

上五味末之，蜜丸如桐子大，先食服一丸，日三服；不知，稍加服。

歌曰：彻背彻胸痛不休，前言心痛彻背，尚有止息之时，今则阴寒极而痛极矣。
阳光欲熄实堪忧。非薤白之类所能治也。
乌头一分五钱附，
赤石椒姜一两求。

喻嘉言曰：前后牵连痛楚，气血疆界俱乱，若用气分诸药，转益其痛，势必危殆。仲景用蜀椒、乌头一派辛辣，以温散其阴邪，然恐胸背既乱之气难安，而即于温药队中，取用干姜之守，赤石脂之涩，以填塞厥气所横冲之新队，俾胸之气自行于胸，背之气自行于背，各不相犯，其患乃除，此炼石补天之精义也。今人知有温气、补气、行气、散气诸法，亦知有填塞邪气攻冲之诀，令胸背阴阳二气并行不悖也哉！

附方

九痛丸　治九种心痛：一虫、二注、三风、四悸、五食、六饮、七冷、八热、九去来痛是也。而并以一方治之者，岂痛虽有九，其因于积冷节气者多耶？

附子三两，炮　生狼牙　巴豆去皮，熬研如膏　干姜　吴茱萸　人参各一两

上六味末之，炼蜜丸如梧桐子大，酒下。强人初服三丸，日三服。弱者二丸。

兼治卒中恶，腹胀，口不能言。又治连年积冷流注，心胸痛，并冷冲上气，落马坠车血疾等证皆主之；忌口如常法。

歌曰： 九种心痛治不难，
狼萸姜豆附参安。
附需三两余皆一，
攻补同行仔细看。

魏云：凡结聚太甚，有形之物参杂其间，暂用此丸，政刑所以济德礼之穷也。

腹满寒疝宿食方

附子粳米汤

治腹中寒气，雷鸣彻痛，胸胁逆满，呕吐者，此汤主之。

附子一枚，炮　半夏　粳米各半升　甘草一两　大枣十枚

上五味，以水八升，煮米熟汤成，去滓，温服一升，日三服。

歌曰： 腹中切痛作雷鸣，
胸胁皆膨呕吐成。
附子一枚枣十个，
半升粳夏一甘烹。

元犀按：腹中雷鸣，胸胁逆满呕吐，气也，半夏功能降气；腹中切痛，寒也，附子功能驱寒；又佐以甘草、粳米、大枣者，取其调和中土，以气逆为病进于上，寒生为病起于下，而交乎上下之间者，土也。如兵法击其中坚，而首尾自应也。

厚朴七物汤

治腹满发热十日，脉浮而数，饮食如故者，此汤主之。

厚朴半斤　甘草　大黄各三两　大枣十枚　枳实五枚　桂枝二两　生姜五两

上七味，以水一斗，煮取四升，温服八合，日三服。呕者加半夏五合，下利去大黄，寒多者加生姜至半斤。

歌曰：满而便闭脉兼浮，
三两甘黄八朴投。
二桂五姜十个枣，
五枚枳实效优优。

元犀按：病过十日，腹满发热，脉浮而散。夫脉浮而发热，邪盛于表也。腹满而脉数，邪实于里也。表里俱病，故以两解之法治之。取桂枝汤去芍药之苦寒，以解表邪而和营卫；小承气汤荡胃肠以泄里实。故虽饮食如故，以病已十日之久，表里交病，邪不去则正不复，权益之法，在所必用也。呕者，气逆于上也，故加半夏以降逆；下利去大黄者，以表邪未解，恐重伤胃气以陷邪也；寒多加生姜者，以太阳本寒之所盛，重用生姜以散寒也。

大柴胡汤歌见《长沙方歌括》

按之心下满痛者，此为实也，当下之，宜此汤。

歌曰：八柴四枳五生姜，
芩芍三两二大黄。
半夏半升十二枣，
少阳实证下之良。

元犀按：实者当下症，大承气汤尤恐不及，况大柴胡汤乎？按之心下慢痛者，太阳之邪逆而内干少阳，枢机阻而不利也。用大柴胡汤宣外达内，使少阳之气从太阳之开而解矣。

厚朴三物汤

治痛而便闭者，此汤主之。

厚朴八两　大黄四两　枳实五枚

上三味，以水一斗二升，先煮二味，取五升，内大黄煮取三升，温服一升，以利为度。

歌曰：痛而便闭下无疑，
四两大黄朴倍之。
枳用五枚先后煮，
小承变法更神奇。

尤在泾云：承气意在荡实。故君大黄；三物意在行气。故君厚朴。

元犀按：此方不减大黄者，以行气必先通便，便通则肠胃畅，而腑脏气通，通则不痛也。

大承气汤见痉病

治腹满不减。减不足言。当下之。

以上三方，虽缓急不同，而攻泄则一，所谓中满泻之于内也，《伤寒论浅注》已解，毋庸再赘。

大建中汤

治心胸中大寒痛，呕不能饮食，腹中满，上冲皮起，出见有头足，上下痛而不可触近者，此汤主之。

蜀椒二合，炒去汗　干姜四两　人参二两

上二味，以水四升，煮取二升，去滓，内胶饴一升，微火煎取二升，分温再服。如一炊顷，可饮粥一升，后更服，当一日食糜粥，温覆之。

歌曰：痛呕食难属大寒，

腹冲头足触之难。腑脏经络皆寒所痹，痛甚手不可近也。

干姜四两椒二合，

参二饴升食粥安。

受业林礼丰按：胸为阳气出入之位。师云：心胸中大寒者，胸中之阳不宣，阴寒之气从下而上也。痛者，阴寒结聚也；呕者，阴寒犯胃也；不能食腹中满者，阴寒犯脾也；上冲皮起出见有头足者，阴寒横逆于中也；上下痛而不可触近者，是寒从下上，彻上彻下，充满于胸腹之间，无分界限，阳气几乎绝灭矣。扼要以图其权在于奠安中土，中焦之阳四布，上下可以交泰无虞。故主以大建中汤。方中重用干姜温中土之寒，人参、饴糖建中焦之气，佐以椒性纯阳下达。镇阴邪之逆。助干姜以振中土之阳。服后一炊顷饮粥者，亦温养中焦之气以行药力也。

大黄附子汤

治胁下偏痛，脉紧弦，此寒也，以温药下之，宜此汤。

大黄三两　附子三枚　细辛二两

上三味，以水五升，煮取二升，分温三服。若强人，煮取二升半，分温三服，服后如人行四五里，进一服。

歌曰：胁下偏疼脉紧弦，
若非温下恐迁延。
大黄三两三枚附，
二两细辛可补天。

尤在泾云：阴寒成聚，非温不能已其寒，非下不能去其结。故曰阴寒结聚，宜急以温药下之。

赤丸

治寒气厥逆者。

乌头二两，炮　茯苓四两　细辛一两　半夏四两

上四味末之，内真朱为色，炼蜜为丸，如麻子大，先食饮酒下三丸，日再服。一服不知，稍增，以知为度。

歌曰：寒而厥逆孰为珍，
四两夏苓一两辛。
中有乌头二两炮，
蜜丸硃色妙通神。

元犀按：寒气而至厥逆，阴邪盛也。方中乌头、细辛以温散独盛之寒，茯苓、半夏以降泄其逆上之气，人所共知也。而以朱砂为色，其玄妙不可明言，盖以此品具天地纯阳之正色，阳能胜阴，且以镇寒气之浮，而保护心主，心主之令行，则逆者亦感化而效顺矣。

大乌头煎

治腹满脉弦而紧，弦则卫气不行，即恶寒；紧则不欲食，邪正相搏，即为寒疝；寒疝绕脐痛，若发则白津出，手足厥冷；其脉沉紧者，此主之。犀按：白津者，汗淡不咸，或未睡时泄精漏精，大便下如白痰，若猪脂状，俱名白津。

乌头大者五枚，熬，去皮，不必咀。

上以水三升，煮取一升，去滓，内蜜二升，煎令水气尽，取二升，强人服七合，弱人服五合。

歌曰：沉紧而弦痛绕脐，
白津汗出淡而不咸之名厥逆四肢冷冷凄凄。一身恶寒之甚。

乌头五个煮添蜜，
顷刻颠危快挈提。

元犀按：上条与本条，俱阴寒内结之症。寒为厥，气为逆，是积久阴邪聚满于中也。阴邪动则气逆，当为喘呕不能食矣；阴邪结则阻其阳气不行，故肢厥肤冷，腹中痛，自汗出矣。曰寒气厥逆者，乃纯阴用事，阳气将亡，法宜温中壮阳，大破阴邪，非甘温辛热之品，焉能救其万一哉？

当归生姜羊肉汤

治寒疝腹中痛，及胁痛里急者主之。

当归三两　生姜五两　羊肉一斤

上三味，以水八升，煮取三升，温服七合，日三服。若寒多，加生姜成一斤；痛多而呕者，加橘皮二两，白术一两；加生姜者，亦加水五升，煮取三升二合服之。

歌曰：腹痛胁痛腹胸皆寒气作主，无复界限，里急不堪，是内之营血不足，致阴气不能相营而急。
羊斤姜五并归三。
于今豆蔻香砂法，
可笑依盲授指南。

加减歌曰：寒多增到一斤姜，
痛呕宜加橘术商，
术用一分橘二两，
祛痰止呕补中方。

元犀按：方中当归行血分之滞而定痛，生姜宣气分之滞而定痛，亦人所共晓也。妙在羊肉之多，羊肉为气血有情之物，气味腥膻浓厚，入咽之后即与浊阴混为一家，旋而得当归之活血而血中之滞通，生姜之利气而气中之滞通，通则不痛，而寒气无有潜藏之地，所谓先诱之而后攻之者也。苟病家以羊肉太补而疑之，是为流俗之说所囿，其中盖有命焉，知几者即当婉辞而去。

乌头桂枝汤桂枝汤见呕吐哕下利

治寒疝腹中痛，逆冷，手足不仁，若身疼痛。灸刺诸药不能治者，抵当乌头桂枝汤主之。

乌头五枚

上一味，以蜜二斤煎减半，去滓，以桂枝汤五合解之，令得一升后，初服五合，不知，即服三合；又不知，复加至五合。其知者如醉状，得吐者为中病。

歌曰：腹痛内寒身疼外寒肢不仁，脾主四肢，不仁者，寒盛于中，无阳气以温之也。

药攻刺灸治非真，或攻其内，或攻其外，邪气牵制不服，而可以抵当其病者，惟有本方。

桂枝汤照原方煮，

蜜煮乌头合用神。

按：解之者，溶化也。知，效也。如醉状，外寒方解。得吐者，内寒已伸，故为中病也。

道光庚辰岁，予大小儿年二十六岁，初病时少腹满，两旁相去有六寸远结二痈，长三寸，阔二寸，不红不痛，其气似相通状，大便不通，发作寒热，食少。医者纷纭不一，或以托里发散，或用下法，药多不效。至二三日之后，少腹满，渐高胀及腹上，及胸胁，逆气冲及咽喉，药物饮食不能下咽，气喘，冷汗出，四肢厥，有一时许竟目直口开。予不得已，用大温回阳之剂灌之，其初不能下咽，后约进有四分之一，其气略平些，苏回。予查其病症，云夜夜泄精，或有梦，或无梦，泄时知觉，以手捏之，有二三刻久方止，夜夜如是，后惊不敢睡，至鸡鸣时亦泄，诊其脉弦细芤迟。余思良久，方觉阴寒精自出句，生二痈者，乃阴寒聚结也。治之非大温大毒之品，不能散阴寒之结；非大补元气，不能胜阴邪之毒也。后用四逆、白通理中、建中等汤数服，病症渐渐而差。此足见长沙之法，运用无穷。愿后之学人，深思而自得焉可。

附方

外台乌头汤　治寒疝，腹中绞痛，贼风入攻，五脏拘急，不得转侧，发作有时，令人阴缩，手足厥逆。即大乌头煎，方见上。

外台柴胡桂枝汤歌见《长沙方歌括》　治心腹卒中痛者。

柴胡四两　黄芩一两半　人参一两半　半夏二合半　大枣十二枚　生姜三两　甘草一两　桂枝一两半　芍药一两半

上九味，以水六升，煮取三升，温服一升，日三服。

歌曰：小柴原方取煎半，
桂枝汤入复方全。
阳中太少相因病，
偏重柴胡作仔肩。

外台走马汤　治中恶心痛腹胀，大便不通。

巴豆二枚，去皮心，熬　杏仁二枚

上二味，以绵缠捶令碎，热汤二合，捻取白汁饮之，当下。老少量之，通治飞尸、鬼击病。

歌曰：外来异气伤人多，
腹胀心疼走马搓。
巴杏二枚同捣细，
冲汤捻汁好驱邪。

受业门人林士雍按：中恶心痛，大便不通，此实邪也。然邪气虽实，亦以体虚而受也，是故有虚实寒热之异，不得执一说而定之。仲师附走马汤者，以巴豆辛温大毒，除鬼注蛊毒，利水谷道；杏仁甘、苦、温，有小毒，入肺经，肺为天，主皮毛，中恶腹胀满者，以恶毒不离皮毛口鼻而入，故亦从皮毛高原之处而攻之，以毒攻毒，一鼓而下也。此附治寒实大毒之邪，气虚者则不可用矣。近世有痧疾病，疑即此也。昔闻之先业师曰：今所谓痧疾者，乃六淫邪毒猛恶厉气所伤，凡所过之处，血气为之凝滞不行，其症或见身痛，心腹胀满绞痛；或通身青紫，四肢厥冷，指甲色如靛青，口噤，牙关紧闭，不能言语；或心中忙乱，死在旦夕，是邪毒内入矣。宜泻其毒，或刺尺泽、委中、足十趾，必使络脉贯通，气血通行，毒邪自解矣。愚意：轻者用刮痧之法，随即服紫金锭，或吐或下或汗出，务使经气流通，毒邪亦解；或吐泻不止，腹痛肢厥，大汗出，脉微欲绝者，宜用白通汤、通脉四逆汤、四逆汤等，以回阳气，以化阴邪，庶毒厉之邪渐消。若口不能开者，当从鼻孔中灌之。

《集验良方》有云：行路之人，路中犯此痧疾者，不得不用刮痧之法。刮后或其人不省者，宜用人尿拌土，将此土环绕脐中，复使同行之人向脐中溺之，使中宫温，则气机转运，血脉流行矣。

大承气汤见痉病

寸口脉浮而大，按之反涩，尺中亦微而涩者，有宿食也，此汤主之。

数而滑者，实也，此有宿食，下之愈，宜此汤。

下利不欲食者，此有宿食，当下之，宜此汤。

瓜蒂散歌见《伤寒长沙方》

治宿食在上脘，当吐之，宜此散主之。

歌曰：病在胸中气分乖，
咽喉息碍痞难排。
平行瓜豆还调豉，
寸脉微浮涌吐佳。

卷四

五脏风寒积聚方

旋覆花汤

治肝着，其人常欲蹈其胸上，先未苦时，但欲饮热者主之。

旋覆花三两　葱十四茎　新绛少许

上三味，以水三升，煮取一升，顿服。

歌曰：肝着之人欲蹈胸，肝气着滞反行其气于肺，所谓横之病也。胸者肺之位，欲按摩之以通其气也。

热汤一饮便轻松。欲饮热者，欲着之气得热则散。

覆花三两葱十四，

新绛通行少许从。旋覆花咸温下气，新绛和血，葱叶通阳。新绛，查《本草》无此名。按《说文》：绛，大赤也。《左都赋》注：绛，草也，可以染色。陶弘景曰：绛，茜草也。

麻仁丸歌见《长沙方歌括》

治趺阳脉浮而涩，浮则胃气强，涩则小便数，浮涩相搏，大便则坚，其脾为约，此丸主之。

歌曰：一升杏子二升麻，

枳芍半斤效可夸。

黄朴一斤丸饮下，

缓通脾约是专家。

按：脉浮者阳盛，脉涩者阴伤，脾为胃行其津液，阴伤则脾无所运矣。又约者弱也，脾弱不运，胃中谷食不化，则为积聚症也。余义见《伤寒论》，不再赘。

甘姜苓术汤一名肾着汤

治肾着之病，其人身体重，腰中冷，如坐水中，形如水状，反不渴，小便自利，饮食如故，病属下焦，身劳汗出，衣里冷湿，久久得之，腰以下冷痛者，腹重如带五千钱者，此主之。

甘草　白术各二两　干姜　茯苓各四两

上四味。以水五升。煮取三升。分温三服。腰即温。

歌曰： 腰冷溶溶坐水泉，带脉束于腰间，肾着则腰带病，故溶溶如坐水中状。
腹中如带五千钱。
术甘二两姜苓四，
寒湿同驱岂偶然。

尤在泾云：寒湿之邪，不在肾之中脏，而在肾之外府，故其治不在温肾以散寒，而在燠土以胜水。若用桂、附，则反伤肾之阴矣。

痰饮咳嗽方

苓桂术甘汤歌见《长沙方歌括》

治心下有痰饮，胸胁支满，目眩者。

歌曰： 病因吐下气冲胸，
起则头眩身振从。
茯四桂三术草二，
温中降逆效从容。

次孙男心兰禀按：心下者，脾之部位也。饮凌于脾，致脾弱不输，不能制水，则生痰矣，故曰心下有痰饮也。胸乃人身之太空，为阳气往来之道路，饮邪弥漫于胸，盈满于胁，蔽其君阳，溢于支络，故曰胸胁支满也。动则水气荡漾，其变态无常，或头旋转，目冒眩，心动悸诸症，皆随其所作也。主以苓桂术甘汤者，以茯苓为君，盖以苓者令也，使治节之令行，而水可从令而下耳；桂枝振心阳以退其群阴，如离照当空则阴霾全消，而天日复明也；白术补中土以修其堤岸，使水无泛滥之虞；更以甘草助脾气转输以交上下，庶治节行，心阳振，土气旺，转输速，而水有下行之势，无上凌之患矣。

肾气丸见妇人杂病

治短气有微饮，当从小便去之，苓桂术甘汤主之，此丸亦主之。

次孙男心兰禀按：微者，不显之谓也。饮，水也。微饮者，犹阴霾四布，细雨轻飞之状，阻于胸中，蔽其往来之气，故曰短气。有微饮者，谓微饮阻其气路也。《经》云：呼出心与肺，吸入肝与肾。若心肺之阳虚，则不能行水化气，用苓桂术甘汤振心阳崇土以防御之，使天日明而阴霾散，则气化行矣。若肾虚而水泛，则吸引无权，当用肾气丸补肾行水，使肾气足，则能通腑而化气，化气则水道通矣。余解见妇人杂病，不再赘。

甘遂半夏汤

治脉伏，其人欲自利，利反快，虽利，心下续坚满，此为留饮欲去故也，此主之。

甘遂大者三枚　半夏十二枚，以水一升，煮取半升，去滓　芍药五枚　甘草如指大一枚，炙

上四味，以水二升，煮取半升，去滓，以蜜半升和药汁，煎取八合，顿服之。

歌曰：满从利减续还来，去者自去，续者自续。
甘遂三枚芍五枚。
十二夏枚指大草，
水煎加蜜法双该。

尤在泾云：虽利，心下续坚满者，未尽之饮复注心下也。然虽未尽而有欲去之势，故以甘遂、半夏因其势而导之；甘遂与甘草相反而同用之者，盖欲其一战而留饮尽去，因相激而相成也；芍药、白蜜，不特安中，抑缓药毒耳。

十枣汤歌见《长沙方歌括》

脉沉而弦者，悬饮内痛，病悬饮者，此汤主之。

歌曰：大戟芫花甘遂平，
妙将十枣煮汤行。
中风表证全除尽，
里气未和此法程。

男元犀按：脉沉主里，弦主饮，饮水凝结，悬于胸膈之间，致咳引内痛也。悬饮既成，缓必滋蔓，急用十枣汤直达病所，不嫌其峻。意谓始成而即攻之，使水饮下趋而无结痛之患，所谓毒药去病者是也；若畏其猛而不敢用，必迁延而成痼疾矣。

大青龙汤歌见《长沙方歌括》

麻黄　桂枝　甘草　杏仁　石膏　生姜　大枣

歌曰：二两桂甘三两姜，
膏加鸡子六麻黄。
枣枚十二四十杏，
无汗烦而且躁方。

小青龙汤歌见《长沙方歌括》

治病溢饮者，当发其汗，大青龙汤主之；小青龙汤亦主之。麻黄　芍药　细辛　干姜　甘草　桂枝　半夏　五味子

歌曰：桂麻姜芍草辛三，
夏味半升记要谙，
表不解兮心下水，
咳而发热句中探。

男元犀按：师云：饮水流行归于四肢，当汗而不汗出，身体疼重，谓之溢饮，故病溢饮者，以得汗出为出路。然饮既流溢，亦随人之脏寒热而化。饮从热化，故立大青龙汤辛凉发汗以行水；饮从寒化，故立小青龙汤辛温发汗以利水。二方并列，用者当酌其宜焉。

木防己汤

治膈间支饮，其人喘满，心下痞坚，面色黧黑，其脉沉紧，得之数十日，医吐下之不愈，此汤主之。虚者即愈，实者三日复发。复与不愈者，宜此汤去石膏加茯苓芒硝汤主之。

木防己三两　石膏如鸡子大二枚　桂枝二两　人参四两

上四味，以水六升，煮取二升，分温再服。

歌曰：喘满痞坚面色黧，
己三桂二四参施。
膏枚二个如鸡子，
辛苦寒温各适宜。

男元犀按：防己入手太阴肺，肺主气，气化而水自行矣；桂枝入足太阳膀胱，膀胱主水，水行而气自化矣。二药并用，辛苦相须，所以行其水气而散其结气也，水行结散，则心下痞坚可除矣。然病得数

十日之久，又经吐下，可知胃阴伤而虚气逆。故用人参以生既伤之阴，石膏以镇虚逆之气，阴复逆平，则喘满面黧自愈矣。此方治其本来，救其失误，面面俱到。

木防己去石膏加茯苓芒硝汤

木防己三两　桂枝二两　茯苓　人参各四两　芒硝三合

上五味，以水六升，煮取二升，去滓，内芒硝，再微煎，分温再服，微利则愈。

歌曰：四两苓加不用膏，
芒硝三合展奇韬。
气行复聚知为实，
以软磨坚自不劳。

魏念庭云：前方去石膏加芒硝者，以其邪既散而复聚，则有坚定之物留作包囊，故以坚投坚而不破者，即以软投坚而必破也。加茯苓者，亦引饮下行之用耳。

泽泻汤

治心下有支饮，其人苦冒眩者，主之。

泽泻五两　白术二两

上二味，以水二升煮，取一升，分温再服。

歌曰：清阳之位饮邪乘，
眩冒频频苦不胜。
泽五为君术二两，
补脾制水有奇能。

受业林礼丰按：心者，阳中之阳。头者，诸阳之会。人之有阳气，犹天之有日也。天以日而光明，犹人之阳气会于头而目能视也。夫心下有支饮，则饮邪上蒙于心，心阳被遏不能上会于巅，故有头冒心眩之病。仲师特下一“苦”字，是水阴之气荡漾于内，而冒眩之苦有莫可言传者，故主以泽泻汤。盖泽泻汤气味甘寒，生于水中，得水阴之气而能利水，一茎直上，能从下而上，同气相求，领水阴之气以下走，然犹恐水气下而复上，故用白术之甘温，崇土制水者以堵之，犹治水者指必筑堤防也。古圣用方之妙，有如此者；今人反以泽泻利水伐肾，多服伤目之说疑之。其说创于宋元诸医，而李时珍、张景岳、李士材、汪讱庵辈和之，贻害至今弗熄。然天下人信李时珍之《本草》者，殆未读《神农本草经》耶？余先业师《神农本经小注》最详，愿业斯道者，三复之而后可。

厚朴大黄汤

治支饮胸满者，此汤主之。

厚朴一尺　大黄六两　枳实四枚

上三味，以水五升，煮取二升，分温再服。

歌曰：胸为阳位似天空，
支饮填胸满不通。
尺朴为君调气分，
四枚枳实六黄攻。

元犀按：支饮者，有支派之别也。胸乃阳气之道路，饮为阴，言胸满者，乃阴占阳位，填塞胸中而作满也。君以厚朴者，味苦性温，为气分之药，苦降温开，使阳气通，则胸中之饮化矣；枳实形圆臭香，香以醒脾，圆主旋转，故用以为佐；继以大黄，直决地道，地道通，则饮邪有不顺流而下出哉？

又按：小承气汤是气药为臣，此汤是气药为君，其意以气行而水亦行，意深矣。三物汤、小承气汤与此汤药品俱同，其分两、主治不同，学者宜细心研究。

葶苈大枣泻肺汤见肺痈

支饮不得息，此主之。

犀按：肺主气，为出入之路。师云：支饮不得息者。乃饮邪壅肺，填塞气路矣。方用葶苈泄肺气以开之，大枣补脾土以纳之，则气息得矣。

小半夏汤

治呕家本渴，渴者为欲解，今反不渴，心下有支饮故也，此汤主之。

半夏一升　生姜半斤

上二味，以水七升，煮取一升半，分温再服。

歌曰： 呕家见渴饮当除，饮从呕去，故渴。

不渴应知支饮居。饮能制燥，今以不渴，知心下有支饮。

半夏一升姜八两，

源头探得病根锄。

男元犀按：《神农本草经》载半夏之功治甚大，仲师各方，无不遵法用之。凡呕者，必加此味。元明后，误认为治痰专药，遂有用朴硝水浸者；有用皂水及姜水浸者；有用白芥子和醋浸者；市中用乌梅、甘草、青盐等制造者，更不堪入药；近日通用水煮，乘热以白矾拌晒切片者，皆失其本性，不能安胃止呕。宜从古法，以汤炮七次，去涎用之，或畏其麻口，以姜汁、甘草水浸透心，洗净晒干，再以清水浸三日，每日换水，蒸熟晒干用之。支饮之症，呕而不渴者，旁支之饮未尽也。用小半夏汤者，重在生姜散旁支之饮，半夏降逆安胃，合之为涤饮下行之用。神哉！

己椒苈黄丸

治腹满，口舌干燥，此肠间有水气，此方主之。

防己　椒目　葶苈　大黄各一两

上四味末之，蜜丸如梧子大，先食饮服一丸，日三服，稍增，口中有津液。渴者，加芒硝半两。

歌曰： 肠中有水口带干，水既聚于下，则无复润于上，后即水饮之入，皆趋于下，不能滋其燥，且以益其满矣。

腹里为肠按部观。腹里为大小二肠部位，大肠主津液，今作满，为水气所伤，则津液不能上达于口舌，故干燥。

椒己苈黄皆一两，

蜜丸饮服日三餐。

程氏曰：防己、椒目导饮于前，大黄、葶苈推饮于后，前后分消则腹满减而水饮行，脾气转而津液生矣。与上方互异处，当求其理。

小半夏加茯苓汤

治卒呕吐，心下痞，膈间有水，眩悸者，主之。

半夏一升　生姜半斤　茯苓四两

上三味，以水七升，煮取一升五合，分温再服。

歌曰： 呕吐悸眩痞又呈，
四苓升夏八姜烹。
膈间有水金针度，
澹渗而辛得病情。

男元犀按：水滞于心下则为痞，水凌于心则眩悸，水阻胸膈，则阴阳升降之机不利，为呕吐。方用半夏降逆，生姜利气，茯苓导水，合之为涤痰定呕之良方。

五苓散歌见《长沙方歌括》

治瘦人脐下有悸，吐涎沫而颠眩，此水也，此方主之。

歌曰： 猪术茯苓十八铢，
泽宜一两六铢符。
桂枝半两磨凋服，
暖水频吞汗出苏。

喻嘉言云：水饮下郁于阴中，挟其阴邪，鼓动于脐则为悸，上入于胃则吐涎沫，及其郁极乃发，直上头目，为颠为眩。五苓散利水以发汗，为分利表里阴阳之法。

男元犀按：脐下动气，去术加桂，仲师理中丸法也。兹何以脐下悸而用白术乎？不知吐涎沫是水气盛，必得苦燥之白术方能制水；颠眩是土中湿气化为阴霾，上弥清窍，必得温燥之白术方能胜湿。证有兼见，法须变通。

附方

外台茯苓饮　治心胸中有停痰宿水，自吐出水后，心胸间虚，气满不能食，消痰气，令能食。

茯苓　人参　白术各三两　枳实二两　橘皮二两半　生姜四两

上六味，以水六升，煮取一升八合，分温三服，如人行八九里，通作一服进之。

歌曰： 中虚不运聚成痰，
枳二参苓术各三。
姜四橘皮二两半，
补虚消满此中探。

男元犀按：人参乃水饮症之大忌，此方反用之，盖因自吐出水后虚气作满，脾弱不运而设也。方中人参补脾气，白术健胃气，生姜温中散寒气，茯苓降水气，橘皮、枳实化痰，云参术徐徐斡旋于中，以成其补虚消食散满之妙用。此方施于病后调养则可，若痰饮未散者，切不可用。

十枣汤见上

咳家其脉弦，为有水，此主之。

支饮家，咳烦，胸中痛者，不卒死，至一百日或一岁，宜此汤主之。

男蔚按：凡人将咳之顷，喉间似哽非哽，似痒非痒，若有若无者，皆饮气干之也。饮气一干，则咳嗽作矣。除痨伤、积损，脉虚极、极细者，别有治法。若咳而脉弦，皆为水饮，皆宜十枣汤攻之。若诊得弦脉，畏不敢用，其饮动肺则咳，动心则烦，搏击阳气则胸痛，即到一百日一岁之久，亦以此方为背城之借，然亦危矣。此言治法当如是也，非谓必用其方，以致败名取怨。

喻云：咳嗽必因于痰饮，而五饮之中，独膈上支饮最为咳嗽根底。外邪入而合之固嗽，即无外邪，而支饮渍入肺中，自令人咳嗽不已，况支饮久蓄膈上，其下焦之气逆冲而上者，尤易上下合邪也。夫以支饮之故，而令外邪可内，下邪可上，不去支饮，其咳终无愈期矣。去支饮，用十枣汤，不嫌其峻，岂但受病之初？即蓄病已久，亦不能舍此而别求良法。

小青龙汤见上

咳逆倚息不得卧，此方主之。

元犀按：十枣汤专治内饮而不及外邪。此方散外邪，涤内饮，为内外合邪之的方也。以下五方，皆本此方为加减。

桂苓五味甘草汤

治青龙汤下已，多唾口燥，寸脉沉，尺脉微，手足厥逆，气从少腹上冲胸咽，手足痹，其面翕热如醉状，因复下流阴股，小便难，时复冒者，与此汤，治其气冲。按：脉沉微，支厥痹，面如醉，气冲时复冒，似少阴阴阳不交之症，学者可于临症时参辨之则可。

桂枝　茯苓各四两　五味半升　甘草三两，炙

上四味，以水八升，煮取三升，去滓，分温三服。

歌曰：青龙却碍肾元亏，肾元亏而误服之，则动冲任之火，致变为已下诸证。

上逆下流又冒时。气从少腹上冲胸咽，或面热如醉，或热气流于两股，或小便难而昏冒，忽上忽下，在阳无主，如电光之闪烁无定。

味用半升苓桂四，

甘三扶土镇冲宜。

男元犀按：仲师五味子必与干姜同用，独此方不用者，以误服青龙之后冲气大动，取其静以制动，故暂停不用也。尤云：苓、桂能抑冲气使之下行，然逆气非敛不降，故以五味之酸敛其气，土厚则阴火自伏，故以甘草之甘补其中也。

桂苓五味甘草去桂加姜辛汤

治服前药冲气即低，而反更咳胸满者，此汤主之。

茯苓四两　甘草　干姜　细辛各三两　五味子半升

上五味，以水八升，煮取三升，去滓，温服半升，日三服。

歌曰：冲气低时得桂苓之力而低咳寒饮渍肺则咳满寒饮贮胸则满频，

前方去桂益姜辛。两次用桂而邪不伏，以桂能去阳分凝滞之寒，不能驱脏腑沉匿之寒，必得干姜、细辛大辛大热，方能泄胸中之满而止咳也。

姜辛三两依原法，

原法通微便出新。

苓甘五味姜辛半夏汤

治服前药咳满即止，而更复渴，冲气复发者，以细辛、干姜为热药也。服之当遂渴，而渴反止者，为支饮也。支饮者，法当冒，冒者必呕，呕者复内半夏，以去其水。

茯苓四两　甘草　细辛　干姜各三两　半夏　五味各半升

上六味，以水八升，煮取三升，去滓，温服半升，日三服。

歌曰：咳满平时咳满之病，得姜辛而除渴又加，

旋而不渴饮余邪。渴者，以辛姜之热动之也；渴反止者，有余饮以制燥也。饮去则渴，饮来则不渴而冒呕。

冒而必呕半升夏，

增入前方效可夸。

男元犀按：前言气冲，是真阳上奔，必用桂、苓招纳之；此言气冲，是热药鼓之，只用半夏以降逆则愈。且冒呕，半夏为止呕之神药也。一本去甘草，恐甘而助呕也。

苓甘五味姜辛半夏杏仁汤

治服药前水去呕止其人形肿者肺气不行也，加杏仁主之，其症应内麻黄，以其人遂痹，故不内之，若逆而内者，必厥，所以然者，以其人血虚，麻黄发其阳故也。

茯苓四两　甘草　干姜　细辛各三两　五味　半夏　杏仁各半升

歌曰： 咳轻呕止肿新增，
面肿须知肺气凝。
前剂杏加半升煮，
可知一味亦规绳。

男元犀按：形气肺也，肺主皮毛，为治节之官。形肿者，肺气不行，凝聚不通故也。加杏仁者，取其苦泄辛开内通肺气，外散水气。麻黄亦肺家之药，何以不用？虑其发越阳气而重伤津液也。

苓甘五味姜辛夏杏大黄汤

治面热如醉，此为胃热上冲熏其面，以前方加大黄以利之。

茯苓四两　甘草　干姜　细辛各三两　五味　半夏　杏仁各半升　大黄三两

上六味，以水八升，煮取三升，去滓，温服半升，日三服。

歌曰： 面热如醉火邪殃，胃热上冲熏其面。
前剂仍增三两黄。
驱饮辛温药一派，
别能攻热制阳光。

男元犀按：与冲气上逆、发热如醉者不同，彼因下焦阴中之阳虚，此不过肺气不利，滞于外而形肿，滞于内而胃热，但以杏仁利其胸中之气，大黄泄其胃中之热，则病愈矣。从咳逆倚息起至此，六方五变为结局，学者当留心细认。

徐忠可云：以上数方，俱不去姜、辛，即面热如醉亦不去，何也？

盖以二味最能泄满止咳，凡饮邪未去，须以二味刻刻预防也。按：孙真人最得此秘，观麦门冬汤、五味子汤、补肺汤可见，余于此汤，凡桑白皮、阿胶、天冬、麦冬、茯苓、龙骨、牡蛎之类，随证加入，其效无比。

小半夏加茯苓汤见上

先渴后呕，为水停心下，此属饮家，此汤主之。

犀在直趋庭闻训曰：此一节与上文似不相属，而不知先生治咳，着眼在“水饮”二字，故于完篇之后，随口逗出，此言外之提撕也。今试畅发其义。盖饮水邪也，其本起于足太阳、足少阴二经，以二经为水之专司也。然太阳之水为表水，肤腠不宣水气，以致壅塞而为饮，则以小青龙发之，发之不能尽者，当从太阳之里而疏瀹之，十枣汤是也。少阴之水为里水，下焦有寒，不能制伏本水，以致逆行而为饮，则以真武汤镇之。镇之而不尽服者，当从少阴之表而化导之。苓桂术甘汤是也。更进一步，从中土以堤防之，从高原而利导之。熟则生巧，不能以楮墨传也。近时喜用滑套之方，以六安煎、金沸草汤居于青龙之上，济生肾气丸、七味地黄丸驾乎真武之前，大体不碍者，吾亦姑如其说，究竟不如先生之原方效如桴鼓也。

消渴小便不利淋病方

肾气丸见妇人杂病

治男子消渴，小便反多，以饮一斗，小便亦一斗，此丸主之。

尤在泾云：水液属阴，非气不至。气虽属阳，中实含水，水与气，非一亦非二也。方中若无桂、附，何以振作肾中颓落之阳，游溢精气，上输脾肺邪？

五苓散见痰饮

治脉浮，小便不利，微热消渴者，宜利小便发汗。

又治渴欲饮水，水入则吐者，名曰水逆。

尤在泾云：热渴饮水，水入不能已其热，热亦不能消其水，水与热结。热浮水外，故小便不利，微热消渴。此利其与热俱结之水，去其水外浮溢之热，热除水去，渴当自止。又热已消而水不行，则逆而成呕，乃消渴之变证，曰水逆亦主之。

文蛤散歌见《长沙方歌括》

治渴欲饮水不止者，此散主之。

文蛤

歌曰：水潠原逾汗法门，
肉中粟起更增烦。
意中思水还无渴，
文蛤磨调药不繁。

男元犀按：与《伤寒论》文蛤散症不同。《伤寒论》云：肉上粟起，反不渴者，水寒浸肺，涌于外，遏于上，其热被却不得出也。文蛤入肺降肺气，除湿热，利小便，取其以壳治壳之义也。本节云渴欲饮水不止者，燥甚也。水性轻和，不能生津润燥，文蛤则味咸寒，能育阴润燥，洒除热气，下出小便，燥热除，阴液长，而渴饮平矣。

瓜蒌瞿麦丸

治小便不利者，有水气，其人若渴者，宜之。

薯蓣　茯苓各三两　瓜蒌根二两　附子一枚，炮　瞿麦一两

上五味末之，炼蜜丸如梧子大，饮服二丸，日三服；不知，增至七八丸，以小便利，腹中温为和。

歌曰：小便不利渴斯成，
水气留中液不生。下焦火衰，中焦土弱，水气存于中，阻其上下之津液不行。
三两蓣苓瞿一两，
一枚附子二蒌行。

男元犀按：《内经》云：膀胱者，州都之官，津液存焉，气化则能出矣。余于气化能出之义，而借观之烧酒法，益恍然悟矣。酒由气化，端赖锅下之活力，方中附子补下焦之火，即其义也；酒酿成之水谷，收于锅内而蒸之，其器具亦须完固，方中茯苓、薯蓣补中焦之土，即其义也；锅下虽要加薪，而其上亦要频换凉水，取凉水之气，助其清肃以下行，则源源不竭，方中瓜蒌根清上焦之热，即其义也；至于出酒之窍道，虽云末所当后，亦须去其积垢而通达，方中瞿麦一味专通

水道，清其源而并治其流也。方后自注“腹中温”三字，大有深义。

蒲灰散

小便不利者，此散主之；滑石白鱼散、茯苓戎盐汤并主之。

蒲灰半分　滑石三分

上三味，杵为散，饮服方寸匕，日三服。

歌曰：小便不利用蒲灰，
平淡无奇理备该。
半分蒲灰三分滑，
能除湿热莫疑猜。

滑石白鱼散

滑石　乱发烧　白鱼各二分

上三味，杵为散，饮服方寸匕，日三服。

歌曰：滑石余灰乱发用火烧，名血余灰与白鱼，
专司血分莫踌躇。
药皆平等擂调饮，
水自长流不用疏。

茯苓戎盐汤

茯苓半斤　白术二两　戎盐弹丸大一枚

上三味，先将茯苓、白术煎成，入戎盐再煎，分温三服。

歌曰：一枚弹大取戎盐，
茯用半斤火自潜。
更有白术二两佐，
源流不滞自濡霑。

尤在泾云：蒲，香蒲也。宁原云：香蒲去湿热，利小便，合滑石为清利小便之正法也。《别录》云：白鱼开胃下气，去水气，血余疗转胞，小便不通，合滑石为滋阴益气，以利其小便者也。《纲目》：戎盐即青盐，咸寒入肾，以润下之性而就渗利之职，为驱除阴分水湿之法也。仲师不详见证，而并出三方，以听人之随证审用，殆所谓引而不发者欤。

按：蒲灰散主湿热气分，滑石白鱼散主血分，茯苓戎盐汤入肾除

阴火。二散可疗外疮，多效。

白虎加人参汤即白虎人参汤。见暍病

治渴欲饮水，口干燥者主之。

男元犀按：小便不利者，水病也。天水一气，金为水母，金气不行，则水道不通。曰渴欲饮水，口干燥者，火甚烁金，水源将竭也。治求其本，故用白虎加人参汤润燥金，补水源，使天气降而水气行，则渴燥自止矣。

猪苓汤歌见《长沙方歌括》

治脉浮，发热，渴欲饮水，小便不利者，宜之。

歌曰：泽胶猪茯滑相连，
咳呕心烦渴不眠。
煮好去滓胶后入，
育阴利水法兼全。

男元犀按：此与五苓散症迥别。五苓散主脾不转输而水停，故发汗利水，为两解表里法；此则胃热甚而津液干，故以清热而滋燥，用育阴利水法，二者只差一粟，学者自当细察焉。

水气病方

越婢加术汤即越婢汤加白术四两。方见下

治里水一身面目黄肿，其脉沉，小便不利，故令病水。假令小便自利，此亡津液，故令渴，此汤主之。

歌曰：里水脉沉面目黄，
水风相搏湿为殃。
专需越婢平风水，
四两术司去湿良。

男元犀按：水被热蓄，气为湿滞，致外不得通阳而作汗，内不能运气而利水，故令病水。云：假令小便自利三句，疑非里水病也。越婢汤发肌表之邪，以清内蓄之热，加白术运中土，除湿气，利其小便，此分消表里法也。或云：越婢散肌表之水，加白术止渴生津也。按：岂有小便自利亡津液而作渴者，仍用此汤，罔顾虑其重伤津液乎？

防己黄芪汤见湿病中

治风水，脉浮身重，汗出恶风者，此汤主之。

男元犀按：恶风者，风伤肌腠也。身重者，湿伤经络也。脉浮者，病在表也。何以不用桂枝、麻黄以发表祛风，而用防己、黄芪以补虚行水乎？盖以汗出为腠理之虚，身重为土虚湿盛；生姜辛以去风，温以行水；重用防己之走而不守者，领诸药环转于周身，使上行下出，外通内达，迅扫而无余矣。

越婢汤

治风水恶风，一身悉肿，脉浮不渴，续自汗出，无大热，此汤主之。

麻黄六两　石膏半斤　生姜三两　甘草二两　大枣十二枚

上五味，以水六升，先煮麻黄，去上沫，内诸药，煮取三升，分温三服。恶风。加附子一枚；风水加术四两。

歌曰：一身悉肿属风多，
水为风翻涌巨波。
二草三姜十二枣，
石膏八两六麻和。

男元犀按：恶风者，风也。一身悉肿者，水也。脉浮者，风发也。风为阳邪，风动则水火战而浪涌矣。涌于上则不渴，涌于外则续自汗出。云无大热者，热被水蔽，不得外越，内已酝酿而成大热矣。前章云身重，为湿多；此章云一身悉肿，为风多。风多气多热亦多，系属猛风，故君以石膏重镇之品，能平息风浪以退热，引麻黄直越其至阴之邪，协生姜散肌表之水，一物而两握其要也。又以枣、草安中养正，不虑其过散伤液，所以图万全也。

防己茯苓汤

治皮水四肢肿，水气在皮肤中，四肢聂聂动者，此汤主之。

防己　黄芪　桂枝各三两　茯苓六两　甘草二两

上五味，以水六升，煮取二升，分温三服。

歌曰：四肢聂聂动无休，
皮水情形以此求。
己桂芪三草二两，

茯苓六两砥中流。

徐忠可云：药亦同防己黄芪汤，但去术加桂、苓者，风水之湿在经络近内，皮水之湿在皮肤近外，故但以苓协桂，渗周身之湿，而不以术燥其中气也。不用姜、枣者，湿在上焦之营卫，无取乎宣之也。

越婢加术汤见上

里水病，此汤主之；甘草麻黄汤亦主之。

男元犀按：风水、皮水之外，有正水而兼色黄，名里水。里水虽无发汗之法，而邪盛正不衰者，亦必借麻黄之力深入其中，透出于外，以收捷效。今色黄是湿热相杂于内，宜此汤；如寒气凝结于内，宜甘草麻黄汤。

甘草麻黄汤

甘草二两　麻黄四两

上二味，水五升，先煮麻黄，去上沫，内甘草，煮取三升，温服一升，重覆汗出，不汗，再服。

歌曰：里水原来自内生，
一身面目肿黄呈。
甘须二两麻黄四，
气到二药上宣肺气。中助土气，外行水气因知水自行。

蔚按：麻黄发汗最捷。徐灵胎谓其无气无味，不专一经，而实无经不到。盖以出入于空虚之地，凡有形之气血，不得而御之也。

麻黄附子汤即麻黄附子甘草汤。歌见《长沙方歌括》

麻黄　附子　甘草

歌曰：甘草麻黄二两佳，
一枚附子固根荄。
少阴得病二三日，
里证全无汗岂乖。

杏子汤阙。徐、尤云：疑是麻杏石甘汤

水之为病，其脉沉小，属少阴，浮者为风，无水虚胀者为气。水，发其汗即已。脉沉者，宜麻黄附子汤；浮者，宜杏子汤。

客问曰：《金匮》水气篇杏子汤方阙，诸家注说疑为麻杏甘石汤，不知是否？犀答曰：非也。麻杏甘石汤，《伤寒论》治发汗后汗出而喘，主阳盛于内也。本节云水之为病发其汗即已，未云热之为病自汗出也。盖麻杏甘石汤治内蕴化热自汗出之症，此水之为病发其汗为宜，则麻杏石甘汤不可用矣。客又曰：何以知杏子汤，方用麻黄而不用石膏乎？余答曰：师云：水病发其汗即已。故知其必用麻黄，而不用石膏矣。夫以石膏质重，寒凉之性能除里热，清肺胃，同麻黄、杏仁降逆镇喘，外则旋转于皮毛，用之退热止汗则可，用之发表驱寒则不可耳。然则此篇师言脉沉小属少阴，用附子温经散寒，主石水之病，即可知脉浮属太阳，用杏子启太阴之气，主正水之病，为变其脉症言之也。恐石膏之凝寒，大有关于脾肾，故不可用焉。高明如徐忠可及二张而程，俱疑为麻杏甘石汤。甚矣！读书之难也。而余疑为其即麻黄、杏仁、甘草三味，不知是否，以俟后之学者，客悦而去。

蒲灰散见消渴

治厥而为皮水者，此主之。

按：皮水久而致溃，为逆而不顺之证，以此散外敷之。此厥字言证之逆，非四肢厥逆之谓也。诸家多误解。

黄芪芍药桂枝苦酒汤

治黄汗病，身体肿，发热，汗出而渴，状如风水，汗沾衣，色正黄如柏汁之，脉自沉，从何得之？以汗出入水中浴，水从汗孔入得之，此汤主之。

黄芪五两　芍药　桂枝各三两

上三味，以苦酒一升、水七升相合，煮取三升，温服一升，当心烦，服至六七日乃解。若心烦不止者，以苦酒故也。

歌曰：黄汗脉沉出汗黄，

水伤心火郁成殃。师云：汗出入水中浴，水气从汗孔入而伤其心，故水火相浸而色黄，水气搏结而脉沉也。

黄芪五两推方主，

桂芍均三苦酒勷。止汗太急，故心烦也，至六七日乃解者，正复而邪自退也。

男元犀按：桂枝行阳，芍药益阴，黄芪气味轻清，外皮最厚，故其达于皮肤最捷，今煮以苦酒，则直协苦酒之酸以止汗，但汗出于心，止之太急，反见心烦，至六七日，正复邪退，烦必自止。而不止者，以苦酒阻其余邪未尽故也。

又按：凡看书宜活看，此证亦有从酒后汗出当风所致者，虽无外水，而所出之汗，是亦水也。凡脾胃受湿，湿久生热，湿热交蒸而成黄，皆可以汗出入水浴之意悟之也。

桂枝加黄芪汤

黄汗之病，两胫自冷；假令发热，此属历节。食已汗出，又身常暮盗汗出者，此荣气也。若汗出已，反发热者，久久其身必甲错；发热不止者，必生恶疮。若身重，汗出已辄轻者，久久必身瞤，瞤即胸中痛，又从腰以上汗出，下无汗，腰髋弛痛，如有物在皮中状，剧者不能食，身疼重，烦躁，小便不利，此为黄汗，此汤主之。

桂枝　芍药　生姜各三两　甘草　黄芪各二两　大枣十二枚

上六味，以水八升，煮取三升，温服一升，须臾啜热稀粥一升余以助药力，温覆，取微汗；若不汗，更服。

歌曰：黄汗都由郁热来，
历详变态费心裁。
桂枝原剂芪加二，
啜粥重温令郁久郁变证，从汗而达开。

男元犀按：黄本于郁热，得汗不能透彻，则郁热不能外达。桂枝汤虽调和营卫，啜粥可令作汗，然恐其力量不及，故又加黄芪以助之。黄芪善走皮肤，故前方得苦酒之酸而能收，此方得姜、桂之辛而能发也。

前方止汗，是治黄汗之正病法；此方令微汗，是治黄汗之变证法。

桂甘姜枣麻辛附子汤

治气分，心下坚，大如盘，边如旋杯，此汤主之。

桂枝　生姜各三两　细辛　甘草　麻黄各二两　附子一枚，炮　大枣十二枚

上七味，以水七升，先煮麻黄，去上沫，内诸药，煮取二升，分

温三服。当汗出如虫行皮中，即愈。

歌曰：心下如盘边若杯，如旋杯。

辛甘麻二附全枚。

姜桂三两枣十二，

气分须从气转回。大气一转，结气乃散。

参此证是心肾交病，上不能降，下不能升，日积月累，如铁石难破。方中用麻黄、桂枝、生姜以攻其上，附子、细辛以攻其下，甘草、大枣补中焦以运其气。庶上下之气交通而病可愈。所谓大气一转，其结乃散也。

枳术汤

治心下坚，大如盘，边如旋杯，水饮所作，此汤主之。

枳实七枚　白术二两

上二味，以水五升，煮取三升，分温三服，腹中软，即当散也。

歌曰：心下如盘大又坚，

邪之结聚散验其边。

术宜二两枳枚七，

苦泄专疗水饮愆。

蔚按：言水饮，所以别于气分也。气无形，以辛甘散之；水有形，以苦泄之。方中取白术之温以健运，枳实之寒以消导，意深哉！

此方与上方互服，亦是巧法。

附方

外台防己黄芪汤见湿病　治风水脉浮为在表，其人或头汗出，表无他病，病者但下重，从腰以上为和，以下当肿及阴，难以屈伸。

卷五

黄疸病方

茵陈蒿汤歌见《长沙方歌括》

治谷疸寒热不食，食即头眩，心胸不安，久久发黄，此汤主之。

歌曰：二两大黄十四栀，
茵陈六两早煎宜。
身黄尿短腹微满，
解自前阴法最奇。

男元犀按：太阴，湿土也，阳明，燥土也。经云：谷入于胃，游溢精气，其上输下转，借脾气之能也。谷疸者，食谷入胃，脾气不输，湿与热病，久则熏蒸成黄，黄成则荣卫流行之机为之阻而不利，故有寒热不食之病。经云：食入于阴，长气于阳。食即头眩，心胸不安者，谷入于胃，挟浊气以上干也。主以茵陈蒿汤者，茵陈禀冬令寒水之气，寒能胜热；佐以栀子味苦泻火，色黄入胃；挟大黄以涤胃肠之郁热，使之屈曲下行，则谷疸之邪，悉从二便而解矣。

硝石矾石散

治黄家日晡所发热，而反恶寒，此为女劳得之；膀胱急，少腹满，身尽黄，额上黑，足下热，因作黑疸，腹胀如水状，大便必黑，时溏，此女劳之病，非水病也。腹满者难治，此散主之。

硝石熬黄　矾石烧，等分

上二味为散，大麦粥汁和，服方寸匕，日三服。病随大小便去，小便正黄，大便正黑，是其候也。

歌曰：身黄额黑渐及一身之黄俱黑足如烘，
腹胀如水状便溏便溏而色黑晡热丛。日晡热，以申属膀胱，酉属肾也。
等分矾硝和麦汁，
女劳疸病夺天工。

徐忠可云：硝能散虚郁之热，为体轻脱，而寒不伤脾；矾能却水，而所到之处邪不复侵，如纸既矾，即不受水渗也。以大麦粥调服，益土以胜水，合而用之，则散与热，解肾毒。其与气血、阴阳、汗下补泻等法，毫不相涉，所以为佳。

栀子大黄汤

治酒疸，心中懊侬或热痛者，此汤主之。

栀子十四枚　大黄二两　枳实五枚　豉一升

上四味，以水六升，煮取二升，分温三服。

歌曰：酒疸懊侬郁热蒸，
大黄二两豉一升。
栀子十四枳枚五，
上下分消要顺承。

元犀按：栀子、豆豉，彻热于上，枳实、大黄，除实去满于下，此所谓上下分消，顺承热气也。

徐忠可云：因酒徒阴分大伤，故不用燥药以耗其津，亦不用渗药以竭其液，谓热散则湿不能留也。凡治湿热而兼燥者，于此可悟。

桂枝加黄芪汤见水气病

治黄疸病，但当利其小便，假令脉浮者，当以汗解之，宜此汤。

男元犀按：黄疸症多由湿热内郁而成，为病在内也。郁在内者，宜内解，故曰当利其小便，小便通则所郁皆去矣。假令脉浮者，病在肌表也，当外解，故曰当以汗解之。桂枝汤解肌发表，加黄芪助之，以黄芪有发汗退黄之专长也。

猪膏发煎

治诸黄疸病。

猪膏半斤　乱发如鸡子大三枚

上二味，和膏中煎之，发消药成，分再服，病从小便出。《千金》云：太医校尉史脱家婢黄病服此，胃中燥粪下便差，神验。

歌曰：诸黄腹鼓大便坚，
古有猪膏八两传。
乱发三枚鸡子大，

发消药熟始停煎。

男元犀按：猪膏主润燥，发灰主通小便。故《神农本草经》有自还神化句最妙，谓发为血余，乃水精奉心化血所生。今取以炼服，仍能入至阴之脏，助水精以上奉心脏之神，以化其血也。沈自南谓寒湿入于血分，久而生热，郁蒸气血不利，证显津枯血燥，皮肤黄而晦暗，即为阴黄，当以此治之。且热郁即久，阴血无有不伤，治者皆宜兼滋其阴，故曰诸黄主之。又按：时医惑于以人补人之说，每遇虚证，辄以紫河车配药。余幼时随侍，闻家君与客常谈及紫河车一物，曰：某也服此，今反肌肉羸瘦，某也服此，病反增剧。吾行道数十年，见有用紫河车者，未尝一效。余默识之。今省中行道辈，遇病人家有余赀，或病症虚弱火炽等证，即曰：非紫河车不能成功也。呜呼！是医也而能活人乎？是药也而能活人乎？

茵陈五苓散

治黄疸病。

茵陈十分　五苓散五分

上二味和，先食饮服方寸匕，日三服。

歌曰：疸病传来两解方表里两解，

茵陈末入五苓尝。

五苓五分专行水，

十分茵陈却退黄。

男元犀按：五苓散功专发汗利水，助脾转输；茵陈蒿功专治湿退黄，合五苓散为解郁利湿之用也。盖黄疸病由湿热瘀郁，熏蒸成黄，非茵陈蒿推陈致新，不足以除热退黄；非五苓散转输利湿，不足以发汗行水。二者之用，取其表里两解，为治黄之良剂也。

大黄硝石汤

治黄疸腹满，小便不利而赤，自汗出，此为表和里实，当下之，宜此汤。

大黄　黄柏　硝石各四两　栀子十五枚

上四味，以水六升，煮取二升，去滓，内硝更煮取一升，顿服。

歌曰：自汗表无邪也屎难大便难腹满时，

表和里实贵随宜。
硝黄四两柏同数，
十五枚栀任指麾。

元犀按：黄疸病湿热交郁，不得外通，今自汗出者，外已通也。腹满、小便不利而赤者，湿热仍实于里也。实者当下，故用大黄除满去实，硝石领热气下趋二便，又以黄柏除湿退黄，栀子散热解郁。湿热散，二便调，则里气亦和矣。

小半夏汤见痰饮

治黄疸病，小便色不变，欲自利，腹满而喘，不可除热，热除必哕；哕者，此汤主之。

元犀按：《伤寒论》云：瘀热在里，身必发黄。此云小便色不变，欲自利者，可知内无瘀热矣。盖喘满属中气虚弱，故曰不可除热。师恐后人误投寒剂伤中，故立小半夏汤以救误治也。用半夏和胃以镇逆，生姜温理中脏，中温则升降自如，而喘满呕逆自愈。

又按：若中虚发黄者，余每用理中汤、真武汤等加茵陈蒿，多效。

小柴胡汤见呕吐

治诸黄腹痛而呕者，宜此汤主之。

男元犀按：呕者，胃气不和也。腹痛者，木邪犯胃也。小柴胡汤达木郁、和胃气，使中枢运则痛止而黄退矣。非小柴胡汤可概治诸黄也。

小建中汤见血痹虚劳

治男子黄，小便自利，当与虚劳小建中汤。

男蔚按：此言土虚而现出黄色也。虚极者，宜补土之母，四逆辈可与间服。然单言男子，谓妇人血瘀发黄，尚有桃仁承气汤法也。苟属虚黄，亦宜以此汤加当归、益母叶之类也。

附方

瓜蒂散见宿食。校者按：宋本作瓜蒂汤，见暍病　治诸黄。

男元犀按：瓜蒂散《伤寒论》三见，俱主胸中之病。《金匮》取之附治诸黄，何也？盖黄乃湿热相并，郁蒸不得外越，用瓜蒂散吐而越之，使上膈开而下窍达，湿热之邪自有出路矣，故曰治诸黄。

千金麻黄醇酒汤 治黄疸。

麻黄三两

上一味，以美酒五升，煮取二升半，顿服尽。冬月用酒，春日用水煮之。

歌曰：黄疸病由郁热成。
驱邪解表仗雄兵。
五升酒煮麻三两，
春换水兮去酒烹。

男元犀按：麻黄轻清走表，乃气分之药，主无汗表实证。黄疸病不离湿热之邪，用麻黄醇酒汤者，以黄在肌表荣卫之间，非麻黄不能走肌表，非美酒不能通营卫；故用酒煮以助麻黄发汗，汗出则营卫通，而内蕴之邪，悉从外解矣。

惊悸吐衄下血胸满瘀血方

桂枝去芍药加蜀漆龙骨牡蛎救逆汤歌见《长沙方歌括》

治火邪者，此汤主之。

桂枝 甘草 生姜 大枣 蜀漆 牡蛎 龙骨

歌曰：桂枝去芍已名汤，
蜀漆还加龙牡藏。
五牡四龙三两漆，
能疗火劫病惊狂。

孙男心典禀按：举火邪冠于方首，示人治血先治火也。又恐治火专主寒滞之品，故拈出此方不寒不滞以立榜样，意深哉。《伤寒论》注解甚详，不必再释。

半夏麻黄丸

治心下悸者，此丸主之。

半夏 麻黄各等分

上二味末之，炼蜜为丸，小豆大，饮服三丸，日三服。

歌曰：心下悸都缘饮气维，
夏麻等分蜜丸医。

一升一降存其意，
神化原来不可知。

尤在泾云：半夏蠲饮气，麻黄发阳气。妙在作丸与服，缓以图之，则麻黄之辛甘不能发越津气，而但能升引阳气；即半夏之苦辛，亦不特蠲除饮气，而并和养中气。非仲景神明善变者，其孰能与于此哉？

柏叶汤

治吐血不止者，此汤主之。

柏叶　干姜各三两　艾三把

上三味，以水五升，取马通汁一升合煮，取一升，分温再服。《千金》加阿胶三两，亦佳。

歌曰：吐血频频不肯休，久吐不止，凡一切寒温补泻之药，服之殆尽矣。

马通升许溯源流。热气伏藏于阴分，逼血妄行不止。马属火，取其通之同气以导之。

干姜三两艾三把，二味温散，宣发其热使行阳分，则阴分之血无所逼而守其经矣。

柏叶行阴三两求。柏叶抑之使降，合马通导之使下，则余烬之瘀一概蠲矣。

前方歌括之小注颇详，毋庸再释。但愚每用前方，病家皆惊疑不能听。今拟加减法，用生侧柏五钱，干姜炮透一钱五分，生艾叶三钱，水一杯半，马通一杯，煎八分服。如无马通，以童便代之。

马粪用水化开，以布滤汁澄清，为马通水。

黄土汤

治下血，先便后血，此远血也；亦主吐衄。

甘草　干地黄　白术　附子炮　阿胶　黄芩各三两　灶中黄土半斤

上七味，水八升，煮取三升，分温三服。

歌曰：远血先便血续来，
半斤黄土莫徘徊。
术胶附地芩甘草，
三两同行血证该。不仅治下血，而吐血、衄血与妇人血崩等证俱该在内。

王晋三云：《金匮》以下血先血后便为近血，明指脾络受伤，日渗肠间，瘀积于下，故大便未行而血先下，主之以赤小豆利水散瘀，当归和脾止血。若先便后血为远血，明指肝经别络之血，因脾虚阳陷生湿，血亦就湿而下行，主之以灶心黄土温燥而去寒湿，佐以生地、阿胶、黄芩入肝治血热，白术、甘草、附子扶阳补脾以治本虚。近血内瘀，专力清利；远血因虚，故兼温补。治出天渊，须明辨。

按：此方以灶心黄土易赤石脂一斤，附子易炮干姜二两，炮紫更妙；或加侧柏叶四两；络热，加鲜竹茹半斤。

赤小豆当归散见狐惑

治下血，先血后便，此近血也，此主之。

男元犀按：肝为血海，气通胞中，主宣布之权，虚则失其权矣。曰先血后便者，肝失其统，不能下宣，致胞中之血渗入肛门也。近血者，胃接二肠，胞与肠前后，此之最近也。若胃肠受湿热，致伤其气，必通于胞中而迫血妄行。赤小豆入心清热解脏毒；当归入肝补虚散郁，能宣其血入于经隧也。

泻心汤

治心气不足，吐血衄血者，此汤主之。

大黄二两　黄连　黄芩各一两

上三味，以水三升，煮取一升，顿服之。

歌曰：火热上攻心气伤，即心气不足。
清浊二道血洋洋。火逼血从浊道出则为吐；血从清道出则为衄血。
大黄二两芩连一，
釜下抽薪请细详。

蔚按：火邪盛而迫血，则错经妄行。血为心液，血伤无以养心，致心阴之气不足也。故曰心气不足，非心阳之气不足也。用芩、连苦寒之品，入心清火以培心气；大黄去瘀生新，此一补一泻之法也。

呕吐哕下利方

吴茱萸汤歌见《长沙方歌括》

治呕而胸满者。又主干呕，吐涎沫，头痛者。吴茱萸　人参　生姜　大枣

歌曰：升许茱萸三两参，
生姜六两救寒侵。
枣投十二中宫主，
吐利头痛烦躁寻。

受业林礼丰按：胸为阳位，旷若太空。呕而胸满者，阴邪占居阳位也，故重用生姜、吴萸之以大辛大温，以通胸中之阳，以破阴霾之气；佐以人参、大枣之一阴一阳，以健脾胃之气，以镇逆上之阴，使阳光普照，而阴翳自消，有何干呕、胸满、吐涎沫之患哉？

半夏泻心汤歌见《长沙方歌括》

治呕而肠鸣，心下痞者，此汤主之。

半夏　黄芩　干姜　人参　甘草　黄连

歌曰：三两姜参炙草芩，
一连痞证呕多寻。
半升半夏枣十二，
去滓重煎守古箴。

长男蔚按：呕而肠鸣并无下利，心下痞不因误下，何以上下之阻隔若是？盖因饮停心下，上逆为呕，下干为昌明，饮不除则痞不消，欲蠲饮必资中气。方中参、枣、草以培中气，借半夏之降逆，佐芩、连以消痞，复得干姜之温散，使痞者通，逆者降矣。妙在去滓再煎，取其轻清上浮，以成化痞降逆之用耳。

黄芩加半夏生姜汤歌见《长沙方歌括》

治干呕而利者，此汤主之。

黄芩　甘草　芍药　大枣　生姜　半夏

歌曰：枣枚十二守成箴，
二两芍甘三两芩。
利用本方呕加味，
姜三夏取半升斟。

男元犀按：太阳主开，少阳主枢。干呕者，少阳之邪欲从太阳之开而外出也。下利者，太阳之邪不能从枢外出而反从枢内陷也。用黄芩加半夏生姜汤者，转少阳之枢，达太阳之气，交上下，清里热，而姜、夏有又能止呕降逆也。此即小柴胡汤去柴胡、人参加芍药。去之者，恐其助饮而增呕；加至者，取其和胃而降逆。伊圣之方，鬼神莫测也！

小半夏汤见痰饮

治诸呕吐，不得下者，此汤主之。

犀按：主纳谷，谷不得下者，胃气虚寒也。呕吐者，饮随寒气上逆也，胃虚饮逆，非温不能散其寒，非辛不能降其逆，用半夏涤饮降逆，生姜温中散寒，使胃气温和，而呕吐自平。

猪苓散

治呕吐而病在膈上，后思水者，解，急与之；思水者，此散主之。

猪苓　茯苓　白术各等分

上三味，杵为散，饮服方寸匕，日三服。

歌曰：呕余思水与之佳，少与之余，以救其液。

过与须防饮气乖。恐旧饮方去，新饮复来。

猪术茯苓等分捣，崇土以逐水，不使支饮阻其正津，则不渴。

饮调寸匕自和谐。

四逆汤歌见《长沙方歌括》

治呕而脉弱，小便复利，身有微热，见厥者难治，此汤主之。

附子　干姜　甘草

歌曰：生附一枚两半姜，

草须二两少阴方。

建功姜附如良将，

将将从容借草匡。

男元犀按：呕与热为阴邪所迫，小便利与见厥，证属无阳。脉弱者，真脏虚寒也。用四逆汤彻上下之阴邪，招欲散主之残阳，引气血接回其厥，外温经，内温脏，面面俱到。

小柴胡汤歌见《长沙方歌括》

治呕而发热者，此汤主之。

柴胡　半夏　黄芩　人参　甘草　生姜

歌曰：柴胡八两少阳凭，

枣十二枚夏半升。
三两姜参芩与草，
去滓重煎有奇能。

男蔚按：呕而发热者，少阳表证也。表为解则内不和，故作呕也。阳明主肌肉，木邪忤土，故作肌热而呕。用小柴胡汤转枢以出其邪，邪解则热退而呕止也。

大半夏汤

治胃反呕吐者，此汤主之。

半夏二升　人参三两　白蜜一升

上三味，水一斗二升，和蜜扬之二百四十遍，煮药，取二升半，温服一升，余分再服。

歌曰：从来胃反责之冲脉上乘，
半夏二升蜜一升。
三两人参劳水煮，水扬二百四十遍名劳水，又名甘澜水。
纳冲养液有奇能。

元犀按：此方用水之多，取其多煮白蜜，去其寒而用其润，俾黏腻之性流连于胃，不速下行；而半夏、人参之力，可以徐徐斡旋于中。非参透造化之理者，不能悟及。余遇医辈偶谈及于此，不能再三问难，便知其庸陋欺人，则不复与谈矣。

膈咽之间，交通之气不得降者，皆冲脉上行，逆气所作也。师以半夏降冲脉之逆，即以白蜜润阳明之燥，加人参以生既亡之津液，用甘澜水以降逆上之水液。古圣之经方，惟师能用之。

大黄甘草汤

治食已即吐者，此汤主之。

大黄四两　甘草二两

上二味，以水三升，煮取一升，分温再服。

歌曰：食方未久吐相随，食已即吐。
两热冲来自不支。胃素有热，食复入之，两热相冲，不停片刻而吐出。
四两大黄二两草，
上从下取法神奇。

蔚按：师云：欲吐者，不可下之。又云：食已即吐者，大黄甘草汤下之。二说相反，何也？曰：病在上而欲吐，宜因而越之；若逆之使下，则愦乱矣，若既吐矣，吐而不已，是有升无降，当逆折之。

尤在泾云：云雾出于地，而雨露降于天，地不承则天不降矣。可见天地阴阳同此气机，和则俱和，乖则并乖，人与天地相参。故肺气象天，病则多及二阴，脾、胃、大小肠象地，病则多及上窍。丹溪治小便不通，用吐法而开提肺气，使上窍通而下窍亦通，与大黄甘草汤之治呕吐，法虽异而理可通也。

茯苓泽泻汤

治胃反，吐而渴欲饮水者，此汤主之。

茯苓半斤　泽泻四两　甘草　桂枝各二两　白术三两　生姜四两

上六味，以水一斗，煮取三升，内泽泻，再煮取二升半，温服八合，日三服。

《外台》治消渴脉绝胃反者，有小麦一升。

歌曰：吐方未已渴频加，与吐后渴为欲愈者不同，亦与猪苓散症未吐而先渴者不同。
苓八两生姜四两夸。
二两桂甘三两术，
泽须四两后煎嘉。后煮泽泻，取其性补阴而利水，不宜煮之太过也。

徐忠可云：此方于五苓散中去猪苓者，以胃反证水从吐出，中无水气而渴也。加生姜、甘草者，合苓、术等药以解表里之虚邪，更能和中而止呕也。

文蛤汤

治吐后渴欲得水而贪饮者，此汤主之；兼主微风、脉紧、头痛。

文蛤　石膏各五两　麻黄　甘草　生姜各三两　杏仁五十粒　大枣十二枚

上七味，以水六升，煮取二升，温服一升，汗出即愈。

歌曰：吐而贪饮证宜详，
文蛤石膏五两量。
十二枣枚杏五十，

麻甘三两等生姜。

元犀按：水虽随吐而去，而热不与水俱去，故贪饮不休，与思水者不同。方中麻黄与石膏并主用，能深入伏热之中，顷刻透出于外，从汗而解，热解则渴亦解，故不用止渴之品。并主微风、脉紧、头痛者，以风为阳邪，得此凉散之剂而恰对也。

半夏干姜散

治干呕吐逆，吐涎沫者，此散主之。

半夏　干姜各等分

上二味，杵为散，取方寸匕，浆水一升半，煮取七合，顿服之。

歌曰：吐而干呕沫涎多，惟不胸满、不头痛，与吴茱萸汤证不同。以虚有微甚，邪有高下之别也。

胃腑不责于厥阴，专责于阳明虚寒气不和。

姜夏等分磨浆水煮，

数方小半夏汤、生姜半夏汤相类颇分科。浆水甘酸，能调中引气，止呕哕。

生姜半夏汤

治病患胸中似喘不喘，似呕不呕，似哕不哕，彻心中愦愦无奈者，此汤主之。

半夏半升　生姜汁，一升

上二味，以水三升煮半夏，取二升，内生姜汁，煮取一升半，小冷，分四服，日三夜一，呕止，停后服。

歌曰：呕哕都非喘又非，似呕之状，不似呕之有物；似哕之有声，不似哕之连声；似喘之气逆，不似喘之气急

彻由愦愦莫从违。懊侬之甚，无可奈何，皆饮邪与寒邪搏结于胸。

一升姜汁半升夏，

分煮同煎妙入微。

参与吴茱萸之降浊、干姜之温中不同。盖彼乃虚寒上逆，此乃客邪搏饮也。方即小半夏汤，不用姜而用汁者，以降逆之力少，散结之力多也。

橘皮汤

治干呕哕，若手足厥者，此汤主之。

橘皮四两　生姜半斤

上二味，以水七升，煮取三升，温服一升，下咽即愈。

歌曰：哕而干呕厥相随，

气逆于胸阻四肢。干呕非胃反，厥非无阳，乃气逆于胸，不行于四末故也。

初病气虚一服验，

生姜八两四陈皮。

元犀按：《金匮》论哕，与方书不同，专指呃逆而言也。

橘皮竹茹汤

治哕逆者，此汤主之。

橘皮二斤　竹茹二升　大枣三十枚　生姜半斤　甘草五两　人参一两

上六味，以水一斗，煮取三升，温服一升，日三服。

歌曰：哕逆因虚热气乘，

一参五草八姜胜。

枣枚三十二斤橘，

生竹青皮即竹茹也刮二升。

犀按：《浅注》已详方义，不再释。《金匮》以呃为哕，凡呃逆证，皆是寒热错乱，二气相搏使然。故方中用生姜、竹茹，一寒一热以祛之；人参、橘皮，一开一阖以分之；甘草、大枣奠安中土，使中土有权，而哕逆自平矣。此伊圣经方，扁鹊丁香柿蒂散，即从此方套出也。

四逆汤见上

治下利后，腹胀满，身体疼痛者，先温其里，乃攻其表。温里宜四逆汤，攻表宜桂枝汤。

桂枝汤见妇人妊娠病

大承气汤见痉病

治下利，三部脉皆平，按之心下坚者，宜之。　治下利脉迟而滑者，实也；利未欲止，急下之，宜此汤。　治下利脉反滑者，当有所去，下乃愈，宜此汤。　治下利已瘥，至其年月日时复发者，以病不尽故也，宜此汤。

小承气汤歌解见《长沙方歌括》

治下利谵语者，有燥屎也，宜此汤。

大黄　枳实　厚朴

歌曰：朴二枳三四两黄，
小承微结好商量。
长沙下法分轻重，
妙在同煎切勿忘。

桃花汤歌解见《长沙方歌括》

治下利便脓血者，宜此汤。

赤石脂　干姜　粳米

歌曰：一斤粳米一斤脂，
脂半磨研法亦奇。
一两干姜同煮服，
少阴脓血是良规。

白头翁汤歌解见《长沙方歌括》

治热利下重者，宜之。

白头翁　黄连　黄柏　秦皮

歌曰：三两黄连柏与苓，
白头二两妙通神。
病缘热利时思水，
下重难通此药珍。

栀子豉汤歌解见《长沙方歌括》

治下利后更烦，按之心下濡者，为虚烦也，此主之。

栀子　香豉

歌曰：山栀香豉治何为，
烦恼难眠胸窒宜。
十四枚栀四合豉，
先栀后豉法煎奇。

通脉四逆汤歌解见《长沙方歌括》

治下利清谷，里寒外热，汗出而厥，此主之。

附子　干姜　甘草

歌曰：一枚生附草姜三，
招纳亡阳此指南。
外热里寒面赤厥，
脉微通脉法中探。

紫参汤

治下利肺痛者。此汤主之。

紫参半斤　甘草三两

上二味，以水五升，先煮紫参，取二升，内甘草，煮取一升半，分温三服。

歌曰：利而肺痛是何伤，
浊气上干责胃肠。肺与大肠相表里。
八两紫参三两草，
通因通用细推详。肠中积聚，是肺气不行于大肠。

男蔚按：肺为华盖，诸脏之气皆上熏之，惟胃肠之气下降而不上干于肺，故肺为清肃之脏而不受浊气者也。夫肺与大肠相表里，肠胃相连，下利肺痛者，肠胃之浊气上干于肺也，故主以紫参汤。《本经》云：紫参主治心腹寒热积聚邪气；甘草解百毒，奠中土，使中土有权而肺金受益，肠胃通畅而肺气自安，肺气安则清肃之令行矣，何有肺痛下利之病哉？

诃黎勒散

治气利者，此散主之。

诃黎勒十枚

上一味为散，粥饮和，顿服。

歌曰：诃黎勒散涩肠便，
气利还须固后天。
十个诃黎煨研末，
调和米饮不须煎。

男元犀按：气利者，肺气下脱，胃肠俱虚，气陷屎下。急用诃黎勒涩肠胃以固脱，又用粥饮扶中以转气，气转而泻自止耳。

附方

千金翼小承气汤见上　治大便不通，哕数谵语。

外台黄芩汤　治干呕下利者。

黄芩　人参　干姜各三两　桂枝一两　大枣十二枚　半夏半升

上六味，以水七升，煮取三升，温分三服。

歌曰：干呕利兮责二阳，太阳阳明递相传也。
参芩三两等干姜。
桂枝一两半升夏，
枣十二枚转运良。

男元犀按：此即小柴胡汤变法。方中以桂枝易柴胡，以干姜易生姜，去甘草是也。太阳病不解，并入阳明，阴阳舛错，而为呕吐下利也。方用黄芩、干姜，寒温并进，使之入胃以分阴阳；又以参、枣安胃，桂枝祛邪，半夏降逆，且半夏生当夏半，正阴阳交界之门，取之以和阴阳。阴阳和则中枢转、上下交，而呕利止矣。

疮痈肠痈浸淫方

薏苡附子败酱散

治肠痈之为病，其身甲错，腹皮急，按之濡如肿状，腹无积聚，身无热，脉数，此为肠内有痈脓，此散主之。

薏苡仁十分　附子二分　败酱五分

上三味，杵为散，取方寸匕，以水二升，煎减半，顿服，小便当下。

歌曰：气血凝内痈阻外肤，气血为内痈所夺，不荣于外，其身甲错，言如鳞甲之交错也。
腹皮虽急按之濡。
附宜二分苡仁十，
败酱还须五分驱。

王晋三云：心气抑郁不舒，则气结于小肠之头，阻传道之去路而为痈肿，即《内经》所谓脏不容邪，则远之于腑也。故仲景重用薏苡，开通心气，荣养心镜；佐以败酱，化脓为水；使以附子，一开手太阳小肠之结，一化足太阳膀胱之气，务令所化之毒仍从水道而出。精微之奥，岂庸浅者所能推测耶？

大黄牡丹汤

治肠痈者少腹肿痞，按之即痛如淋，小便自调，时时发热，自汗出，复恶寒；其脉迟紧者，脓未成，可下之；脉洪数者，脓已成，不可下也，此汤主之。

大黄四两　牡丹一两　桃仁五十个　冬瓜仁半升　芒硝三合

上五味，以水六升，煮取一升，去滓，内芒硝，再煎数沸，顿服之。有脓当下，如无脓当下血。

歌曰：肿居少腹按之即痛如淋，小便自调，时时发热，自汗出，复恶寒大肠痈，
黄四牡丹一两从。
冬瓜子仁半升桃五十，
芒硝三合泄肠脓。

王晋三云：肺与大肠相表里。大肠痈者，肺气下结于大肠之头，其道远于上，其位近于下，治在下者因而夺之也。故中用大黄、芒硝开大肠之结，桃仁、丹皮下将败之血，至于清肺润肠，不过瓜子一味而已。服之当下血，下未化脓之血也；若脓已成形，肉已坏，又当先用排脓散及汤。故原文云脓已成，不可下也。

王不留行散

治金疮病。

王不留行十分，八月八日采　蒴藋细叶十分，七月七日采　甘草十八分　桑东南根白皮十分，三月三日采　黄芩二分　蜀椒三分　干姜二分　芍药二分

上九味，王不留行、蒴藋、桑皮三味烧灰存性，各别杵筛，合治之为散，服方寸匕。

小疮即粉之，大疮但服之。产后亦可服。

歌曰：金疮诹吉日按春秋而采不留行，
桑蒴同王不留行按时而取三物，各十分明。
芩朴芍姜均二分，
三分之蜀椒十八分之甘草相成。

尤在泾云：金疮经脉斩绝，营卫阻弛。治之者，必使经脉复行，营卫相贯而后已。

除烧灰外，余药不可日曝，火炙方效。

元犀按：金刃伤处，封固不密，中于风则疮口无汁，中于水则出青黄汁；风则发痉，水则湿烂成疮。王不留行疾行脉络之血灌溉周身，不使其湍激于伤处；桑根皮泄肌肉之风水；蒴藋叶释名接骨草，渗筋骨之风水，三者皆烧灰，欲其入血去邪止血也。川椒祛疮口之风，厚朴燥刀痕之湿，黄连退肌热，芍药散恶血，干姜和阳，甘草和阴。用以为君者，欲其入血退肿生肌也。风湿去，阴阳和，疮口收，肌肉生，此治金疮之大要。

排脓散

枳实十六枚　芍药六分　桔梗二分

上三味，杵为散，取鸡子黄一枚，以药散与鸡黄相等，揉和令相得，饮和服之，日一服。

歌曰：排脓散药本灵台，《内经》谓先师歃血而盟者是。
枳实为君十六枚。
六分芍药桔二分，
鸡黄一个简而该。

元犀按：枳、桔行气滞，芍药通血滞，从气血以排之，人所易知也。妙在揉入鸡子黄一枚，取有情之物以养心脾之阴，则排之之法，独得其本也。

排脓汤

甘草二两　桔梗三两　生姜一两　大枣十枚

上四味，以水三升，煮取一升，温服五合，日再服。

歌曰：排脓汤与散悬殊，
一两生姜二草俱。
大枣十枚桔三两，
通行营卫是良图。

元犀按：方中取桔梗、生姜之辛，又取大枣、甘草之甘，辛甘发散为阳，令毒从阳化而出，排之之妙也。

黄连粉方未见

治浸淫疮，从口起流向四肢者可治，从四肢流来入口者不可治。浸淫疮，此粉主之。

歌曰：浸淫疮药末黄连，
从口流肢顺自然。
若起四肢流入口，
半生常苦毒牵缠。

元犀按：浸淫疮系传染之疾也。从口起流向四肢者，毒气外出也，故曰可治。从四肢起流来入口者，毒气由外入内，固结于脏腑之间，故曰不可治。黄连粉方未见，疑即黄连一味为末，或敷或服，随宜择用。

卷六

趺蹶手指臂肿转筋阴狐疝蛔虫方

藜芦甘草汤方未见

治病人常以手指、臂肿动，此人身体瞤瞤，此汤主之。

歌曰：体瞤臂肿主藜芦，
痫痹风痰俱可驱。
芦性升提草甘缓，
症详趺蹶遍寻无。

男元犀按：痰涎为湿气所生，留滞胸膈之间，久则变生无定。云病人常以手指、臂肿动，身体瞤瞤者，是气被痰阻，湿无去路，或加邪风，风行气亦行，引动积痰毒气，此所以群动并发，扰乱心君不宁也。手足项背牵引钩痛，走易不定者，心君之令不行，肺无以传其治节也。藜芦性毒，以毒攻毒，吐久积风痰，杀虫，通支节，除痫痹也；助用甘草者，取甘润之意，以其能解百毒也。方虽未见，其意不过是耳。

鸡矢白散

治转筋病，其人臂脚直，脉上下行，微弦，转筋入腹者，此散主之。

鸡矢白为散，取方寸匕，以水六合，和，温服。

歌曰：转筋入腹脉微弦，
肝气凌脾岂偶然。
木畜为鸡其矢土，
研来同类妙周旋。

尤在泾云：《内经》曰：诸暴强直，皆属于风。转筋入腹者，脾土虚而肝木乘之也。鸡为木畜，其矢反利脾气，故治是病，且以类相求，则尤易入也。

蜘蛛散

治阴狐疝气，偏有小大，时时上下者，主之。

蜘蛛十四枚，熬焦　桂枝半两

上二味为散，取八分一匕，饮和服，日再。蜜丸亦可。

歌曰：阴狐疝气久难医，肾囊为阴，病则气之腥臭如狐之臊也。

大小攸偏或偏于作，或偏于右，一大一小也上下时。时时上下，人多误解，谓病发则坠而下，病息则收而上也。

熬杵蜘蛛十四个，

桂枝半两恰相宜。

按：此病用桂枝，不如用肉桂力更大。

王晋三云：蜘蛛性阴而厉，隐见莫测，可定幽暗之风，其功在壳，能泄下焦结气；肉桂芳香入肝，专散沉阴结疝。《四时刺逆从论》曰：厥阴滑为狐疝风。推仲景之意，亦谓阴狐疝气是阴邪挟肝风而上下无时也。治以蜘蛛，如披却导窾。

甘草粉蜜汤

治蛔虫病，令人吐涎，心痛，发作有时，毒药不止者主之。

甘草二两　白粉一两　白蜜四两

上三味，以水三升，先煮甘草，取二升，去滓，内粉蜜，搅令和，煎如薄粥，温服一升，差即止。

歌曰：蛔虫心痛吐涎多，

毒药频攻痛不瘥。

一两白粉二两甘草四两蜜，

煮分先后取融和。

按：铅粉性善杀虫，今杂于甘草、白蜜之中，以大甘掩其本性，所谓先诱之而后攻之也。

乌梅丸歌解见《长沙方歌括》

治蛔厥者，其人当吐蛔，今病者静而复时烦，此为脏寒，蛔上入膈，故烦，须臾复止；得食而呕，又烦者，蛔闻食臭出，其人当自吐蛔。蛔厥者，此丸主之。

乌梅　细辛　干姜　黄连　当归　川椒　附子　桂枝　人参

黄柏

歌曰：六两柏参桂附辛，
黄连十六厥阴遵。
归椒四两梅三百，
十两干姜记要真。

徐忠可云：黄连之苦可以安蛔，则前甘草与蜜，何以亦能安蛔也？不知上条之蛔，因燥而上逆，致使心痛，故以白粉杀蛔为主，而加甘蜜以润其燥；若蛔厥未尝攻心，且蛔因脏寒而上，故以乌梅酸收，黄连苦降，以收伏降蛔为主，而加辛热而追脏寒。所以一心痛而不吐蛔，一吐蛔而不心痛，此是二条大分别也。

妇人妊娠病方

桂枝汤歌见《长沙方歌括》

治妇人得平脉，阴脉小弱，其人渴，不能食，无寒热，名妊娠，此主之。于法六十日，当有此证，设有医治逆者，却一月，加吐下，则绝之。

桂枝　芍药　甘草　生姜　大枣

歌曰：项强头痛汗憎风，
桂芍生姜三两同。
枣十二枚甘二两，
解肌还借粥之功。

徐忠可云：桂枝汤表证得之，为解肌和营卫；内证得之，为化气调阴阳。时医以姜、桂碍胎戒用，汲汲以养血滋阴为事，皆不知仲景治法也。愚按：本章末三句未明，愿后之学者补续之。

桂枝茯苓丸

治妇人宿有癥病，经断未及三月，而得漏下不止，胎动在脐上者，此为癥痼害。妊娠六月动者，前三月经水利时，胎也。下血者，后断三月衃也。所以血不止者，其癥不去故也。常下其癥，宜此方主之。

桂枝　茯苓　丹皮　桃仁去皮尖，熬　芍药各等分

上五味末之，炼蜜丸如兔屎大，每日食前服一丸。不知，加至

三丸。

歌曰：癥痼未除恐害胎，胎动于脐下为欲落，动于脐上是每月凑集之血因癥痼之气妨害之而下漏也。

胎安癥去悟新裁。

桂苓丹芍桃同等，

气血阴阳本末该。

受业林礼丰按：师云：妇人宿有癥病者，谓未受胎之前，本停瘀而有癥病也。经断者，谓经水净尽之后，交媾而得胎也。未及三月而得漏下不止者，谓每月凑集之血因宿昔之癥痼妨害之而下漏也。盖六月胎动者，胎之常，而三月胎动者，胎之变。然胎当居脐下，今动在脐上者，是本有癥痼在脐下逼动其胎，故胎不安而动于脐上也。因复申言之曰：前三月经水利时，胎也。下血者，后断三月衃也。衃者，谓每月凑集之血始凝而未涸也。所以血不止者，其癥不去，必害其胎。去其癥，即所以安其胎，故曰当下其癥。主以桂苓丸者，取桂枝通肝阳，芍药滋肝阴，茯苓补心气，丹皮运心血，妙在桃仁监督其间，领诸药直抵于癥痼而攻之，使瘀结去而新血无伤。瘀既去，则新血自能养胎，虽不专事于安胎，而正所以安胎也。

附子汤方未见

治妇人怀娠六七月，脉弦发热，其胎愈胀，腹痛恶寒，少腹如扇，所以然者，子脏开故也，以此汤温其脏。

男元犀按：太阳主表，少阴主里。脉弦发热者，寒伤太阳之表也。腹痛恶寒者，寒侵少阴之里也。夫胎居脐下，与太少相连，寒侵太少，气并胞宫，迫动其胎，故胎愈胀也。腹痛恶寒，少腹如扇者，阴邪盛于内，寒气彻于外，故现出阵阵如扇之状也。然胎得暖则安，寒则动。寒气内胜，必致坠胎。故曰所以然者，子脏开故也。附子汤温其脏，使子脏温而胎固，自无陨坠之虞矣。附子汤方未见，疑是《伤寒》附子汤。附子、茯苓、人参、白术、芍药。

胶艾汤

治妇人有漏下者，有半产后因续下血都不绝者，有妊娠下血者，假令妊娠腹中痛，为胞阻，以此汤主之。

干地黄六两　川芎　阿胶　甘草各二两　艾叶　当归各三两　芍药四两

上七味，以水五升，清酒三升，合煮取三升，去滓，内胶令消尽，温服一升，日三服，不差更作。

歌曰：妊娠腹满阻胎胞，名曰胞阻，以胞中气血虚寒，而阻其化育也。

二两芎䓖草与胶。

归艾各三芍四两，

地黄六两去枝梢。

男元犀按：芎䓖、芍、地，补血之药也；然血不自生，生于阳明水谷，故以甘草补之；阿胶滋血海，为胎产百病之要药；艾叶暖子宫，为调经安胎之专品；合之为厥阴、少阴、阳明及冲任兼之神剂也。后人去甘草、阿胶、艾叶，名为四物汤，则板实而不灵矣。

当归芍药散

治妇人怀妊，腹中痛，此散主之。

当归　川芎各三两　芍药一斤　茯苓　白术各四两　泽泻半斤

上六味，杵为散，取方寸匕，酒和，日三服。

歌曰：妊娠㽲痛势绵绵，不若寒疝之绞痛、血气之刺痛也。

三两归芎润且宣。

芍药一斤泽减半，

术苓四两妙盘旋。

男元犀按：怀妊腹痛，多属血虚，而血生于中气。中者土也，土过燥不生物，故以归、芎、芍药滋之；土过湿亦不生物，故以苓、术、泽泻渗之。燥湿得宜，则中气治而血自生，其痛自止。

干姜人参半夏丸

治妊娠呕吐不止，此丸主之。

干姜　人参各一两　半夏二两

上三味末之，以生姜汁糊为丸，桐子大，饮服十丸，日三服。

歌曰：呕吐迁延恶阻名，妊娠呕吐，名为恶阻。

胃中寒饮苦相萦。

参姜一两夏双两，

生姜汁糊丸古法精。

尤在泾云：阳明之脉，顺而下行者也，有寒则逆，有热亦逆，逆则饮必从之。寒逆，用此方，热逆用《外台》方。青竹茹、橘皮、半夏各五两，生姜、茯苓各四两，麦冬、人参各三两，为治胃热气逆呕吐之法，可补仲师之未备。

楼全善云：余治妊阻病，累用半夏，未尝动胎，亦有故无陨之义也。

当归贝母苦参丸

治妊娠小便难，饮食如故者，此丸主之。

当归　贝母　苦参各四两

上三味末之，炼蜜丸如小豆大，饮服三丸，加至十丸。

歌曰：饮食如常小水难，
妊娠郁热液因干。
苦参四两同归贝，
饮服三丸至十丸。男子加滑石半两。

男元犀按：苦参、当归补心血而清心火，贝母开肺郁而泻肺火。然心火不降，则小便短涩；肺气不行于膀胱，则水道不通。此方为下病上取之法也。况贝母主淋沥邪气，《神农本经》有明文也哉！

葵子茯苓散

治妊娠有水气，身重，小便不利，洒淅恶寒，起即头眩，此散主之。

葵子一升　茯苓三两

上二味杵为散，饮服方寸匕，日二服，小便利则愈。

歌曰：头眩恶寒水气干，
胎前身重小便难。均是小便不利，前责之津干，此责之水气，水利则湿去身轻矣。不侵卫阳，则不恶寒矣；不犯清道，则亦不头眩矣。
一升葵子苓三两，
米饮调和病即安。

男元犀按：葵子俗人畏其滑胎，不必用之。《中藏经》五皮饮加紫苏，水煎服，甚效。

当归散

主治妇人妊娠，宜常服之。

当归　黄芩　芍药　川芎各一斤　白术半斤

上五味，杵为散，酒服方寸匕，日再服；妊娠常服即易产，胎无疾苦；产后百病悉主之。

歌曰：妊娠常服之剂，当以补脾阴为主。万物原来自土生，

土中涵湿遂生生不穷。

一斤芎芍归滋血，血为湿化，胎尤赖之。

八两术一斤芩木本脾药，今协血药而入脾土，土得湿气则生物。又有黄芩之苦寒清肺以主之，肺气利则血不滞，所以生物不息大化成。

方义歌中颇详，不再释。

白术散

主妊娠养胎方。

白术　川芎　蜀椒各三分，去汗　牡蛎

上四味杵为散，酒服一钱匕，日三服，夜一服。但苦痛，加芍药；心下毒痛，倍加芎䓖；心烦吐痛不能食饮，加细辛一两，半夏大者二十枚；服之后，更以醋浆水服之；若呕，以醋浆水服之复不解者，小麦汁服之；已后渴者，大麦粥服之；病虽愈，服之勿置。

歌曰：胎由土载术之功，

养血相资妙有芎。土以载之，血以养之。

阴气上凌椒摄下，胎忌阴气上逆，蜀椒具纯阳之性，阳以阴为家，故能摄上焦之热而下降。

牡潜龙性得真诠。牡蛎水气所结，味咸性寒，寒以制热燎原，咸以导龙入海。

此方旧本三物各三分，牡蛎阙之。徐灵胎云：原本无分两。按方下云，日三服，夜一服者，牡蛎用一分可也。

加减歌曰：苦痛芍药加最美，

心下毒痛倚芎是。

吐痛不食心又烦，

加夏廿枚一细使。

醋浆水须服后吞，
若还不呕药可止。
不解者以小麦煮汁尝，
已后渴者大麦粥喜。
既愈常服勿轻抛，
壶中阴阳大燮理。按：程云来云：以大麦粥调中补脾，故服之勿置，非指上药常服也。此解亦超。

方义已详歌中，不再释。

妇人产后病方

小柴胡汤见呕吐

产妇郁冒，其脉微弱，呕不能食，大便反坚，但头汗出。所以然者，血虚而厥，厥而必冒。冒家欲解，必大汗出，以血虚下厥，孤阳上出，故头汗出。所以产妇喜汗出者，亡阴血虚，阳气独盛，故当汗出，阴阳乃复。大便坚，呕不能食，小柴胡汤主之。

孙男心兰按：产妇脉微弱者，血虚也。血虚而阴不维阳，则为孤阳；阳独行于上，则头汗出而冒；阳不及于下，则下厥；阳郁阴伤，无以养肠胃，故大便坚；阴阳不和，扰动于中，故作呕而不能食。盖血虚无以作汗，故郁冒不得从汗而解也。治之者，当审其病情，以冒家欲解，既不得从头汗而泄，必得大汗而解者，小柴胡汤发之，使阳从汗泄，则郁开而阴阳和矣。此损阳救阴法也。

大承气汤见痉病

治病解能食，七八日更发热者，此为胃实，宜此汤主之。

当归生姜羊肉汤见寒疝

治产后腹中疠痛者。

枳实芍药散

主产后腹痛，烦满不得卧者。

枳实烧令黑，勿太过　芍药等分

上二味杵为散，服方寸匕，日三服；并主痈脓，大麦粥下之。

歌曰：烦满不卧腹痛频，

枳实微烧芍等平。

羊肉汤方应反看，彼治虚痛，此治实痛。

散调大麦粥稳而新。

男蔚按：枳实通气滞，芍药通血滞，通则不痛，人所共知也。妙在枳实烧黑，得火化而善攻停积；下以大麦粥，和肝气而兼养心脾，是行滞中而寓补养之意，故痈脓亦主之。

下瘀血汤

治产妇腹痛，法当以枳实芍药散，假令不愈者，此为腹中有瘀血着脐下，宜此经水不利。

大黄三两　桃仁二十个　䗪虫二十枚，去足，熬

上三味末之，炼蜜和为四丸，以酒一升煮一丸，取八合，顿服之，新血下如豚肝。各本略异

歌曰：脐中着痛瘀为殃，

廿粒桃仁三两黄。

更有䗪虫二十个，

酒煎大下亦何伤。

男元犀按：服枳实芍药而不愈者，非积停不通，是瘀结不散，用此方攻之。方中大黄、桃仁能推陈下瘀；䗪虫之善攻干血，人尽知之；妙在桃仁一味，平平中大有功力。郁血已败而成瘀，非得生气不能流通。桃得三月春和之气，而花最鲜明似血，而其生气皆在于仁，其味苦又能开泄，故直入血中而和之散之，逐其旧而不伤其新也。

大承气汤见痉病

治产后七八日，无太阳证，少腹坚痛，此恶露不尽；不大便，烦躁发热，切脉微实，再倍发热，日晡时烦躁者，不食，食则谵语，至夜即愈，宜此汤主之。热在里，结在膀胱也。

孙男心典按：无太阳证者，外无病也。脉微实，烦躁发热，食则谵语者，胃热也。恶露不尽者，主太阳之气随经也。盖膀胱接胃，连于少腹，血结其所，热聚其中，宜此汤以下瘀除热。

阳旦汤

治产后中风续续数十日不解，头微疼，恶寒，时时有热，心下闷，

干呕汗出，虽久阳旦症续在者，可与之。即桂枝汤增桂加附。坊本谓加黄芩者，未知《伤寒论》太阳篇中已明其方，孙真人及各家俱误。桂枝汤见妇人妊娠病。

男元犀按：头痛发热、恶寒汗出，太阳表证也。心下闷者，太阳水邪弥漫心下而作闷也。阳旦汤即桂枝汤倍桂枝加附子。虽产后数十日不解，其邪仍在于太阳之经，故仍用桂枝汤解太阳之表邪，加桂以化膀胱之水气，加附子以温固水脏，使经脏气化，则内外之邪出矣。《伤寒论》桂枝加附子治漏肝；加桂，治气从少腹上冲心；去芍，治胸满，俱有明文可据。孙真人以桂枝汤加黄芩为阳旦汤，其意以心下闷为热气，误矣。夫有热气，则当心烦，今曰心下闷，则非热可知矣。况微恶寒时时有热，干呕汗出，为太阳桂枝汤之的症。盖太阳底面便是少阴，续续至数十日不解，显系少阴之君火微，而水寒之气盛，寒气上凌阳位，是以为心下闷之苦。故取桂枝汤增桂以扶君主之阳，加附子以镇水阴之逆，使心阳振、水脏温，则上逆之阴邪，不攻而自散矣。

竹叶汤

治产后中风发热，面正赤，喘而头痛者，此汤主之。

竹叶一把　葛根三两　防风　桔梗　桂枝　人参　甘草各一两　附子一枚，炮　生姜五两　大枣十五枚

上十味，以水一斗，煮取二升半，分温三服，温覆使汗出。

颈项强，用大附子一枚，破之如豆大，煎药扬去沫。呕者，加半夏半升，洗。

歌曰：喘热头痛面正红，势欲成痉。
一两防桔桂草参同。同用一两。
葛根三两生姜五两附枚一，
枣十五枚竹叶一把充。

加减歌曰：颈项强用大附抵，
以大易小不同体。
呕为气逆更议加，
半夏半升七次洗。

程云来云：证中未至背反张，而发热面赤头痛，亦风痉之渐。故用竹叶主风痉，防风治内痉，葛根疗刚痉，桂枝治柔痉，生姜散风邪，

桔梗除风痹，辛以散之之剂也；又佐人参生液以养筋，附子补火以致水，合之甘草以和诸药，大枣以助十二经。同诸风剂，则发中有补，为产后中风之大剂也。

竹皮大丸

治妇人乳中虚，烦乱呕逆，安中益气。

生竹茹　石膏各二分　桂枝　白薇各一分　甘草七分

上五味末之，枣肉和丸弹子大，饮服一丸，日三夜二服。有热，倍白薇；烦喘者，加柏实一分。

歌曰：呕而烦乱乳中虚，谓乳子之时，气虚火胜，内乱而上逆也。
二分石膏与竹茹。
薇桂一分兮草七分，
枣丸饮服效徐徐。

加减歌曰：白薇退热绝神异，
有热倍加君须记。
柏得金气厚且深，
叶叶西向归本位。
实中之仁又宁心，
烦喘可加一分饵。

男元犀按：血者，中之所生也；乳者，血之所变也。血虽生于中焦，尤借厥少之气传变而为乳。乳中虚者，谓乳子去汁过多而致虚也。中虚无血奉心则烦。心神不安则乱，阳气上升则呕。逆者，呕之甚也。用竹皮大丸者，以竹茹降逆止呕，白薇除热退烦，石膏通乳定乱。重用甘草、大枣定安中焦以生津液。血无阳气不运，妙以桂枝一味，运气血奉心通乳，则呕逆止而中即自安，烦乱退而气即自益矣。复申明其立方之本意曰安中益气，竹皮大丸，神哉！

白头翁加甘草阿胶汤

治产后下利虚极者，此汤主之。

白头翁　阿胶　甘草各二两　黄连　黄柏　秦皮各三两

上五味，以水七升，煮取三升，去滓，入阿胶，更上微火煎胶烊消，取二升，温服一升，不愈，更服一升。

歌曰：白头方见伤寒歌，
二两阿胶甘草和。
产后利成虚已极，
滋阿胶救其阴而且缓甘草缓其急莫轻过。

男元犀按：产后去血过多，又兼下利亡其津液，其为阴虚无疑，兹云虚极，理宜大补，然归、芎、芍、地则益其滑而下脱，参、术、桂、芪则动气阳而上逆，皆为禁剂。须知此“虚”字，指阴虚而言，与少阴证阴气欲绝同义。少阴证与大承气汤急下以救阴，与此证与白头翁大苦以救阴同义。此法非薛立斋、张景岳、李士材辈，以甘温为主，苦寒为戒者所可窥测。尤妙在加甘草之甘，合四味之苦，为苦甘化阴法；且久利膏脂尽脱，脉络空虚，得阿胶之滋润，合四味之苦以坚之，则源流俱清，而利自止。

附方

千金三物黄芩汤　治妇人在草蓐，自发露得风，四肢苦烦热，头痛者，与小柴胡汤；头不痛但烦者，此汤主之。

黄芩一两　苦参二两　干地黄四两

上三味，以水六升，煮取二升，温服一升，多吐下虫。

歌曰：妇人发露得风伤，
头不痛兮证可详。
肢苦但烦芩一两，
地黄四两二苦参良。

受业林礼丰按：《千金》云：妇人在草蓐，是新产时也。新产血虚，厥阴主血，血虚则厥阴之相火动，火动则毛窍开。因自发去衣被，露其身体，风邪遂乘虚而袭焉。夫风为阳邪，四肢为诸阳之本，两阳相搏，故四肢苦烦热也。头痛者，风邪从脏而干于腑，有欲外出之象，故与小柴胡汤达之，使其从枢以外出也。头不痛但烦者，风邪内郁，扰动心包之热，心包火炽，血液必伤，故主以三黄汤。取地黄之甘寒多液者，补阴血之虚；黄芩、苦参之苦寒者，泻心包之热，使火平而风熄，阴复而肝宁，何有四肢苦烦热之病哉？且心包有热，必挟风木而生虫，故方下云：服后多吐下虫。

千金内补当归建中汤　治产后虚羸不足，腹中刺痛不止，吸吸少气，或苦少腹急挛痛引腰背，不能饮食。产后一月，日得服四五剂为善，令人强壮宜。

当归四两　桂枝三两　芍药六两　生姜三两　甘草二两　大枣十二枚

上六味，以水一斗，煮取三升，分温三服，一日令尽。若大虚，加饴糖六两，汤成纳之，于火上暖令饴消。若去血过多，崩伤内衄不止，加地黄六两，阿胶二两，合八味，汤成纳阿胶。若无当归，以芎䓖代之。若无生姜，以干姜代之。

歌曰：补中方用建中汤，
四两当归去瘀良。
产后虚羸诸不足，
调荣止痛补劳伤。

加减歌曰：服汤行瘀变崩伤，
二两阿胶六地黄。
若厥生姜宜变换，
温中止血用干姜。
当归未有川芎代，
此法微茫请细详。

受业林礼丰按：产后吸吸少气，不能饮食者，病在太阴也。腹中刺痛不止，或苦少腹急摩痛引腰背者，病在厥阴也。病属虚羸不足，故用桂枝汤倍芍，以助脾气之输。而刺痛牵引乃血瘀滞着，故用当归以通凝聚之瘀，使脾气有权而得上输下转之力。故产后一月，日得服四五剂为善也。令人强壮宜者，得补益之功也。加饴糖者，以中土大虚，故用稼穑之味，以补中焦之气血。若去血过多，崩伤内衄不止，则血海空虚，阴气失守，故加地黄、阿胶之重浊味厚者以养阴。名之曰内补者，以产后虚羸，病偏于内也。古圣之方，无微不到，神乎！神乎！

妇人杂病方

小柴胡汤见呕吐

治妇人中风七八日，续来寒热，发作有时，经水适断者，此为热入血室，其血必结，故使如疟状发作有时，此汤主之。

半夏厚朴汤

治妇人咽中如有炙脔者，此汤主之。

半夏一升　厚朴三两　茯苓四两　生姜五两　苏叶二两

上五味，以水一斗，煮取四升，分温四服，日三夜一服。

歌曰：状如炙脔贴咽中，

却是痰凝气不通。

半夏一升茯四两，

五两生姜三两厚朴二两苏叶攻。

男元犀按：咽喉者，高之极；小腹者，下之极。炙脔贴于咽中者，病在上；奔豚起于小腹者，病在下，俱属于气，但其病有上下之分。盖妇人气郁居多，或偶感客邪，依痰凝结，窒塞咽中，如有炙脔状，即《千金》所谓咽中贴贴状。吞之不下，吐之不出者，今人名曰梅核气是也。主以半夏厚朴汤者，方中以半夏降逆气，厚朴解结气，茯苓消痰，尤妙以生姜通神明，助正祛邪，以紫苏之辛香，散其郁气，郁散气调，而凝结焉有不化者哉？后人以此汤变其分两，治胸腹满闷呕逆等证，名七气汤，以治七情之病。

以紫苏之辛香散其郁气，郁散气调，而凝结焉有不化者哉。后人以此汤变其分两，治胸腹满闷呕逆等症，名七气汤，以治七情之病。

甘麦大枣汤

治妇人脏燥，悲伤欲哭，象如神灵所作，数欠伸，此汤主之。

甘草三两　小麦一升　大枣十枚

上三味，以水六升，煮取三升，分温三服，亦补脾气。

歌曰：妇人脏燥欲悲伤，

如有神灵太息长。数欠伸。

小麦一升三两草，

十枚大枣力相当。

魏念庭云：世医竞言滋阴养血，抑知阴盛而津愈枯，阳衰而阴愈燥。此方治脏燥大法也。

小青龙汤见痰饮

泻心汤见惊悸

治妇人吐涎沫，医反下之，心下即痞。当先治其吐涎沫，小青龙汤主之；涎沫止，泻心汤主之。

按：二方解见《伤寒论浅注》，不再释。

温经汤

治妇人年五十所，病下利数十日不止，暮即发热，少腹里急，腹满，手掌烦热，唇口干燥，此属带下。何以故？曾经半产，瘀血在少腹不去，何以知之？其证唇口干燥，故知之，当以此汤主之。

吴茱萸三两　当归　芎䓖　芍药　人参　桂枝　阿胶　丹皮　甘草各二两　生姜三两，一本二两　半夏半升，一本一升　麦冬一升

上十二味，以水一斗，煮取三升，分温三服。亦主妇人少腹寒，久不受胎；兼治崩中去血，或月水来多，及至期不来。

歌曰：温经芎芍草归人，
胶桂丹皮二两均。八物各二两。
半夏半升麦冬倍用，
生姜吴茱萸三两对君陈。

男元犀按：方中当归、芎䓖、芍药、阿胶，肝药也；丹皮、桂枝，心药也。吴茱萸，肝药亦胃药也；半夏，胃药亦冲药也；麦门冬、甘草，胃药也；人参补五脏，生姜利诸气也。病在经，以血生于心，藏于肝也，冲为血海也。胃属阳明，厥阴冲脉丽之也。然细绎方意：以阳明为主，用吴茱萸驱阳明中土之寒，即以麦门冬滋阳明中土之燥，一寒一热，不使偶偏，所以谓之温也；用半夏、生姜者，以姜能去秽而胃气安，夏能降逆而胃气顺也；其余皆相辅而成温之之用，绝无逐瘀之品。故过期不来者能通之，月来过多者能止之，少腹寒而不受胎者并能治之，统治带下三十六病，其神妙不可言矣。

土瓜根散

治带下经水不利，少腹满痛，经一月再见者，此散主之。

土瓜根　芍药　桂枝　䗪虫各三分

上四味，杵为散，酒服方寸匕，日三服。

歌曰：带下端由瘀血停，不能如期而至，以致少腹满痛。

月间再见既瘀而不行，则前经未畅所行，不及待后月正期而至，故一见再见不循经。经，常也。言不循常期也。

䗪瓜桂芍均相等，

调协阴阳病自宁。

男元犀按：此条单指经水不利之带下病也。经者，常也。妇人行经，必有常期。尤云：血满则行，血尽复生，如月之盈亏，海之潮汐，必定应期而至，谓之信。此云经水不利，一月再见者者，乃蓄泄失常，则有停瘀之患也。然瘀既停，必着少腹之间作满而痛也。立土瓜根散者，为调协阴阳，主驱热通瘀之法。方中桂枝通阳，芍药行阴，使阴阳和，则经之本正矣；土瓜根驱热行瘀，䗪虫蠕动逐血，去其旧而生新，使经脉流畅，常行不乱也。

旋覆花汤见积聚

治妇人得革脉，则半产漏下。

犀按：旋覆花汤，《金匮》中两见：一治积聚症，以通肝着之气；一治妇人杂病症，以化弦芤为革之脉。若革脉不化，则必半产漏下，但此方非谓漏下时始用耳。

胶姜汤方阙。或云：即是干姜、阿胶二味煎服。林云：即是胶艾汤。《千金》胶艾汤亦可取用。

治妇人陷经、漏下黑不解者，主之。

歌曰：胶姜方阙症犹藏，

漏下陷经黑色详。

姜性温提胶养血，

刚柔运化配阴阳。

道光四年，闽都阃府宋公，其三媳妇产后三月余，夜半腹痛发热，经血暴下鲜红，次下黑块，继有血水，崩下不止，约有三四盆许，不省人事，牙关紧闭，挽余诊之。时将五鼓矣，其脉似有似无，身冷面青，气微肢厥。予曰：血脱当益阳气。用四逆汤加赤石脂一两，煎汤灌之，不差；又用阿胶、艾叶各四钱，干姜、附子各三钱，亦不差。沉思良久，方悟前方用干姜守而不走，不能导血归经也，乃用生姜一两，阿胶五钱，大枣四枚。服半时许，腹中微响，四肢头面有微汗，身渐温，须臾苏醒，自道身中疼痛。余令先与米汤一杯，又进前方，血崩立止，脉复厥回。大约胶姜汤，即生姜、阿胶二味也。盖阿胶养血平肝，去瘀生新；生姜散寒升气，亦陷者举之，郁者散之，伤者补之、育之之义也。

大黄甘遂汤

治妇人少腹满如敦状，小便微难而不渴，此为水与血俱结在血室也，此汤主之。

大黄四两　甘遂　阿胶各二两

上三味，以水三升，煮取一升，顿服，其血当下。

歌曰：小腹敦形敦音对，古器也。《周礼》以乘血，敦以乘食，小腹高起之状相似也。小腹，胞之室也。胞为血海，其满大为蓄血也小水难，

水同瘀血两弥漫。结在血室。

大黄四两遂胶二，

顿服瘀行病自安。

男元犀按：方中大黄攻血蓄，甘遂攻水蓄，妙得阿胶本清济之水，伏行地中，历千里而发于古东阿县之井，此方取其以水行水之义也。《内经》谓：济水内合于心。用黑骡皮煎造成胶，以黑属于肾，水能济火，火熄而血自生，此方取其以补为通之义也。然甘遂似当减半用之。

抵当汤歌解见《长沙方歌括》

治妇人经水不利下者，主之。

歌曰：大黄三两抵当汤，

里指冲任不指胱。

虻蛭桃仁各三十，

攻其血下定其狂。

男元犀按：妇人经水不利下，脉证俱实者，宜此方，否则当养其冲任之源。不可攻下。

矾石丸

治妇人经水闭不利，脏坚癖不止，中有干血，下白物者，主之。

矾石三分，烧　杏仁一分

上二味末之，炼蜜丸枣核大，服四丸，剧者再服之。

歌曰：经凝成癖闭而坚，

白物时流岂偶然。蓄泄不时，胞宫生湿，湿复生热，所积之血，转为湿热所腐，而白物时时自下。

矾石用三分杏一分，

纳时病去不迁延。

尤在泾云：脏坚癖不止者，子脏干血，坚凝成癖而不去也。干血不去，则新血不荣，而经闭不利矣。由是蓄泄不时，胞宫生湿，湿复生热；所积之血，转为湿热所腐，而成白物，时时自下，是宜先去其脏之湿热。矾石却水除热，合杏仁破结润干血也。

红蓝花酒

治妇人六十二种风，腹中血气刺痛者，主之。

红蓝花一两

上一味，酒一大升，煎减半，顿服一半，未止，再服。

歌曰：六十二风义未详，

腹中刺痛势傍徨。

治风先要行其血，

一两蓝花酒煮尝。

《浅注》引张隐庵《侣山堂类辨》甚妙，不再释。

当归芍药散见妇人妊娠病

治妇人腹中诸疾痛者，此方主之。

犀按：妇人腹中诸疾痛者，不外气郁、血凝、带下等症。用当归芍药散者，以肝为血海，遂其性而畅达之也。方中归、䓖入肝解郁以伸木；苓、泽散瘀而行水；白术倍土养木；妙在作散以散之，酒服以调之，协诸药通气血，调营卫，以顺其曲直之性，使气血和，郁滞散，何患乎腹中诸疾痛不除？

小建中汤见血痹虚劳

治妇人腹中痛，此主之。

元犀按：妇人腹中痛主以建中汤者，其意在于补中生血，非养血定痛也。盖血无气不生，无气不行，得建中之力，则中气健运，为之生生不息，即有瘀痛者，亦可平之。

肾气丸

治妇人病饮食如故，烦热不得卧，而反倚息，名曰转胞，不得溺也。以胞系了戾，故致此病，此方主之。

干地黄八两　山药　山茱萸各四两　茯苓　丹皮　泽泻各三两　附子一枚，炮　桂枝一两

上八味末之，炼蜜和丸梧子大，酒下十五丸，加至二十丸，日再服。

歌曰： 温经暖肾整胞宫，
丹泽苓三地八融。
四两萸薯桂附一，
端教系正肾元充。

男元犀按：胞为血海，与膀胱并列于脐下，俱悬空之腑，其气相通，全赖肾气充溢于其间，其胞系乃正，若肾气不充。则胞系了戾；胞系了戾，必不得溺矣。是病虽在胞，其权则专在肾也，故以肾气丸主之。方中地黄、山药固肾脏之阴，山茱萸、附子补肾脏之阳，桂枝化腑气，茯苓行水道，妙在泽泻形圆善转，俾肾气旺，则能充于胞而系自正，系正则小便不利者而可利矣。又主虚劳腰痛、少腹拘急、小便不利者，以腰为肾之外府。肾司开阖，主骨髓，为作强之官，与膀胱相表里。若少阴精气虚，不能主骨，则腰痛；少阴阳气虚，不能通腑，则少腹拘急、小便不利。本方补益真阴，蒸动水气，使阴平阳秘，开阖之枢自如，故能治虚劳之病，然小便自利者，不宜服之，以其渗泄而更劫阴也。

蛇床子散

治妇人阴寒，温阴中坐药，此散主之。

蛇床子

上一味末之，以白粉少许和合，相得如枣大，绵裹内之，自然温。

狼牙汤

治少阴脉滑而数者，阴中即生疮，阴中蚀疮烂者，此汤主之。

野狼牙三两

上一味，以水四升，煮取半升，以绵缠箸如茧，浸汤沥阴中，日四遍。

歌曰：胞寒外候见阴寒，

纳入蛇床佐粉安。此温胞益阳外治之善法，为肾气丸之佐也。

更有阴中疮䘌烂者，乃湿热不洁而生䘌也。

狼牙三两洗何难。除湿热杀虫，如无狼牙草，以狼毒代之。

膏发煎见黄疸

治胃气下泄，阴吹而正喧，此谷气之实也，此主之。阴吹，阴中出声，如大便矢气之状。

小儿疳虫蚀齿方

雄黄　葶苈

上二味末之，取腊月猪脂，熔以槐枝，绵裹头四五枝，点药烙之。

歌曰：忽然出此小儿方，

本治疳虫蚀齿良。

葶苈雄黄猪脂点烙，

阙疑留与后推详。

犀按：虫有大小之别，随生处而异其形，总不离于风火湿，挟厥阴之气化所生也。小儿疳虫病者，多由母氏乳少，多饲以火燥干粮助火之品，致小儿烦啼不已，动其心包之火，火动必熏灼于肝，蒸郁从风木化而为虫。夫虫乃有情之物，食有情之血，乱有情之心脏，起伏无定，妖妄作祟。故其证烦热多汗，面青腹胀，喜食辛燥之味。又有蚀虫蚀者，食虫也，其形不一，小者名寸白虫，主风木之气郁于中土所生也；大者为蚀虫，着于前后二阴，名曰阴蚀，小如线，色白，抑或湿热下注，兼以房事相侵，致阴中蚀烂，名曰蚀疮。三者皆能使人咽干而阴中痛痒。有蚀齿者，生于齿缝齿龈，小如丝发，疼痛难忍，或名齿蛇，或名牙疳，能穿肉入骨。此症本于外感未解，邪火协心火熏灼而成。有小鱼虫者，如盆鱼子初生之小，有两目，有生足者，吐出时如鱼子动游状，此乃胸气不布，痰饮协木气所生，故肝着症久而不愈，多生红蚀。亦有眼目多坏，有鼠妇虫者，形如小鼠妇，背有鳞甲，色微赤，有头足眼目，吐出能跳跃，此受恶浊异气、酒性郁怒合化而生。

然虫症虽多，而仲师之方未有不备也。今举小儿疳病治法，意以补土清金，使天气降而热气消，则土润叶茂矣。近医知为疳病，不辨寒热实虚，多用毒药杀虫，而不知其愈杀愈生也。本方用雄黄、葶苈、猪脂、槐枝，主通气行血之品质，点药烙之，如打摩之法，去积聚，调气血，点之亦即熏之之法也。后人有神照法，从《内经》马膏桑钩方及此方套出。

时方歌括

清 · 陈念祖◎著
李兴广　温　乔◎整理

内容提要

《时方歌括》由清代医家陈念祖所著，收录了唐、宋以后的中医常用方剂108首，按性质分为12类，并将各方编为歌诀，易颂易读。每首方剂之后，既引前贤诸家精论，又结合个人读书心得和临证20年的独到见解，对各方予以解说，叙理简要，流畅通晓，对当今仍有较大的启发和指导作用，尤适于中医药院校学生背诵习读，也可供初学中医者阅读参考。

小引

经方尚矣！唐宋以后始有通行之时方，约其法于十剂，所谓宣、通、补、泄、轻、重、滑、涩、燥、湿是也。昔贤加入寒、热共成十有二剂。虽曰平浅，而亦本之经方。轻可散实，仿于麻黄、葛根诸汤；宣可决壅，仿于栀豉、瓜蒂二方；通可行滞，仿于五苓、十枣之属；泻可去闭，仿于陷胸、承气、抵当之属；胆导、蜜煎，滑可去着之剂也；赤石脂、桃花汤，涩可固脱之剂也；附子汤、理中丸，补可扶弱之剂也；禹余粮、代赭石，重可镇怯之剂也；黄连阿胶汤，湿可润燥之剂也；麻黄连轺赤小豆汤，燥可去湿之剂也；白虎、黄连、泻心等汤，寒可胜热之剂也；白通四逆诸汤，热可制寒之剂也。

余向者汇集经方而韵注之，名为《真方歌括》，限于赀而未梓；缮本虽多，而刀圭家每秘而弗传，大为恨事。辛酉岁，到直供职，适夏间大雨，捧檄勘灾，以劳构疾，脉脱而厥，诸医无一得病情者。迨夜半，阳气稍回，神识稍清，自定方剂而愈。时温疟流行，因余之病而知误于药者，堪悯焉！盖医者，生人之术也，一有所误，即为杀人。余滥竽人后，诸多有志而未逮，而可以行其不忍人之心，不必侍诸异时者，医之为道也。向著《真方歌括》，非《内经》即仲景，恐人重视而畏远之。每值公余，检阅时方，不下三千首。除难沓肤浅之外，择其切当精纯，人所共知者，不可多得，仅一百八首而韵之，分为十二剂，以便查阅。又采集罗东逸、柯韵伯诸论，及余二十年读书临症独得之妙，一一详于歌后，颜曰《时方歌括》。为中人以下立法，徐可引以语上之道也。至于张景岳《新方八阵》汇药治病，不足言方。缘一时盛行，余友林雨苍俯以从时，韵既成帙，共商注解，业经梓行，亦不遽弃，别其名曰《俗方歌括》。此三种者浅深高下，明者自知之。

嘉庆辛酉孟秋修园陈念祖题于保阳差次

凡例

——是书前曾托名叶天士，今特收回。

——是书论证治法，悉遵古训，绝无臆说浮谈，以时法列于前，仲师法列于后，由浅入深之意也。

——坊刻《万病回春》《嵩厓尊生》《古今医统》《东医宝鉴》等书，所列病症，不可谓不详；而临证查对，绝少符合；即有合处，亦不应验，盖以逐末而忘其本也。试观《内经》《难经》《伤寒论》《金匮要略》，每症只寥寥数语，何所不包，可知立言贵得其要也。此书如怔忡、头痛、历节诸症，非遗之也；怔忡求之虚痨，头痛有邪求之伤寒，无邪求之眩晕。虚痨、历节，寻其属风、属湿、属虚而治之，所以寓活法也。学医始基，在于入门，入门正则始终皆正；入门错则始终皆错。此书阐明圣法，为入门之准，不在详备，若得其秘诀，未尝不详备也。有症见于此，而治详于彼者；有论此症，而彼症合而并论者；有论彼症，绝未明言此症，而即为此症之金针者。实无他诀，唯其熟而已，熟则生巧，自有左右逢原之妙。

论中所列诸方，第三卷、第四卷俱载弗遗。唯《伤寒论》《金匮要略》方，非熟读原文，不能领会。此书偶有阙而未载者，欲人于原文中寻其妙义，阙之即所以引之也。阅者鉴余之苦心焉！

——方后附论，或采前言，或录一得，视诸书较见简括，阅者自知。

目录

时方歌括卷上

补可扶弱

四君子汤

治面色痿白，言语轻微，四肢无力，脉来虚弱者。若内热或饮食难化作酸，乃属虚火，须加干姜。

六君子汤

治脾胃虚弱，痞满痰多。

香砂六君子汤

治气虚肿满，痰饮结聚，脾胃不和，变生诸症者。

五味异功散

健脾进食，为病后调补之良方。

苓术参甘四味同，人参、茯苓、白术各二钱，炙甘草一钱，加姜枣同煎，名四君子汤。方名君子取谦冲，增来陈夏痰涎涤，前方加陈皮一钱顺气，半夏二钱除痰，名六君子汤。再入香砂痞满通，六君子汤加木香、砂仁各八分，以行气消胀，名为香砂六君子汤。水谷精微阴以化，饮食增则津液旺，充血生津，以复其真阴之不足。阳和布护气斯充，食入于阴，气长于阳，昼夜循环，周于内外。若删半夏六君内，钱氏书中有异功。六君子汤内去半夏，名五味异功散。

陈修园曰：胃气为生人之本，参术苓草从容和缓，补中宫土气，达于上下四旁，而五脏六腑皆以受气，故一切虚证皆以此方为主。若加陈皮，则有行滞进食之效；再加半夏，即有除痰宽胀之功；再加木香、砂仁，则行气之药多于补守。凡肿满痰饮结聚等证，无不速除，此犹人所易知也。而为数方之主，则功在人参。人皆曰：人参补气补阳，温药藉之以尽其力量。而余则曰：人参补阴养液，燥药得之，则臻于和平，故理中汤中姜、术二味，气胜于味以扶阳，参、草二味，味胜于气以和阴。此汤以干姜易茯苓，去其辛而取其淡，亦阴阳兼调之和剂也。凡医家病家，俱重人参，全未识人参之性，皆不读《神农本草经》之过也。今录《本草经》原文而释之，或数百年之误，于兹而一正也乎！

按：《神农本草经》云：人参气味甘、微寒、无毒；主补五脏，安精神，定魂魄，止惊悸，除邪气；明目，开心，益智，久服轻身延年。原文只此三十七字，其提纲云：主补五脏，以五脏属阴也。精神不安，魂魄不定，惊悸不止，目不明，心智不足，皆阴虚为亢阳所扰也。今五脏得甘寒之助，则有安之、定之、止之、明之、开之、益之之效矣！曰邪气者，非指外邪而言，乃阴虚而壮火食气。火气即邪气也。今五脏得寒甘之助，则邪气除矣。余细按经文，无一字言及温补回阳之性。仲景于汗、吐、下阴伤之证用之，以救津液；而一切回阳方中，绝不加此阴柔之品，反缓姜附之功。故四逆汤、通脉四逆汤为回阳第一方，皆不用人参。而四逆加人参汤，以其利止亡血而加之也。茯苓四逆汤用之者，以其烦躁在汗、下之后也。今人辄云：以人参回阳，此说倡之宋元以后，而大盛于薛立斋、张景岳、李士材辈；而李时珍《本草纲目》浮泛杂沓，愈乱经旨。学者必于此等书焚去，方可与言医道。

仲景一百一十三方中，用人参者只有一十八方：新加汤、小柴胡汤、柴胡桂枝汤、桂枝人参汤、半夏泻心汤、四逆加人参汤、茯苓四逆汤、生姜泻心汤、黄连汤、旋覆代赭石汤、干姜黄连黄芩人参汤、厚朴生姜半夏人参汤、白虎加人参汤、竹叶石膏汤、炙甘草汤，皆因汗吐下之后，亡其津液，取其甘寒以救阴也；抑或辛刚剂中，取其养阴以配阳，即理中汤、吴萸汤、附子汤三方之法也。

香砂六君子汤论

柯韵伯曰：《经》云：壮者气行则愈，怯者著而为病。盖人在气交之中，因气而生，而生气总以胃气为本。食入于阴，长气于阳，昼夜循环，周于内外，一息不运，便有积聚，或胀满不食，或生痰留饮，因而肌肉消瘦，喘咳呕哕，诸证蜂起，而神机化绝矣。四君子，气分之总方也。人参致冲和之气，白术培中宫，茯苓清治节，甘草调五脏，诸气既治，病从何来？然拨乱反正，又不能无为而治，必举夫行气之品以辅之，则补品不至泥而不行。故加陈皮以利肺金之逆气，半夏以疏脾土之湿气，而痰饮可除也；加木香以行三焦之滞气，砂仁以通脾肾之元气，而膹郁可开也。四君得四辅而补力倍宣，四辅有四君而元气大振，相须而益彰者乎！

补中益气汤

治阴虚内热，头痛口渴，表热自汗，不任风寒，脉洪大，心烦不安，四肢困倦，懒于言语，无气以动，动则气高而喘。

补中参草术归陈，芪得升柴用更神，黄芪蜜炙钱半，人参、甘草、炙白术各一钱，陈皮、归身各五分，升麻、柴胡各三分，加姜枣煎。劳倦内伤功独擅，阳虚外感亦堪珍。

柯韵伯曰：仲景有建中、理中二法。风木内干于中气，用建中汤；寒水内凌于中气，用理中汤。至若劳倦形气衰少，阴虚而生内热。阴者，太阴也。表症颇同外感，惟东垣知其为劳倦伤脾，谷气不盛，阳气下陷于阴而发热。故制补中之剂，得发表之品，而中自安；益气之剂，赖清气之品，而气益倍，此用药相须之妙也。是方也，用以补脾，使地道卑而上行。亦可以补心肺，损其肺者益其气，损其心者调其荣卫也。亦可以补肝，木郁则达之也。惟不宜于肾，阴虚于下者，不宜升；阳虚于下者，更不宜升也。

当归补血汤

血虚身热有奇方，古有当归补血汤，五倍黄芪归一分，分，去声。黄芪一两，当归二钱五分，水煎服。真阴濡布主之阳。

陈修园曰：凡轻清之药，皆属气分；味甘之药，皆能补中。黄芪质轻而味微甘，故略能补益。《神农本草经》以为主治大风，可知其性矣。此方主以当归之益血，倍用黄芪之轻清走表者为导，俾血虚发热，郁于皮毛而不解者，仍从微汗泄之。故症象白虎，不再剂而热即如失也。元人未读《本经》，此方因善悟暗合，其效无比。究之天之仁爱斯民，特出此方，而假手于元人，非元人识力所可到也。吴鹤皋以阳生阴长为解，亦是庸见，故特详之。

保元汤

治气血虚弱之总方也。小儿惊、痘家虚甚最宜。

补养诸汤首保元，参芪桂草四般存，黄芪三钱，人参二钱，甘草一钱，肉桂春夏三分，秋冬六七分，水煎服。大人虚损儿痘科，二气持纲肾气为先天真元之气，胃气为后天水谷之气语不烦。

柯韵伯曰：保元者，保守其元气之谓也。气一而已，主肾，为先天真元之气，主胃，为后天水谷之气者，此指发生而言也。又水谷之精气，行于经隧为营气；水谷之悍气，行于脉外为卫气；大气之积于胸中，而司呼吸者为宗气；是分后天运用之元气而为三也。又外应皮毛，协营卫而主一身之表者，为太阳膀胱之气；内通五脏，司治节而主一身之里者，为太阴肺金之气；通行内外，应腠理而主一身之半表半里者，为少阳三焦之气，是以先天运行之元气而为三也。此方用黄芪和表，人参固里，甘草和中，三气治，而元气足矣。昔李东垣以此三味，能泻火、补金、培土，为除烦热之圣药，镇小儿惊，效如桴鼓。魏桂岩得之，以治痘家阳虚顶陷，血虚浆清，皮薄发痒，难灌难敛者，始终用之，以为血脱须补气，阳生则阴长，有起死回生之功，故名之为保元也。又少佐肉桂，分四时之气而增损之，谓桂能治血以推动其毒，扶阳益气以充达周身。血在内，引之出表，则气从内托；血外散，引之归根，则气从外护。参、芪非桂引导，不能独树其功；桂不得甘草和平血气，亦不能绪其条理，要非浅见寡闻者，能窥其万一也。四君中，不用白术，避其燥；不用茯苓，恐其渗也。用桂而不用四物者，恶芎之辛散，归之湿润，芍之苦寒，地黄之泥滞故耳。如宜燥则加苓术，宜润加归，除烦加芍，散表加芎，斯又当理会矣。

独参汤

治元气虚而不支，脉微欲绝，及妇人血崩，产后血晕。

功建三才得令名，参者，叁也。其功与天地人并立为三，故名参。脉微血脱可回生，人参煎取稠粘汁，专任方知气力宏。柯韵伯云：世之用参者，或以些少姑试之，或加他味以监制之，其权不重，力不专，人何赖以生？

陈修园曰：阴虚不能维阳，致阳气欲脱者，用此方救阴，以留其阳。若阳气暴脱，四肢厥冷，宜用四逆汤辈；若用此汤，反速其危。故古人多用于大汗、大下之后，及吐血、血崩、产后血晕诸证。今人以人参大补阳气，皆惑于元人邪说及李时珍《纲目》等书。不知人参生于上党山谷、辽东、幽冀诸州，背阳向阴，其味甘中带苦，其质柔润多液，置于日中一晒，便变色而易蛀，其为阴药无疑，读《神农本草经》者自知。

四物汤

治一切血症，热、血燥诸症。

八珍汤

气血双补。

四物归地芍川芎，血症诸方括此中，当归酒洗、熟地各三钱，白芍二钱，川芎一钱半。若与四君诸品合，参术苓草。双疗气血八珍崇。四君补气，四物补血。

陈修园曰：四物汤者皆纯滞之品，不能治血之源头；即八珍汤气血双补，亦板实不灵。必善得加减之法者，方效。

十全大补汤

气血双补，十补不一泻法。

人参养荣汤

治脾肺俱虚，发热恶寒，肢体瘦倦，食少作泻等症。若气血两虚，变见诸症，勿论其病，勿论其脉，但用此汤，诸症悉退。

桂芪加入八珍煎，大补功宏号十全，八珍加黄芪肉桂，名十全大补汤。再益志陈五味子，去芎辛窜养荣专。十全大补汤去川芎加陈皮、五味子、远志，名人参养荣汤。方用白芍一钱五分，人参、白术、陈皮、炙芪、茯苓、当归、桂心、炙草各一钱，熟地七分半、远志五分、五味子十四粒、姜枣水煎。

陈修园曰：十全大补汤为气血双补之剂。柯韵伯病其补气而不用行气之品，则气虚之甚者，无气以受其补；补血而仍用行血之药于其间，则血虚之甚者，更无血以流行，正非过贬语。而人参养荣汤之妙，从仲景小建中汤、黄芪建中汤套出。何以知之？以其用生芍药为君知之也。芍药苦平破滞，本泻药，非补药也。若与甘草同用，则为滋阴之品；若与生姜、大枣、肉桂同用，则为和荣卫之品；若与附子、干姜同用，则能急收阳气，归根于阴，又为补肾之品；虽非补药，昔贤往往取为补药之主，其旨微矣。此方以芍药为君，建中汤诸品俱在，恶饴糖之过甜动呕，故以熟地、当归、白术、人参诸种甘润之品代饴糖，以补至阴。然饴糖制造，主以麦蘖，麦为心谷，心者化血而奉生身也。故又代以远志之入心。麦造为蘖，能疏达而畅气也。故又代以陈皮之行气。建中汤中，原有胸满去枣加茯苓之例，故用茯苓，细思其用意，无非从建中套来，故气血两虚变见诸症者，皆可服也。其以养荣名汤奈何？心主荣而苦缓，必得五味子之酸以收之，使营行脉中而流于四脏，非若十全、八珍之泛泛无归也。按《神农本经》云：芍药气味平、苦、无毒，主治邪气腹痛，除血痹，破坚积，寒热，止痛，利小便，益气。原文只此二十九字，后人妄改圣经，而曰微酸，是没其苦泄攻坚之性，而加以酸敛和阴之名，则芍药之真面目掩矣！不知古人用法，或取其苦以泄甘，或取其苦以制辛，或取其攻利以行补药之滞，皆善用芍药以为补，非以芍药之补而用之也。但芍药之性，略同大黄，凡泄泻必务去之，此圣法也。《本经》不明，宋元以后，无不误认为酸敛之药，不得不急正之。

天王补心丹

主治心血不足，神志不宁，津液枯竭，健忘怔忡，大便不利，口舌生疮等症。

天王遗下补心丹，为悯山僧讲课难，归地二冬酸柏远，三参苓桔味为丸。《道藏》偈云：昔志公和尚日夜讲经，邓天王悯其劳，赐以此方。酸枣仁、当归各一两，生地黄四两，柏子仁、麦门冬、天门冬各一两，远志五钱，五味子一两，白茯苓、人参、丹参、元参、桔梗各五钱，炼蜜丸。每两分作十丸，金箔为衣，每服一丸，灯心枣汤化下。食远临卧服。或作小丸亦可，各书略异。

陈修园曰：小篆，心字篆文，只是一倒火耳。火不欲炎上，故以生地黄补水，使水上交于心；以元参、丹参、二冬泻火，使火下交于肾，又佐参、茯以和心气，当归以生心血，二仁以安心神，远志以宣其滞，五味以收其散，更假桔梗之浮为向导，心得所养，而何有健忘、怔忡、津液干枯、舌疮、秘结之苦哉！

六味地黄丸

主治肾精不足，虚火上炎，腰膝痿软，骨节酸痛，足跟痛，小便淋秘或不禁，遗精梦泄，水泛为痰，自汗盗汗，失血消渴，头目眩运，耳聋齿摇，尺脉虚大者。

桂附地黄丸

治命门火衰，不能生土，以致脾胃虚寒，饮食少思，大便不实，或下元衰惫，脐腹疼痛，夜多漩溺等症。

六味滋阴益肾肝，茱薯丹泽地苓丸，山茱肉、薯蓣又名山药各四两，丹皮、泽泻、白茯苓各三两，熟地黄八两，炼蜜丸，每服三钱，淡盐汤送下。再加桂附扶真火，前方加肉桂一两，附子一大枚炮，名八味地黄丸，原名肾气丸，此丸于水中补火。八味功同九转丹。柯韵伯曰：水体本静，而川流不息者，气之动，火之用也。命门有火，则肾有生气，故不名温肾，而名肾气也。

陈修园曰：六味丸补肾水，八味丸补肾气，而其妙则在于利水。凡肾中之真水不足，真火衰微者，其溺必多。二方非补肾正药，不可因薛立斋之臆说而信之。近效白术附子汤，极佳。其汤列于热剂，宜细玩之。肾气丸，《金匮要略》凡五见：一见于第五篇，云治脚气上入小腹不仁；再见于第六篇，云治虚劳腰痛，小便不利；三见于第十二篇，云夫气短有微饮，当从小便去之，肾气丸主之；四见于第十三篇，云治男子消渴，小便反多，饮一斗，小便亦一斗；五见于第廿二篇，云治妇人转胞不得溺，但利小便则愈。观此五条，皆泻少腹、膀胱之疾为多，不可以通治火衰之症。且此方《金匮》不入于五水之门。今人谓治水通用之剂，更为可怪。

还少丹

治脾肾俱虚，饭食无味，面少精采，腰膝无力，梦遗或少年阳痿等症。

杨氏传来还少丹，茱蓣苓地杜牛餐，苁蓉楮实茴巴枸，远志菖蒲味枣丸。山茱肉、山药、茯苓、熟地黄、杜仲、牛膝、肉苁蓉、楮实子、小茴香、巴戟天去骨、枸杞、远志去骨、石菖蒲、五味子各二两，红枣一百枚，姜煮，去皮核，炼蜜丸如梧子大，每服三钱，淡盐汤下，一日两服。此丸功同八味丸，火未大虚者，更觉相宜。

陈修园曰：此交通心肾之方也。姜、附、椒、桂，热药也。热药如夏日可畏。此方诸品，固肾补脾，温药也。温药如冬日可爱，故时医每奉为枕秘。然真火大衰者，断非此方可以幸效，且柔缓之品，反有减食增呕致泄之虞也。

龟鹿二仙胶

大补精髓，益气养神。

人有三奇精气神，求之任督守吾真，二仙胶取龟和鹿，枸杞人参共四珍。鹿角血者十斤，龟板十斤，枸杞二十两，人参十五两，用铅罈如法熬膏，初服酒化一钱五分，渐加至三钱，空心服下。

李士材曰：人有三奇，精、气、神，生生之本也。精伤无以生气；气伤无以生神。精不足者，补之以味。鹿得天地之阳气最全，善通督脉，足于精者，故能多淫而寿；龟得天地之阴气最厚，善通任脉，足于气者，故能伏息而寿。二物气血之属，又得造化之微，异类有情，竹破竹补之法也。人参清食气之壮火，所以补气中之怯；枸杞滋不足之真阴，所以清神中之火。是方也，一阴一阳，无偏胜之忧；入气入血，有和平之美。由是精生而气旺，气旺而神昌，庶几龟寿之年矣，故曰二仙。

圣愈汤

治一切失血，或血虚烦渴燥热，睡卧不宁，五心烦热作渴等症。即四物汤加人参、黄芪。

柯韵伯曰：此方取参、芪配四物，以治阴虚血脱等症。盖阴阳互为其根，阴虚则阳无所附，所以烦热燥渴，而阳亦亡；气血相为表里，血脱则气无所归，所以睡卧不宁，而气亦脱。然阴虚无骤补之法，计在存阳；血脱有生血之机，必先补气。此阳生阴长、血随气行之理也。故曰：阴虚则无气，无气则死矣。前辈治阴虚，用八珍、十全，卒不获效者，因甘草之甘，不达下焦；白术之燥，不利肾阴；茯苓渗泄，碍乎生升；肉桂辛热，动其虚火。此六味皆醇厚、和平而滋润，服之则气血疏通，内外调和，合于圣度矣。

陈修园曰：此方为一切失血之良药，及血后烦热，睡卧不宁，五心烦热作渴，可以兼治。其止血，妙在川芎一味；其退热，妙在黄芪一味；其熟睡止渴，妙在人参一味。柯韵伯以参、芪为气分阳药，取配四物等语，亦未免为俗说所囿也。《经》云：中焦受气取汁，变化而赤是谓血。血之流行，半随冲任而行于经络，半散于脉外而充于肌腠皮毛。凡一切失血之症，其血不能中行于经络，外散于肌腠皮毛，故从窍道涌出不止。妙得川芎之温行，又有当归以濡之，俾血仍行于经络；得川芎之辛散，又有黄芪以鼓之，俾血仍散于肌腠皮毛；源流俱清，而血焉有不止者乎！至于血后燥热，得黄芪以微汗之，则表气和而热退，即当归补血汤意也。睡卧不宁，血后阴虚所致。五脏属阴，唯人参能兼补之；五脏之阴长，则五心之烦热自除；烦热既除，则津液自生，燥渴自已，诸症可以渐退矣。自宋元以后，无一人能读《本草经》，此方疑有神助，非制方人识力所到也。柯韵伯卓卓不凡，但未读《本草经》，未免阙憾。

五脏有血，六腑无血，观剖诸兽腹，心下、夹脊、包络中多血，肝内多血，心、脾、肺、肾中各有血，六腑无血，近时以吐血多者为吐胃血，皆耳食昔医之误。凡五脏血，吐出一丝即死。若吐血、衄血、下血及妇人血崩，皆是行于经络与散于肌腠之血，溢于上为吐衄，渗于下为崩下也。

十味地黄丸

治上热下寒，服凉药更甚等症。

即桂附地黄丸，倍用桂、附，加芍药、元参各四两。

陈修园曰：此孙真人《千金翼方》也。芍药能敛木中之火气，以归其根；元参能启水中之精气，以交于上。故加此二味于八味丸中，一以速附子之下行，一以防肉桂之上僭。凡口舌等疮，面红目赤，齿牙浮动，服凉药而更甚者，此为秘法。

正元丹

治命门火衰，不能生土，吐利厥冷，有时阴火上冲，则头面赤热，眩晕恶心，浊气逆满，则胸胁刺痛，脐肚胀急。

即四君子汤加山药、黄芪。人参三两，用川附子一两五钱，煮汁收入，去附子；黄芪一两五钱，用川芎一两，酒煮收入，去川芎；山药一两，用干姜三钱，煎汁收入，去干姜；白术二两，用陈皮五钱，煮汁收入，去陈皮；茯苓二两，用肉桂六钱，酒煮汁收入，去肉桂；甘草一两五钱，用乌药一两，煮汁收入，去乌药。上六味，除茯苓，用文武火缓缓焙干，勿炒伤药性，为末。每服三钱，水一盏、姜三片、红枣一枚，煎数沸，入盐一捻，和滓调服。服后饮热酒一杯，以助药力。按：炼蜜为丸，每服三钱，更妙。

陈修园曰：此方出虞天益《制药秘旨》，颇有意义。张石顽《医通》之注解亦精。石顽云：方本《千金方》一十三味，却取附子等辛燥之性，逐味分制四君、芪、薯之中，其力虽稍逊原方一筹，然雄烈之味，既去真滓，无形生化有形，允为温补少火之驯剂，而无食气之虞。真《千金》之功臣也。

归脾汤

治思虑伤脾，不能摄血，致血妄行；或健忘怔忡，惊悸盗汗，嗜卧少食；或大便不调，心脾疼痛，疟痢郁结；或因病用药失宜，克伐伤脾，以致变症者，最宜之。

归脾汤内术芪神，白术、黄芪炙、茯神各二钱。参志香甘与枣仁，人参、酸枣仁炒研各二钱，远志、木香各五分，甘草炙一钱。龙眼当归十味外，龙眼肉五枚，当归二钱。若加熟地失其真。本方只十味，薛氏加山栀、丹皮各一钱，名为加味归脾汤，治脾虚发热颇效。近医加熟地黄，名黑归脾汤，则支离甚矣。

陈修园曰：此方汇集补药，虽无深义，然亦纯而不杂。浙江、江苏市医，加入熟地黄一味，名为黑归脾汤，则不通极矣。《内经》“阴阳”二字，所包甚广，而第就脏腑而言。言阳盛阳衰者，指阳明而言；言阴盛阴衰者，指太阴而言。太阴者脾也。《神农本经》补阴与补中二字互用，盖以阴者，中之守也，阴虚即是中虚，中虚即是阴虚。后人错认其旨，谓参、芪、白术为气药，补阳；归、地、芍药为血药，补阴；谓姜、桂、附子为热药，补阳；谓知、柏、生地为寒药，补阴。满腔都是李士材、薛立斋、张景岳之庸论，则终身为误人之庸医矣。

今即以此方言之，方中诸品，甘温补脾，即是补阴之剂，而命方不为“补”而为“归”者，归还其所固有也。妙在远志入心，以治其源。即《内经·痿论》所谓心主身之血脉，《生成篇》所谓诸血者皆属于心之旨也。木香入脾，以治其流，《本草经》名为五香，五为土数，香又入脾，藉其盛气以嘘血归脾之义也。方虽平钝，颇得《金匮要略》调以甘药，令饮食增进，渐能充血生精，以复真阴之不足。若加入熟地黄，则甘缓剂中杂以壅滞之品，恐缓者过缓，壅者增壅，脾气日困，不能输精入肾，欲补肾反以戕肾矣。又有逍遥散加入熟地黄，名为黑逍遥散，更为无知妄作。吾知数年后，必将以四君汤、六君汤、生脉散等方，加入此味，名为黑四君子、黑六君子、黑生脉散矣。堪发一叹。

大补阴丸

降阴火，补肾水。

大补阴丸绝妙方，向盲问道诋他凉，地黄知柏滋兼降，龟板沉潜制亢阳。黄柏、知母各四两，俱用盐酒炒，熟地黄酒润、龟板酥炙黄各六两为末，用猪脊髓蒸熟，和炼蜜为丸桐子大，每服五、六十丸，空心，姜汤、盐汤、黄酒随意送下。

陈修园曰：知、柏寒能除热，苦能降火。苦者必燥，故用猪脊髓以润之，熟地以滋之。此治阴虚发热之恒法也。然除热只用凉药，犹非探源之治，方中以龟板为主，是介以潜阳法。丹溪此方较六味地黄丸之力更优。李士材、薛立斋、张景岳辈以苦寒而置之，犹未参透造化阴阳之妙也。

虎潜丸

治痿神方。即前方加味。黄柏、知母、熟地各三两，龟板四两，白芍、当归、牛膝各二两，虎胫骨、琐阳、陈皮各一两五钱，干姜五钱，酒煮羯羊肉为丸，如桐子大，每服五六十丸，姜汤、盐汤或黄酒送下。

加味虎潜丸

治诸虚不足，腰腿疼痛，行步无力，壮元气，滋肾水。即前方再加味。照虎潜丸方再加人参、黄芪、杜仲、菟丝子、茯苓、破故纸、山药、枸杞，去羊肉、干姜，以猪脊髓蒸熟，同炼蜜为丸，如桐子大，服法照前。

陈修园曰：观此二方，可知苦寒之功用神妙，非薛立斋、张景岳辈所可管窥。喻嘉言《寓意草》谓苦寒培生气，诚见道之言也。

全鹿丸

能补诸虚百损、五劳七伤，功效不能尽述。人制一料服之，可以延年一纪。其法须四人共制一鹿，分而服之，逾年又共制之，四人共制四年，则每人得一全鹿；若一人独制一料，恐久留变坏，药力不全矣。

法用中鹿一只，宰好，将肚杂洗净，同鹿肉加酒煮熟。将肉横切，焙干为末，取皮同杂，仍入原汤煮膏，和药末、肉末加炼蜜为丸，其骨须酥炙为末，同入之。

人参、白术、茯苓、炙草、当归、川芎、生地、熟地、黄芪、天冬、麦冬、枸杞、杜仲、牛膝、山药、芡实、菟丝子、五味子、琐阳、肉苁蓉、破故纸、巴戟肉、葫芦巴、川续断、覆盆子、楮实子、秋石、陈皮各一斤，川椒、小茴香、沉香、青盐各半斤，法须精制诸药为末，候鹿胶成就，和捣为丸，梧桐子大，焙干，用生绢作小袋五十条，每条约盛一斤，悬直透风处。用尽一袋，又取一袋。阴湿天须用火烘一、二次为妙。每服八、九十丸，空心临卧姜汤、盐汤送下，冬月酒下。

陈修园曰：此方冠冕堂皇，富贵之家无不喜好。修园不韵不注，明者自知。然亦有不得不言者，肥厚痰多之人，内蕴湿热，若服此丸，即犯膏粱无厌发痈疽之戒也。惟清瘦过于劳苦及自奉淡薄之人，或高年瘦弱，用此早晚两服以代点心，不无补益耳。

重可镇怯

磁砂丸

治神水宽大渐散，昏如雾露中行，渐睹空中有黑花，睹物成二体，及内障神水淡绿色、淡白色。又治耳鸣及耳聋。柯韵伯云：治聋、癫狂、痫如神。

磁砂丸最媾阴阳，神曲能俾谷气昌，磁石二两，朱砂一两，神曲三两生，更以一两水和作饼，煮浮，入前药，炼蜜为丸。内障黑花聋并治，若医癫痫有奇长。

王又原曰：经曰：五脏六腑之精，皆上注于目。则目之能视者，气也；目之所以能视者，精也。肾惟藏精，故神水发于肾；心为离照，故神光发于心。光发阳而外映，有阴精以为守，则不散而常明；水发阴而凝结，有阳气以为布，则洞悉而不穷。惟心肾有亏，致神水干涸，神光短少，昏眊内障诸症所由作也。《千金》以磁石直入肾经，收散失之神，性能引铁，吸肺金之气，归藏肾水。朱砂体阳而性阴，能纳浮游之火而安神明。水能鉴，火能烛，水火相济，而光华不四射欤？然目受脏腑之精，精俾于谷，神曲能消化五谷，则精易成矣。盖神水散火，

缓则不收，赖镇坠之品，疾收而吸引之，故为急救之剂也。其治耳鸣耳聋等症，亦以镇坠之功能，制虚阳之上奔耳。

柯韵伯曰：此丸治癫痫之圣剂，盖狂痴是心、肾、脾三脏之病。心藏神，脾藏意与智，肾藏精与志。心者，神明之主也。经云：主不明，则十有二官危，使道闭塞而不通，形乃大伤，即此之谓也。然主何以不明也？心法离而属火，真水藏其中；若天一之真水不足，地二之虚火妄行，所谓天气者蔽塞，地气者冒明，日月不明，邪害空窍，故目多妄见，而作此奇疾也。非金石之重剂以镇之，狂必不止。朱砂禀南方之赤色，入通于心，能降无根之火，而安神明；磁石禀北方之

黑色，入通于肾，吸肺金之气以生精，坠炎上之火以定志。二石体重而主降，性寒而滋阴，志同道合，奏功可立俟矣。神曲推陈致新，上交心神，下达肾志，以生意智；且食入于阴，长气于阳，夺其食则已，此《内经》治狂法也。食消则意智明而精神治，是用神曲之旨乎？炼蜜和丸，又甘以缓之矣。

苏子降气汤

治痰嗽气喘。

降气汤中苏半归，橘前沉朴草姜依，风寒咳嗽痰涎喘，暴病无妨任指挥。苏子、橘皮、半夏、当归、前胡、厚朴各一钱，沉香、炙甘草各五分，加姜煎。一方无沉香，加肉桂。苏子、前胡、橘皮、半夏降气，气行则痰行也。风寒郁于皮毛，则肺气逆而为喘，数药妙能解表。气以血为家，喘则流荡而忘返，故用当归以补血；喘则气急，故用甘草以缓其急。然出气者肺也，纳气者肾也，故用沉香之纳气入肾或肉桂之引火归元为引导。

陈修园曰：仲景云：喘家作桂枝汤，加厚朴、杏子佳。苏子降气汤即从此汤套出，时医皆谓切于时用，然有若似圣人，惟曾子以为不可耳。

朱砂安神丸

治心神昏乱，惊悸怔忡，寤寐不安。

安神丸剂亦寻常，归草朱连生地黄，朱砂另研、黄连各半两，生地黄三钱，当归、甘草各二钱为末，酒炮，蒸饼，丸如麻子，朱砂为衣，每服三十丸，临卧时津液下。昏乱怔忡时不寐，操存孟子云：操则存须令守其乡。

陈修园曰：东垣之方，多杂乱无纪。惟此方用朱砂之重以镇怯，黄连之苦以清热，当归之辛以嘘血，更取甘草之甘以制黄连之太过，地黄之润以助当归所不及。方意颇纯，亦堪节取。

四磨汤

治七情感伤，上气喘急，妨闷不食。

四磨汤治七情侵，参领槟乌及黑沉，人参、天台乌药、槟榔、黑沉香四味等分，各磨浓水，取十分，煎三、五沸，空心服，或下养正丹，妙。磨汁微煎调逆气，虚中实证此方寻。

王又原曰：七情所感，皆能为病，然愈于壮者之行，而成于弱者之着。愚者不察，一遇上气喘急，满闷不食，谓是实者宜泻，辄投破耗等药，得药非不暂快，初投之而应，投之久而不应矣！夫呼出为阳，吸入为阴，肺阳气旺，则清肃下行，归于肾阴。是气有所收摄，不复散而上逆。若正气既衰，邪气必盛，纵欲削坚破滞，邪气必不伏。方用人参泻壮火以扶正气，沉香纳之于肾，而后以槟榔、乌药从而导之，所谓实必顾虚，泻必先补也。四品气味俱厚，磨则取其味之全，煎则取其气之达，气味齐到，效如桴鼓矣！其下养正丹者，暖肾药也。本方补肺气，养正丹温肾气，镇摄归根，喘急遄已矣。

黑锡丹

治脾元久冷，上实下虚，胸中痰饮；或上攻头目及奔豚上气，两胁膨胀，并阴阳气不升降，五种水气，脚气上攻；或卒暴中风，痰潮上膈等症。

镇纳浮阳黑锡丹，硫黄入锡结成团，葫芦故纸茴沉木，桂附金铃肉蔻丸。黑锡、硫黄各三两，同炒结砂，研至无声为度，胡芦巴、沉香、熟附子、肉桂各半两，茴香、破故纸、肉豆蔻、金铃子去核、木香各一两研末，酒煮，曲糊为丸，梧子大，阴干，以布袋擦令光莹，每服四十丸，姜汤下。

陈修园曰：此方一派辛温之中，杂以金铃子之苦寒为导，妙不可言。

喻嘉言曰：凡遇阴火逆冲，真阳暴脱，气喘痰鸣之急证，舍此丹别无方法，即痘疹各种坏症，服之无不回生。予每用小囊，佩带随身，恐遇急症不及取药，且欲吾身元气温养其药，借手效灵，厥功历历可纪。

徐灵胎曰：镇纳元气，为治喘必备之药，当蓄在平时，非一时所能骤合也。既备此丹，如灵砂丹、养正丹之类，可不再备。

全真一气汤

滋阴降火之神方。

即生脉散方见寒剂加熟地五、七钱或一两，白术三钱，牛膝、附子各二钱，水煎服。

陈修园曰：此《冯氏锦囊》得意之方，无症不用，俱云神效。其实大言欺人，修园不信也。方以熟地滋肾水之干，麦冬、五味润肺金之燥，人参、白术补中宫土气，俾上能散津于肺，下能输精于肾。附子性温以补火，牛膝引火气下行，不为食气之壮火，而为生气之少火。从桂附地黄丸套来，与景岳镇阴煎同意。然驳杂浅陋，不可以治大病。惟痘科之逆症相宜，以诸药皆多液之品，添浆最速也。

二加龙骨汤

治虚劳不足，男子失精，女子梦交，吐血，下利清谷，浮热汗出，夜不成寐等症。

即桂枝加龙骨牡蛎汤方见《真方歌括虚劳门》去桂枝，加白薇一钱五分，附子一钱。白芍、生姜各三钱，炙甘草一钱五分，红枣三枚，龙骨三钱，生牡蛎四钱，白薇一钱五分，附子一钱，水煎服。

陈修园曰：此方探造化阴阳之妙，用之得法，效如桴鼓。庸医疑生姜之过散，龙骨、牡蛎之过敛，置而不用，以致归脾汤、人参养荣汤等，后来居上，询可浩叹！宣圣云：民可使由之，不可使知之。此方所以然之妙，修园亦不说也。予友林雨苍有《神农本草经三注》，采集予之注解颇多。逐味查对后，再读此方，便觉有味。

轻可去实

九味羌活汤

一名冲和汤，四时感冒发散之通剂。

冲和汤内用防风，羌芷辛苍草与芎，汗本于阴芩地妙，三阳解表一方通。羌活、防风、苍术各钱半，白芷、川芎、黄芩、生地、甘草各二钱，细辛五分，加生姜、葱白煎。

陈修园曰：羌活散太阳之寒，为拨乱反正之药，能除头痛项强，及一身尽痛无汗者，以此为主。防风驱太阳之风，能除头痛项强，恶风自汗者，以此为主。又恐风寒不解，传入他经，以白芷断阳明之路，黄芩断少阳之路，苍术断太阴之路多汗者，易白术，川芎断厥阴之路，细辛断少阴之路。又以甘草协和诸药，使和衷共济也。佐以生地者，汗化于液，补阴即托邪之法也。

人参败毒散

治伤寒，瘟疫，风湿，风眩，拘蜷，风痰头痛，目眩，四肢痛，增寒壮热，项强，睛疼，老人、小儿皆可服。

人参败毒草苓芎，羌独柴前枳桔同，瘟疫伤寒噤口痢，托邪扶正有奇功。人参、茯苓、枳壳、桔梗、柴胡、前胡、羌活、独活、川芎各一钱，甘草五分，加生姜煎。烦热、口干，加黄芩。

汪讱庵曰：羌活理太阳游风，独活理少阴伏风，兼能去湿除痛；川芎、柴胡和血升清；枳壳、前胡行痰降气；甘、桔、参、茯，清肺强胃。主之以人参者，扶正气以匡邪也，加陈仓米三钱，名仓廪汤，治噤口痢。

香苏饮

治四时感冒，发表轻剂。

香苏饮内草陈皮。紫苏叶二钱，香附、炒陈皮各一钱五分，炙草一钱，加姜、葱，水煎服，微覆取汗。汗顾阴阳用颇奇，紫苏，血中气药；香附，气中血药；甘草兼调气血；陈皮宣邪气之郁，从皮毛而散。视时方颇高一格。艽芥芎防蔓子入，再加秦艽、荆芥、川芎、蔓荆子各一钱，《医学心悟》名加味香苏饮。解肌活套亦须知。

陈修园曰：仲景麻、桂诸汤，从无他方可代。后人易以九味羌活汤、人参败毒散及此汤，看似平稳，其实辛烈失法。服之得汗，有二虑：一虑辛散过汗，重为亡阳，轻则为汗漏也；一虑辛散逼汗，动脏气而为鼻衄，伤津液而为热不退、渴不止也。服之不得汗，亦有二虑：一虑辛散煽动内火，助邪气入里而为狂热不得寐；一虑辛散拔动肾根，致邪气入阴而为脉细但欲寐也。若用仲景之法，则无是虑。

升麻葛根汤

治阳明表热下利，兼治痘疹初发。

钱氏升麻葛根汤，芍药甘草合成方，升麻三钱，葛根、芍药各二钱，炙草一钱。阳明发热兼头痛，及目痛、鼻干、不得卧等症。下利生斑疹痘良。

新订症同太阳，而目痛、鼻干、不眠称阳明者，是阳明自病，而非太阳转属也。此方仿仲景葛根汤，恶姜、桂之辛热，大枣之甘壅而去之，以升麻代麻黄，便是阳明表剂，与太阳表剂迥别。葛根甘凉，生津去实，挟升麻可以托散本经自病之肌热，并可以升提与太阳合病之自利也。然阳明下利，即是胃实谵语之兆，故以芍药之苦甘，合用以养津液，津液不干，则胃不实矣。至于疹痘，自里达表，内外皆热之症，初起亦须凉解。

小续命汤

六经中风之通剂。

小续命汤《千金》桂附芎，麻黄参芍杏防风，黄芩防己兼甘草，风中诸经以此通。通治六经中风，㖞邪不遂，语言謇涩，及刚柔二痉，亦治厥阴风湿。防风一钱二分，桂枝、麻黄、人参、酒芍、杏仁、川芎、黄芩、防己、甘草各八分，附子四分，姜枣煎服。

陈修园曰：天地之噫气为风，和风则生长万物，疾风则摧折万物。风之伤人者，皆带严寒肃杀之气，故此方桂、芍、姜、草，即《伤寒论》之桂枝汤；麻、杏、甘草，即《伤寒论》之麻黄汤，二方合用，立法周到。然风动则火升，故用黄芩以降火；风胜则液伤，故用人参以生液；血行风自灭，故用芎、芍以行血。防风驱周身之风，为拨乱返正之要药；附子补肾命之根，为胜邪固本之灵丹；防已纹如车辐，有升转循环之用，以通大经小络。药品虽多，而丝丝入扣，孙真人询仲景下之一人也。

地黄饮子

治舌喑不能言，足废不能行，此谓少阴气厥不至，急当温之，名曰痱症。

地黄饮子少阴方，桂附蓉苓并地黄，麦味远蒲萸戟斛，薄荷加入煮须详。肉桂、附子、肉苁蓉、白茯苓、熟地黄、麦冬、五味子、远志、菖蒲、山茱萸、巴戟天、石斛各五分，薄荷叶七片，水一杯二分，煎八分，温服。

陈修园曰：命火为水中之火，昔人名为龙火，其火一升，故舌强不语，以肾脉荣于舌本也。火一升而不返，故猝倒不省人事，以丹田之气，欲化作冷风而去也，方用桂、附、苁蓉、巴戟以导之；龙升则水从之，故痰涎如涌，以痰之本则为水也，方用熟地、茯苓、山药、石斛以安之；火并于心，则神识昏迷，方用远志、菖蒲以开之；风动则火发，方用麦冬、五味子以清敛之。肾主通身之骨，肾病则骨不胜任，故足废不能行，方用十二味以补之。然诸药皆质重性沉，以镇逆上之火，而火由风发，风则无形而行疾，故用轻清之薄荷为引导。又微煎数沸，不令诸药尽出重浊之味，俾轻清走于阳分以散风，重浊走于阴分以镇逆。刘河间制方之妙，汪讱庵辈从未悟及，无怪时医之愦愦也。

资寿解语汤

治中风脾缓，舌强不语，半身不遂，与地黄饮子同意。但彼重在肾，此重在脾。

资寿特名解语汤，专需竹沥佐些姜，羌防桂附羚羊角，酸枣麻甘十味详。羌活五分，防风、附子、羚羊角、酸枣仁、天麻各一钱，肉桂八分，甘草炙五分，水二杯煎八分，入竹沥五钱，生姜汁二钱，调服。喻嘉言治肾气不萦于舌本，加枸杞、首乌、天冬、菊花、石蒲、元参。

陈修园曰：此与前方相仿，但表药较多，外证重者相宜，方中羚羊角一味甚妙。

藿香正气散

治外受四时不正之气，内停饮食，头痛发热，或霍乱吐泻，或作疟疾。

藿香正气芷陈苏，甘桔陈苓术朴俱，夏曲腹皮加姜枣，感伤外感内伤岚障并能驱。藿香、白芷、大腹皮、紫苏、茯苓各三两，陈皮、白术、厚朴、半夏曲、桔梗各二两，甘草一两，每服五钱，加姜、枣煎。

陈修园曰：四时不正之气，由口鼻而入，与邪伤经络者不同，故不用大汗以解表，只用芳香利气之品。俾其从口鼻入者，仍从口鼻出也。苏、芷、陈、腹、朴、梗，皆以气胜，韩昌黎所谓气胜则大小毕浮，作医等于作文也。茯、半、术、草，皆甘平之品，培其中气，孟子所谓正己而物正，医道通于治道也。若邪伤经络，宜审六经用方，不可以此混用杀人。

按：夏月吐泻，多是伏阴在内，理中汤为的方。时医因此汤有治霍乱吐泻之例，竟以为夏月吐泻通剂，实可痛恨。嘉庆丁巳岁，医生郑培斋患此症，自服藿香正气散不效，延孝廉陈倬为商之，再进一服，少顷，元气脱散，大喘大汗而死。是向以误人者，今以自误。设使地下有知，当亦悔不读书之过也。

香薷饮

三物香薷豆朴先，香薷辛温香散，能入脾肺，发越阳气，以散蒸热，厚朴除湿散满，扁豆清暑和脾，名三物香薷饮。若云热盛益黄连，名黄连香薷饮，《活人》治中暑热盛，口渴心烦。草苓五物前方加茯苓、甘草，名香薷五物饮还十物，瓜橘参芪白术全。前方加木瓜、橘皮、人参、黄芪、白术，名十味香薷饮。

叶仲坚曰：饮与汤稍有别，服有定数者名汤，时时不拘者名饮。饮因渴而设，用之于温暑，则最宜者也。然胃恶燥，脾恶湿，多饮伤脾，反致下利。治之之法：心下有水气者，发汗；腹中有水气者，利小便。然与其有水患而治之，曷若先选其能汗能利者用之。香薷芳草辛温，能发越阳气，有彻上彻下之功，故治暑者君之，以解表利小便。佐厚朴以除湿，扁豆以和中，合而用之为饮，饮入于胃，热去而湿不留，内外之暑悉除矣。若心烦口渴者，去扁豆，加黄连，名黄连香薷饮。加茯苓、甘草，名五物。加木瓜、参、芪、橘、术，名十味。随证加减，尽香薷之用也。然劳倦内伤，必用清暑益气，内热大渴，必用人参、白虎。若用香薷，是重虚其表，而反济其内热矣。香薷乃夏月解表之药，如冬月之麻黄，气虚者尤不可服。今人不知暑伤元气，概用以代茶，是开门揖盗也。

五积散

治感冒寒邪，头疼身痛，项背拘急，恶寒呕吐，肚腹疼痛及寒湿客于经络，腰脚骨髓酸痛及豆疮寒胜等症。去麻黄酒煮，治痢后鹤膝风甚效。

《局方》五积散神奇，归芍参芎用更奇，桔芷夏苓姜桂草，麻苍枳朴与陈皮。当归、麻黄、苍术、陈皮各一钱，厚朴、干姜、芍药、枳壳各八分，半夏、白芷各七分，桔梗、炙草、茯苓、肉桂、人参各五分，川芎四分，水二钟，姜三片，葱白三茎，煎八分，温服。

陈修园曰：表里俱寒，外而头项强痛，内而肚腹亦痛，较桂枝症更甚者，服此汤。

小柴胡去参加青皮汤

治疟病初起。

即小柴胡汤方见《真方歌括上卷·少阳编》去人参，加青皮二钱。

陈修园曰：疟症初起，忌用人参，时医之伎俩也。然相沿既久，亦姑听之。第初起无汗者，宜加麻黄二钱；多汗者，宜加白芍、桂枝各二钱；寒多者，宜加桂枝、干姜各二钱；热多者，宜加贝母、知母各二钱；口渴者，去半夏加栝楼根　二钱五分。

小柴胡加常山汤

凡疟症三发之后，皆可服。天明时一服，疟未发前一时一服，神效。

即柴胡汤加常山三钱，生用不炒。如服后欲吐者，即以手指探吐，痰吐尽则愈。

陈修园曰：常山一味，时医谓为堵截之品，误信李士材、薛立斋之说，不敢用之，而不知是从阴透阳，逐邪外出之妙品。仲景用其苗名蜀漆，后世用其根，实先民之矩矱，即云涌吐，而正取其吐去积痰，则疟止。

宣可决壅

以君召臣曰宣。宣者，涌吐之剂也。又郁而不散为壅，必宣以散之。如生姜、橘皮之属也。又纳药鼻中以取嚏亦是。

稀涎汤

治风痰不下，喉中如牵锯，或中湿肿满。

通关散

稀涎皂半草矾班，皂角一个，大半夏十四粒，炙甘草一钱，白矾二钱为末，每服一钱，用生姜少许，冲温水灌之，得吐痰涎即醒，此夺门之兵也。风初中时，宜用之。直中痰潮此斩关，更有通关辛皂末，细辛、皂角为未，吹鼻中，名通关散。吹来得嚏保还生。卒中者用此吹鼻，有嚏者可治，无嚏者为肺气已绝。

陈修园曰：顽痰上塞咽喉，危在顷刻，当以此攻之。然痰为有形也，痰厥宜涌吐以出其痰；气无形也，气厥宜取嚏以宣其气。二者皆所以开其闭也。若脱症，昏倒不省人事，亦用此法以开之，是速其死也。慎之！

越鞠丸

治脏腑一切痰、食、气、血、诸郁，为痛、为呕、为胀、为利者。

六郁宜施越鞠丸，芎苍曲附并栀餐，食停气血湿痰火，得此调和顷刻安。吴鹤皋曰：香附开气郁，抚芎调血郁，苍术燥湿郁，栀子清火郁，神曲消食郁，各等分，麦芽煎汤泛丸。又湿郁加茯苓、白芷；火郁加青黛；痰郁加星、夏、栝楼、海石；

血郁加桃仁、红花；气郁加木香、槟榔；食郁加麦芽、山楂；挟寒加吴茱萸。

季楚重曰：《经》云：太阴不收，肺气焦满。又云：诸气愤郁，皆属于肺。然肺气之布，必由胃气之输；胃气之运，必本三焦之化，甚至为痛、为呕、为胀、为利，莫非胃气不宣、三焦失职所致。方中君以香附快气，调肺之拂郁；臣以苍术开发，强胃而资生；神曲佐化水谷；栀子清郁导火，于以达肺腾胃而清三焦；尤妙抚芎之辛，直入肝胆，以助妙用，则少阳之生气上朝而营卫和，太阴之收气下肃而精气化。此丹溪因五郁之法而变通者也。然五郁之中，金木为尤甚。前人用逍遥散调肝之郁兼清火滋阴；泻白散清肺之郁兼润燥降逆；要以木郁上冲即为火，金郁敛涩即为燥也。如阴虚不知滋水，气虚不知化液，是又不善用越鞠矣。

陈修园曰：诸病起于郁者难医。时医每以郁金统治之，是徇名之误也。此药《本经》不载，《唐本》有之。《唐本》云："气味苦寒无毒，主血积，下气生肌，止血，破恶血，血淋，尿血，金疮。"原文只此二十四字，大抵破血下气及外敷之品，无一字言及解郁，录此以为误用者戒。

逍遥散

治肝家血虚火旺，头痛目眩，颊赤，口苦，倦怠烦渴，抑郁不乐，两胁作痛，寒热，小腹重坠，妇人经水不调，脉弦大而虚。

逍遥散用芍当归，术草柴苓慎勿违，柴胡、当归、白芍、白术、茯苓各一钱，甘草炙五分，加煨姜、薄荷煎。散郁除蒸功最捷，《医贯》：方中柴胡、薄荷二味最妙。盖木喜风摇，寒即摧萎，温即发生，木郁则火郁，火郁则土郁，土郁则金郁，金郁则水郁，五行相因，自然之理也。余以一方治木郁而诸郁皆解，逍遥散是也。丹栀加入有元机。加丹皮、栀子，名八味逍遥散，治肝伤血少经枯。

赵羽皇曰：此治肝郁之病。而肝之所以郁者，其说有二：一为土虚，不能升木也；一为血少，不能养肝也。盖肝为木气，全赖土以滋培，水以灌溉。若中土虚，则木不升而郁；阴血少，则肝不滋而枯。方用白术、茯苓者，助土德以升木也；当归、芍药者，益荣血以养肝也。薄荷解热，甘草和平，独柴胡一味，一以为厥阴之报使，一以升发诸阳。经云：木郁则达之。遂其曲直之性，故名之曰逍遥。

通可行滞

火气郁滞，宜从小便利之，通为轻，泄为重也。

导赤散

治心热口糜舌疮，小便黄赤，茎中痛热急不通。

导赤原来地与通，草梢竹叶四般攻，口糜茎痛兼淋沥，泻火功归补水中。等分煎。生地凉心血，竹叶清心气，木通泻心火而入小肠，草梢达肾茎而止痛。

季楚重曰：泻心汤用黄连，所以治实邪；实邪责木之有余，泻子以清母也。导赤散用地黄，所以治虚邪；虚邪责水之不足，壮水以制火也。

五淋散

治膀胱有热，水道不通，淋涩不出，或尿如豆汁，或成砂石，或为膏汁，或热怫便血。

五淋散用草栀仁，归芍茯苓亦共珍，赤茯苓三钱，芍药、山栀仁各二钱，当归、细甘草各一钱四分，加灯心水煎服。气化原由阴以育，调行水道妙通神。

柯韵伯曰：《经云》：膀胱者，州都之官，津液藏焉。又申其旨曰：气化则能出。何也？盖膀胱有上口而无下口，能纳而不出。惟气为水母，必太阳之气化，而膀胱之溺始出，是水道固藉无形之气化，不专责有形之州都矣。夫五脏之水火，皆生于气，气平则为少火，少火生气，而气即为水，水精四布，下输膀胱，源清则洁矣。气有余则为壮火，壮火食气，则化源无借，为癃闭淋涩，膏淋豆汁，砂石脓血，而水道为之不利矣。总由化源之不清，非决渎之失职，若以八正、舟车、禹功、浚川等剂治之，五脏之阴虚，太阳之气化绝矣。故急用栀、苓治心肺，以通上焦之气，而五志火清；归、芍滋肝肾，以安下焦之气，而五脏阴复；甘草调中焦之气，而阴阳分清，则太阳之气自化，而膀胱之水洁矣。此治本之计，法之尽善者也。

通关丸

又名滋肾丸。治下焦湿热，小便点滴不通，以致腹闷欲吐。

溺癃不渴下焦疏，病在下焦，故不渴，宜清下焦之热，疏通水道。知柏同行肉桂扶，黄柏、知母俱酒炒各二两，肉桂二钱，炼蜜丸如桐子大，每服五十丸，空心白汤下，名通关丸。丸号通关能利水，又名滋肾补阴虚。原方为肺痿声嘶、喉痹咳血、烦躁而设。东垣借用以治癃闭喘胀。

陈修园曰：溺窍一名气门，以溺由气化而出也。气者，阳也，阳得阴则化。若热结下焦，上无口渴之症，以此丸清下焦之热，则小便如涌矣。此证若口渴，宜《济生》肾气丸，《金匮》瞿麦丸主之。然又有巧法焉，譬之滴水之器，闭其上窍，则下窍不通，去其上窍之闭，则水自流矣。用补中益气丸或吐法甚妙。又于利水药中，入麻黄之猛，能通阳气于至阴之地；配杏仁之降，俾肺气下达州都，此从高原以导之，其应如响。虚人以人参、麻黄各一两，水煎服亦妙。夏月以苏叶、防风、杏仁各三钱，水煎温服，覆取微似汗亦妙。

六一散

一名天水散。治夏时中暑，热伤元气，内外俱热，无气以动，烦渴欲饮，肠胃枯涸者。又能催生下乳，积聚水蓄，里急后重，暴注下迫者宜之。加朱砂三钱，名益元散。

六一散中滑石甘，热邪表里可兼探，滑石六两，甘草一两为末，灯心汤下，亦有用新汲水下者。益元散再入朱砂研，加朱砂三钱，名益元散。泻北元机在补南。

柯韵伯曰：元气虚而不支者死，邪气盛而无制者亦死。今热伤元气，无气以动，斯时用参、芪以补气，则邪愈甚；用芩连以清热，则气更伤。惟善攻热者，不使丧人元气；善补虚者，不使助人邪气，必得气味纯粹之品以主之。滑石禀土冲和之气，能上清水源，下通水道，荡涤六腑之邪热，从小便而泄矣。甘草禀草中冲和之性，调和内外，止渴生津，用以为佐，保元气而泻虚火，则五脏自和矣。然心为五脏主，暑热扰中，神明不安，必得朱砂以镇之，则神气可以遽复；凉水以滋之，则邪热可以急除；此补心之阳，寒亦通行也，至于热利初起，里急后重者宜之，以滑可去著也。催生下乳，积聚蓄水等症，同乎此义，故兼治之。是方也，益气而不助邪，逐邪而不伤气，不负益元之名矣。宜与白虎、生脉三方鼎足可也。

泄可去闭

邪盛则闭塞不通。必以泄剂。从大便逐之。

备急丸

治寒气冷食稽留胃中，心腹满痛，大便不通者。

姜豆大黄备急丸，干姜、大黄各二两，巴豆一两，去皮研如脂，和蜜丸如豆大，密藏勿泄气，候用。每服三、四丸，滚水或酒下。专攻闭痛及停寒，兼疗中恶人昏倒，阴结垂危得此安。

柯韵伯曰：大便不通，当分阳结阴结。阳结有承气、更衣之剂，阴结又制备急，白散之方。《金匮》用此治中恶，当知寒邪卒中者宜之；若用于温暑热邪，速其死矣。是方允为阴结者立，干姜散中焦寒邪，巴豆逐肠胃冷积，大黄通地道，又能解巴豆毒，是有制之师也。然白散治寒结在胸，故用桔梗佐巴豆，用吐下两解法。此则治寒结肠胃，故用大黄佐干姜、巴豆，以直攻其寒。世徒知有温补之法，而不知有温下之法，所以但讲虚寒，而不议及寒实也。

三一承气汤

即大承气汤方见《真方歌括·上卷·阳明编》加甘草二钱。

陈修园曰：仲景三承气汤，尽美尽善。无可加减。刘河间于此方加甘草一味，便逾仲景矩矱，然意在调胃，于外科杂症等颇亦相宜，视陶节庵六一顺气汤更高一格。

又按：张宪公云："承者，以卑承尊而无专成之义。天尊地卑，一形气也。形统于气，故地统于天；形以承气，故地以承天。胃，土也，坤之类也；气，阳也，乾之属也。胃为十二经之长，化糟粕，运精微，转味出入，而成传化之腑，岂专以块然之形，亦惟承此乾行不息之气耳。汤名承气，确有取义，非取顺气之义也。"宪公此解，超出前人，故余既录于《真方歌括》后，而又重录之，愈读愈觉其有味也。惜其所著《伤寒类疏》未刊行世。宪公讳孝培，古吴人也，

温脾汤

主治痼冷在肠胃间，泄泻腹痛，宜先取去，然后调治，不可畏虚以养病也。

温脾桂附与干姜，朴草同行佐大黄，泄泻流连知痼冷，温通并用效非常。附子、干姜、甘草、桂心、厚朴各二钱，大黄四分，水二杯，煎六分服。

喻嘉言曰：许叔微制此方，深合仲景以温药下之之法。方中大黄一味，不用则温药必不能下，而久留之邪，非攻不去，多用恐温药不能制，而洞泄或至转剧，裁酌用之，真足法矣。

防风通圣散

风热壅盛，表里三焦皆实，发表攻里并用法。

防风通圣散，河间大黄硝，荆芥麻黄栀芍翘，甘桔芎归膏滑石，薄荷芩术力偏饶。大黄酒蒸、芒硝、防风、荆芥、麻黄、栀子、白芍、连翘、川芎、当归、薄荷、白术各五分，桔梗、黄芩、石膏各一钱，甘草二钱，滑石三钱，加姜、葱煎。

吴鹤皋曰：防风、麻黄，解表药也，风热之在皮肤者，得之由汗而泄；荆芥、薄荷，清上药也，风热之在巅顶者，得之由鼻而泄；大黄、芒硝，通利药也，风热之在肠胃者，得之由后而泄；滑石、栀子，水道药也，风热之在决渎者，得之由溺而泄。风淫于膈，肺胃受邪，石膏、桔梗清肺胃也。而连翘、黄芩又所以祛诸经之游火。风之为患，肝木主之，川芎、归、芍和肝血也。而甘草、白术，所以和胃气而健脾。刘守真氏长于治火，此方之旨，详且悉哉！亦治失下发斑，三焦火实。全方除硝、黄名曰双解散。解表有防风、麻黄、薄荷、荆芥、川芎；解里有石膏、滑石、黄芩、栀子、连翘。复有当归、芍药以和血；桔梗、白术、甘草以调气，营卫皆和，表里俱畅，故曰双解。本方名曰通圣，极言其用功之妙耳。

河间制此，解利四时冬寒、春温、夏热、秋燥正令伤寒。凡邪在三阳，表里不解者，以两许为剂，加葱、姜、淡豉煎服之，候汗、下兼行，表里即解。形气强者，两半为剂；形气弱者，五钱为剂。若初服因汗少不解，则为表实，倍加麻黄以汗之；因便硬不解，则为里实，倍加硝黄以下之。连进二服，必令汗出、下利而解也。今人不知其妙，以河间过用寒凉，仲景《伤寒》初无下法，弃而不用，真可惜也。不知其法神捷，莫不应手取效，从无寒中痞结之变，即有一二不解者，非法之未善，则必已传阳明故也。

凉膈散

泻三焦六经诸火。

凉膈硝黄栀子翘，黄芩甘草薄荷饶，再加竹叶调蜂蜜，叶生竹上，故治上焦。膈上如焚一服消。连翘一钱五分，大黄酒浸、芒硝、甘草各一钱，栀子、黄芩、薄荷各五分，水一杯半，加竹叶七片，生蜜一匙，煎七分服。

汪讱庵曰：连翘、薄荷、竹叶，以升散于上；栀、芩、硝黄，以荡涤于下，使上升下行，而膈自清矣。加甘草、生蜜者，病在膈，甘以缓之也。张洁古减硝、黄加桔梗，使诸药缓缓而下，留连膈上，颇妙。

失笑散

治产后心腹绞痛欲死，或血迷心窍，不省人事，或胞衣不下，并治心痛，血滞作痛。

独圣散

失笑散蒲黄及五灵，蒲黄、五灵脂等分，生研，每服三钱，酒煎服，名失笑散。晕平痛止积无停，山楂二两便糖入，独圣散功同更守经。山楂二两，水煎，用童便砂糖调服，名独圣散。

吴于宣曰：五灵脂甘温走肝，生用则生血；蒲黄辛平入肝，生用则破血。佐酒煎以行其力，庶可直抉厥阴之滞，而有推陈致新之功。甘不伤脾，辛能散瘀，则瘀痛、恶寒、发热、昏晕、胸膈、满闷等症悉除，直可一笑置之矣。至于独圣散，独用山楂一味，不惟消食健脾，功能破瘀止儿枕痛。更益以砂糖之甘，温中而兼逐恶；童便之咸，入胞而不凉下，相得而相须，功力甚伟。

时方歌括卷下

滑可去着

滑者，润泽之谓也。从大便降之，视泄剂较轻些。

芍药汤

治带下赤白，便脓血，后重。

初痢多宗芍药汤，芩连槟草桂归香，芍药三钱，黄芩、黄连、当归各八分，肉桂三分，甘草、槟榔、木香各五分，水煎服。痢不减，加大黄。须知调气兼行血，后重便脓得此良。

陈修园曰：此方原无深义，不过以行血则便脓自愈，调气则后重自除立法。方中当归、白芍以行血，木香、槟榔以调气，芩连燥湿而清热，甘草调中而和药，又用肉桂之温，是反佐法，芩连必有所制之而不偏也。或加大黄之勇，是通滞法，实痛必大下之而后已也。余又有加减之法：肉桂色赤入血分，赤痢取之为反佐；而地榆、川芎、槐花之类，亦可加入也。干姜辛热入气分，白痢取之为反佐；而苍术、砂仁、茯苓之类，亦可加入也。方无深义，罗东逸方论，求深而反浅。

脾约丸

治脏腑不和，津液偏渗于膀胱，以致小便多，大便秘结者。

燥热便难脾约丸，芍麻枳朴杏黄餐，白芍、火麻仁、杏仁、去皮尖、枳实、厚朴、姜炒各五两五钱，蒸大黄十两，炼蜜丸如桐子大，白汤送下二十丸，大便利即止。润而甘缓存津液，溺数肠干得此安。

陈修园曰：物之多脂者可以润燥，故以麻仁为君，杏仁为臣。破结者必以苦，故以大黄之苦寒、芍药之苦平为佐。行滞者必顺气，故以枳实顺气而除痞，厚朴顺气以泄满为佐。以蜜为丸者，取其缓行而不骤也。

更衣丸

更衣丸用荟砂研，滴酒为丸服二钱，朱砂五钱，研如飞面，芦荟七钱研细，滴酒和丸，每服二钱，好酒送下。阴病津枯肠秘结，交通水火妙通玄。

柯韵伯曰：胃为后天之本，不及固病，太过亦病，然太过复有阳盛阴虚之别焉。两阳合明而胃家实，仲景制三承气下之；水火不交而津液亡，前贤又制更衣丸以润之。古人入厕必更衣，故为此丸立名。用药之义，以重坠下达而奏功。朱砂色赤为火，体重象金，味甘归土，性寒类水，为丹祖汞母，能输坎以填离，生水以济火，是肾家之心药也。配以芦荟，黑色通肾，苦味入心，滋润之质，可转濡胃燥，大寒之性，能下开胃关。此阴中之阴，询为肾家主剂矣。合以为丸，有水火既济之理，水土合和之义。两者相须，得效甚宏，奏功甚捷，真匪夷所思矣！

礞石滚痰丸

治实热老痰之峻剂。虚寒者不宜用。

隐君遗下滚痰方，礞石黄芩及大黄，少佐沉香为引导，顽痰怪症力能匡。青礞石三两，用焰硝一两，同入瓦罐，盐泥固济，煅至石色如金为度，水飞过，大黄酒蒸、黄芩酒洗各八两，沉香一两，为末，水丸，姜汤下，量虚实服。服过咽即便仰卧，令药徐徐而下，半日不可饮食行动，待药气自胃口渐下二肠，然后动作饮食，服后喉间稠粘壅塞，乃药病相拒故也。少顷，药力到自愈。

柯韵伯曰：脾为生痰之原，肺为贮痰之器，此无稽之谈也。夫脾为胃行其津液，以灌四旁，而水津又上输于肺，焉能凝结而为痰？惟肾为胃关，关门不利，故水聚而泛为痰也。则当曰：肾为生痰之原。《经》云：受谷者浊，受气者清，清阳走五脏，浊阴归六腑。肺为手太阴，独受诸气之清，而不受有形之浊，则何可贮痰？惟胃为水谷之海，万物所归，稍失转输之职，则湿热凝结为痰，依附胃中而不降。当曰：胃为贮痰之器。斯义也，惟王隐公知之，故治老痰之方，不涉脾肺，而责之胃肾。二黄、礞石禀中央之黄色，入通中宫者也。黄芩能清理胃中无形之气，大黄能荡涤胃中有形之质。然痰之为质，虽滑而粘，善栖泊于肠胃曲折之处而为巢穴，不肯顺流而下，仍得缘涯而升，故称老痰。二黄以滋润之品，只能直行而泄，欲使委曲而导之，非其所长也，故选金石以佐之，礞石之燥，可以除其湿之本，而其性之悍，可以迅扫其曲折依伏之处，使浊秽不得腻滞而少留。此滚痰之所由名乎！又虑夫关门不开，仍得为老痰之巢臼，沉香为北方之色，能纳气归肾，又能疏通肠胃之滞，肾气流通，则水垢不留，而痰不再作，且使礞石不粘着于肠，二黄不伤及于胃，一举而三善备，所以功效若神也。

指迷茯苓丸

治中脘留伏痰饮，臂痛难举，手足不得转移。

指迷最切茯苓丸，风化芒硝分外看，枳半合成四味药，停痰伏饮胜灵丹。半夏制二两，茯苓二两，风化硝二钱半，枳壳五钱，四味研末，姜汁糊丸，桐子大，每服三十丸，姜汤下。

柯韵伯曰：痰饮之本皆水也。饮入于胃，游溢精气，上输于脾，此自阳入阴也。脾气散精，上归于肺，此地气上升也。通调水道，下输膀胱，是天气下降也。水精四布，五经并行，是水入于经而血乃成也。若阴阳不和，清浊相干，胃气乱于中，脾气难于升，肺气滞于降，而痰饮随作矣。痰与饮同源，而有阴阳之别。阳盛阴虚，则水气凝而为痰；阴盛阳虚，则水气溢而为饮。除痰者，降气清火是治其标，补阴利水是治其本也。涤饮者，降气燥湿是治其标，温肾利水是治其本也。此方欲兼两者而合治之。半夏燥湿，茯苓渗湿，风硝软坚，枳壳利气，别于二陈之甘缓，远于礞石之峻悍，殆攻中之平剂欤。

涩可固脱

当归六黄汤

火炎汗出六黄汤，醒而汗出曰自汗，寐而汗出曰盗汗。二地芩连柏与当，生地黄、熟地黄、黄柏、黄芩、黄连、当归各等分，黄芪加倍，倍用黄芪偏走表，苦坚妙用敛浮阳。

陈修园曰：阴虚火扰之汗，得当归、熟地、生地之滋阴，又得黄芩、黄连之泻火，治汗之本也。然此方之妙，则在于苦寒，寒则胜热，而苦复能坚之。又恐过于苦寒，伤其中气。中者，阴之守也，阴愈虚则火愈动，火愈动则汗愈出，尤妙在大苦大寒队中倍加黄芪，俾黄芪领苦寒之性，尽达于表，以坚汗孔，不使留中而为害。此旨甚微，注家向多误解，特表而出之。

芪附汤

卫阳不固汗汪洋，须用黄芪附子汤，黄芪一两，熟附子五钱，水煎服。附暖丹田元气生，得芪固脱守其乡。行于皮毛者，卫外之气也，卫气根于元气，黄芪虽专走卫，有附子挟之同行，则能回大汗欲脱之气，守于其乡，而汗自止矣。

陈修园曰：《神农本草经》云："黄芪气味甘，微温，无毒，主痈疽久败疮，排脓止痛，大风癞疾，五痔鼠瘘，补虚，小儿百病。"《本经》只此三十三字，皆取其质轻，味淡，偏走皮毛，故治大风、痈疽及一切外症脓血过多，用之补养皮肉之虚而已。又云主小儿百疾者，以轻薄之品，大人不足倚赖，惟小儿经脉未盛，气血皆微，不宜峻补，得此微补之品，百病可以概治也。细味经旨，安能大补元气以止汗？如六黄汤之大寒以除热，热除则汗止；芪附汤之大热以回阳，阳回则汗止；玉屏风之解肌以驱风，风除则汗止。三方不重在黄芪，却得黄芪之轻快，径走皮肤，奏效更速，数百年来，无一人谈及。甚矣！医道之难也。

玉屏风散

玉屏风散主诸风，止汗先求漐漐通，风伤卫则汗自出，黄芪得防风，其功愈大，以二药同行走表，令漐漐微似汗，其风邪从微汗而解，则卫无邪扰，汗不再出矣。发在芪防黄芪、防风，时医误认为止汗之品，害人无算收在术，表风得黄芪、防风而解，则外无所扰矣；脏气得白术而安，则内有所据矣。热除风属阳邪，阳则为热湿去太阴为湿土，湿热交蒸则为自汗发热之症主中宫。白术补中宫土气，故能止汗除热，防风、黄芪、白术各等分为末，酒调服。

陈修园曰：以黄芪为固表药，千古贻误。前贤用之不应，所以有"有汗能止，无汗能发"骑墙之说；及庸辈有"炙用能止，生用能发"之分也。《神农本经》俱在，奈何舍而不读也。余于本条小注甚详，细心体认，如拨云见日，明者自知。

威喜丸

治元阳虚惫，精滑白浊，遗尿，及妇人血海久冷，淫带梦泄等症。

和剂传来威喜丸，梦遗带浊服之安，茯苓煮晒和黄蜡，专治阳虚血海寒。白茯苓去皮四两，切块，用猪苓二钱五分，同于瓷器内煮二十余沸，去猪苓，取出晒干为末，黄蜡四两熔化，搅和茯苓末为丸，如弹子大，每空心细嚼，满口生津，徐徐咽服，以小便清利为效。忌米醋，尤忌气怒动情。

王普三曰：《抱朴子》云：茯苓千万岁，其上生小木，状似莲花，名威喜芝。今以名方者，须择云茯苓之年深质结者，制以猪苓，导之下出前阴。蜡淡归阳，不能入阴，须用黄蜡，性味缓涩，有续绝补髓之功，专调斫丧之阳，分理溃乱之精，故治元阳虚惫，而为遗浊带下者，若治肺虚痰火久嗽，茯苓不必结，而猪苓亦可不用矣。

济生乌梅丸

治大便下血如神。

下血淋漓治颇难，济生遗下乌梅丸，僵蚕炒研乌梅捣，醋下几回病即安。僵蚕一两炒，乌梅肉一两半，共为末，醋糊丸桐子大，每服四五十丸，空心醋汤下。

陈修园曰：简。

斗门秘传方

治毒痢，腑脏撮痛，脓血赤白，或下血片，口夜无度，及噤口恶痢，他药不能治者，立见神效。

斗门治痢有奇方，黑豆干姜芍药良，甘草地榆罂粟壳，痢门逆症俱堪尝。干姜四钱，黑豆一两五钱炒去皮，罂粟壳八千蜜制，地榆、甘草各六钱，白芍三钱，分三四贴，水一钟半，煎八分服。

陈修园曰：甘草、黑豆能解诸毒，毒解则撮痛除，赤白已。毒气不冲于胃口，而噤口之病亦宁。又用地榆以燥在下之湿，芍药以泄在下之热，是正佐法；干姜之大辛大温，以开在上之拒格，是反佐法；又用罂粟壳以止剧痛，制以白蜜之滑，以变其涩，是巧佐法。鸦片是罂粟之膏脂入土者制造而成，名为阿芙蓉。今人吃其烟，多受其害。若以一二厘入药，止心腹之痛如神，所以取效倍于他药也，

圣济附子丸

治洞泄寒中，注下水谷，或痢赤白，食已即出，食物不消。

附子丸中连与姜，乌梅炒研佐之良，寒中泻痢皆神验，互用温凉请细详。附子炮、乌梅肉炒各一两，黄连炒二两，干姜炒一两为末，炼蜜丸桐子大，米饮下三十丸。

按：原注云：春伤于风，邪气流连，至夏发为飧泻，至长夏发为

洞泄。阴生于午，至未为甚，长夏之时，脾土当旺，脾为阴中之至阴，故阴气盛。阴气既盛。则生内寒而洞泄矣。

四神丸

治脾肾双虚，子后作泻，不思食，不化食。肾水受时于子，弱土不能禁制，故子后每泻。

四神故纸与吴萸，肉蔻除油五味须，大枣须同姜煮烂破故纸四两酒浸炒，吴萸一两盐水炒，肉豆蔻二两面裹煨，五味子三两炒，大枣四十九枚，生姜四两同煎，枣烂去姜，捣枣肉为丸。临睡盐汤下。若早服，不能敌一夜之阴寒也，五更肾泻火衰扶。

柯韵伯曰：泻利为腹疾，而腹为三阴之都会，一脏不调，便能泻利，故三阴下利，仲景各为立方以主之。太阴有理中、四逆；厥阴有乌梅丸、白头翁汤；少阴有桃花、真武、猪苓、猪肤、四逆汤散、白通、通脉等剂，可谓曲尽病情，诸法备美。然只为一脏立法，若三脏相关，久留不痊，如子后作泻一症，犹未之及也。夫鸡鸣至平旦，天之阴，阴中之阳也，因阳气当至而不至，虚邪得以留而不去，故作泻于黎明。其由有四：一为脾虚不能制水，一为肾虚不能行水，故二神丸君补骨脂之辛燥者，入肾以制水，佐肉豆蔻之辛温者，入脾以暖土，丸以枣肉，又辛甘发散为阳也；一为命门火衰不能生土，一为少阳气虚无以发陈，故五味子散君五味子之酸温，以收坎宫耗散之火，少火生气以培土也，佐吴茱萸之辛温，以顺肝木欲散之势，为水气开滋生之路，以奉春生也。此四者，病因虽异，而见症则同，皆水亢为害，二神丸是承制之剂，五味散是化生之剂也。二方理不同，而用则同，故可互用以助效，亦可合用以建功。合为四神丸，是制生之剂也，制生则化，久泄自瘳矣。称曰四神，比理中、八味二丸较速欤！

金锁固精丸

金锁固精芡实研，莲须龙牡蒺藜连，又将莲粉为糊合，梦泄多遗久服蠲。芡实蒸、莲蕊须、沙苑蒺藜炒各二两，龙骨酥炙、牡蛎盐水煮一日夜煅粉各三两，莲子粉为糊丸，盐汤或酒下。

陈修园曰：此方汇集药品，毫无意义。即市中摇铃辈、店上买药辈亦能制造。张景岳《新方》亦多类此，若辈喜为平稳而说之，修园不阿好也。

封髓丹

治梦遗失精及与鬼交。

安梦遗精封髓丹，砂仁黄柏草和丸，砂仁一两，黄柏二两，炙甘草七钱，蜜丸每服三钱，淡盐汤送下。一本用肉苁蓉五钱，切片洗淡，酒浸一宿，次日煎三四沸，食前送下。大封大固春长在，巧夺天工造化玄。

陈修园曰：此方，庸医每疑其偏寒少补而不敢用，而不知大封大固之妙，实夺造化之权，视金锁固精，奚啻天渊之隔？《宝鉴》合三才汤料，名为三才封髓丸，则板实不灵矣！赵羽皇方论最妙，宜熟读之。赵羽皇曰：《经》云："肾者主水，受五脏六腑之精而藏之。"又曰："肾者主蛰，封藏之本，精之处也。"盖肾为悭脏，多虚少实。因肝木为子，偏喜疏泄母气，厥阴之火一动，精即随之外溢。况肝又藏魂，神魂不摄，宜其夜卧思交，精泄之症出矣。封髓丹为固精之要药，方用黄柏为君，以其味性苦寒，苦能坚肾，肾职得坚，则阴水不虞其泛溢；寒能清肃，秋令一至，则龙火不至于奋阳；水火交摄，精有不安其位者乎？佐以甘草，以甘能缓急，泻诸火与肝火之内烦，且能使水土合为一家，以妙封藏之固。若缩砂者，以其味辛性温，善能入肾。肾之所恶在燥，而润之者惟辛，缩砂通三焦、达精液，能纳五脏六腑之精，而归于肾，肾家之气纳，肾中之髓自藏矣。

真人养脏汤

真人养脏汤，罗谦甫木香诃，粟壳当归肉蔻科，术芍桂参甘草共，脱肛久痢即安和。诃子面裹煨一两二钱，罂粟壳去蒂、蜜炙三两六钱，肉豆蔻面裹煨五钱，当归、白术炒、白芍酒炒、人参各六钱，木香二两四钱，桂八钱，生甘草一两八钱，每服四钱，脏寒甚，加附子。一方无当归，一方有干姜。

肛脱由于虚寒，参、术、甘草以补其虚，官桂、豆蔻以温其寒，木香调气，当归和血，芍药以止痛，诃子、粟壳以止脱。

陈修园曰：此汇药治病，市医得意之方，修园独以为否，然用木香之多，则涩而不郁，亦是见解超处。

湿可润燥

清燥救肺汤

主治诸气膹郁，诸痿喘呕。

救肺汤中参草麻，石膏胶杏麦枇杷，经霜收下干桑叶，解郁滋干效可夸。经霜桑叶三钱，石膏煅二钱五分，甘草、黑芝麻各一钱，人参、杏仁去皮尖各七分，真阿胶八分，枇杷叶去毛、蜜炙一片，麦冬一钱二分，水煎热服。痰多加贝母，血枯加生地，热甚加犀角、羚羊角。

陈修园曰：喻嘉言制此方，自注云：诸气膹郁之属于肺者，属于肺之燥也；诸痿喘呕之属于上者，亦属于肺之燥也。古人以辛香之品解郁，固非燥症所宜，即用芩连泻火之品，而苦先入心，反从火化，又非所宜也。喻氏宗缪仲醇甘凉滋润之法，制出此方，名曰清燥，实以滋水，即《易》所谓“润万物者，莫润乎水”是也；名曰救肺，实以补胃，以胃土为肺金之母也，最妙是人参一味，仲景于咳嗽症去之者，以其不宜于风寒水饮之咳嗽也。昔医不读《本草经》，疑仲景之法而试用之，用之增剧，遂有肺热还伤肺之说，以人参为肺热之禁药，不知人参为肺寒之禁药，为肺热、肺燥之良药也。扁鹊云：“损其肺者益其气。”舍人参之甘寒，何以泻壮火而益气哉！

琼玉膏

琼玉膏中生地黄，参苓白蜜炼膏尝，肺枯干咳虚劳症，金水相滋效倍彰。鲜生地四斤，取汁一斤，同白蜜二斤熬沸，用绢滤过，将茯苓十二两，人参六两，各研末，入前汁和匀，以瓷瓶用纸十数层加箬叶封瓶口，入沙锅内，以长流水淹瓶颈，桑柴火煮三昼夜，取出，绢纸扎口，以蜡封固，悬井中一日，取起仍煮半日，汤调服。

陈修园曰：人参甘寒柔润，补助肺气。然肺本恶寒，凡咳嗽多属形寒饮冷，得寒润滋补之药，必增其咳。昔医误认为温补之性，故有肺热还伤肺之说。不知肺合皮毛，凡咳嗽从风寒外伤而起，宜用干姜、五味、细辛之类加减，忌用人参之寒。然肺为脏腑之华盖，脏腑之火，不得水制，上刑肺金，致肺燥干咳，有声无痰，与寒饮作嗽者不同，正宜用人参之润而滋燥，人参之寒以制热，琼玉膏所以神效无比也。昔医凡清燥之方，必用人参，可知其长于养津液也。

生脉散

治热伤元气，气短倦怠，口干出汗。

生脉冬味与参施，暑热刑金脉不支，若认脉危通共剂，操刀之咎属伊谁？人参五分，麦冬八分，五味子九粒，水煎服。

陈修园曰：脉资始于肾，资生于胃，而会于肺。仲景于手足冷，脉微欲绝症，取通脉四逆汤，以扶少阴之真阳；于心下悸，脉结代，取复脉汤，以滋阳明之津液，皆救危之方也。

孙真人制生脉散，为暑热伤肺，肺伤则脉渐虚散为足虑，宜于未伤之前，取人参、麦冬之甘润，五味子之酸敛，无病之时，预服以保之。除暑月之外，不可以此为例。今人惑于生脉之名，凡脉绝之证，每投立死，亦孙真人命名不正之贻祸也。一本作参麦散，较妥。

燥可去湿

神术汤

主治三时外感寒邪，内伤生冷而发热，及脾泄肠风。

术防甘草湿家尝，苍术三钱，防风二钱，甘草一钱，加葱白、生姜同煎。据云：无汗用苍术，以代麻黄汤，有汗用白术，以代桂枝汤。神术名汤得意方，自说法超麻桂上，可知全未梦南阳。仲景居南阳，王海藏以此方代麻黄汤、桂枝汤，可知南阳之法，未尝梦见也。

陈修园曰：仲景麻桂及葛根柴胡等汤，步步是法，而大旨在“养津液”三字。王海藏此方，燥烈伤阴，先涸汗源，多致留邪发热，正与仲景法相反。据云用代麻、桂诸汤，平稳可法，其实贻祸匪轻也。须知此方与三阳之症无涉，惟太阴之风湿可用。《内经》谓“春伤于风，邪气流连而洞泄，至夏而飧泄肠澼”者，宜此燥剂，否则不可沾唇。

平胃散

治湿淫于内，脾胃不能克制，有积饮，痞膈中满者。

平胃散用朴陈皮，苍术合甘四味宜，苍术泔浸二钱，厚朴姜汁炒、陈皮、甘草炙各一钱，姜、枣煎。除湿宽胸驱瘴疠，调和胃气此方施。

柯韵伯曰：《内经》以土运太过曰敦阜，其病腹满；不及曰卑监，其病留满痞塞。张仲景制三承气汤，调胃土之敦阜；李东垣制平胃散，平胃土之卑监也。培其卑而使之平，非削卑之谓也。苍术苦温运脾，长于发汗，迅于除湿，故以为君；厚朴色赤苦温，能助少火以生气，故以为臣；湿因于气滞，故以行气之陈皮为佐；脾得补而健运，故以补脾之甘草为使。名曰平胃，实所以调脾欤！

五皮饮

五皮饮用五般皮，陈茯姜桑大腹奇陈皮、茯苓皮、姜皮、桑白皮、大腹皮，或用五加易桑白，脾虚肤胀此方宜。脾不能为胃行其津液，故水肿。半身以上宜汗，半身以下宜利小便。此方于泻水之中，仍寓调补之意。皆用皮者，水溢皮肤，以皮行皮也。

陈修园曰：此方出华元化《中藏经》，颇有意义。宜审其寒热虚实，而加寒温补泻之品。

二陈汤

治肥盛之人，湿痰为患，痰喘胀满。

二陈汤用夏和陈，益以茯苓甘草臣，半夏二钱，陈皮一钱，茯苓三钱，炙甘草八分，加姜煎。利气调中兼去湿，诸凡痰饮此为真。

陈修园曰：此方为祛痰之通剂也。痰之本，水也，茯苓制水以治其本；痰之动，湿也，茯苓渗湿以镇其功。方中只此一味是治痰正药，其余半夏降逆，陈皮顺气，甘草调中，皆取之以为茯苓之佐使耳。故仲景书凡痰多者俱加茯苓，呕者俱加半夏，古圣不易之法也。今人不穷古训，以半夏为祛痰之专品，仿稀涎散之法，制以明矾，致降逆之品反为涌吐，堪发一叹！以此方为三阳解表之剂，服之留邪生热，至死不悟。余于《真方》桂枝汤下已详言之，兹不复赘。

萆薢分清饮

萆薢分清主石蒲，草梢乌药智仁俱，乌药、益智仁、石菖蒲、萆薢各等分，甘草梢减半。煎成又入盐些少加盐少许，淋浊流连数服驱。遗精、白浊。

汪讱庵曰：萆薢能泄厥阴、阳明湿热，去浊分清；乌药疏逆气而止便数；益智固脾肾而开郁结；石菖蒲开九窍而通心；甘草梢达肾茎而止痛，使湿热去而心肾通，气化行而淋浊止矣。此以疏泄为禁止者也。

肾着汤

治寒湿腰痛，如带五千钱。此带脉为病，名曰肾着。

腰痛如带五千钱，肾着汤方岂偶然，甘草茯苓姜与术，长沙老法谱新篇。甘草二钱，白术、干姜、茯苓各四钱，水煎服。即《金匮》甘草干姜茯苓白术汤，但分两多少不同。

陈修园曰：带脉为病，腰溶溶如坐水中，此寒湿之邪不在肾之中脏，而在肾之外腑。故其治不在温肾而在散寒，而在燠土以胜水。若用桂、附，则反伤肾之阴矣。

一味白术汤

治伤湿，一身尽痛。

即白术一两，酒煎服，不能饮者，以水代之。

按：《神农本草经》云："白术气味甘温，无毒，主风寒湿痹，死肌痉疸，止汗，除热，消食。作煎饵。久服轻身延年不饥。"原文只此三十四字。

陈修园曰：白术主治风寒湿三者合而成痹，而除湿之功则更大焉。死肌者，湿邪侵肌肉而麻木不仁也。痉者，湿流关节而筋劲急也。疸者，湿乘脾土，肌肉发黄也。湿久郁而为热，湿热交蒸，故自汗而发热也。脾受湿则失其健运之常，故食不能消也。白术性能燥湿，所以主之。"作煎饵"三字，先圣另提，大费苦心。以白术之功在燥，而所以妙处在于多脂，多脂则燥中有润。张隐庵解云：土有湿气，始能灌溉四旁，如地得雨露，始能发生万物。今以生术削去皮，急火炙令熟，名为煎饵，遵法修治，则味甘而质润，土气和平，故久服有轻身延年不饥之效。后人用土炒燥，大失经旨。叶天士《临症指南》竟用水漂炒黑，是徒用白术之名也，不得不附辩于此。

寒能胜热

泻白散

泻白甘桑地骨皮，再加粳米四般宜，桑白皮、地骨皮各一钱，甘草五分，粳米百粒。汪云：桑皮泻肺火，地骨退虚热，甘草补土生金，粳米和中清肺。李时珍曰：此泻肺诸方之准绳也。秋伤燥令成痰嗽，火气乘金此法奇。

季楚重曰：火热伤气。救肺之治有三：伤寒邪热侮肺，用白虎汤除烦，此治其标；内症虚火烁金，用生脉散益阴，此治其本；若夫正气不伤，郁火又甚，则泻白散之清肺调中，标本兼治，又补二方之不及也。

甘露饮

治胃中湿热，色黄，溺赤，口疮，吐血，衄血。

甘露二冬二地均天冬、麦冬、生地、熟地，枇杷芩枳黄芩、枳壳、枇杷叶斛茵伦石斛、茵陈，合用甘草平虚热等分煎温服，口烂龈糜吐衄珍。

陈修园曰：足阳明胃为燥土，喜润而恶燥，喜降而恶升。故以二冬、二地、石斛、甘草之润以补之，枇杷、枳壳之降以顺之。若用连、柏之苦，则增其燥；若用芪、术之补，则虑其升；即有湿热，用一味黄芩以折之，一味茵陈以渗之，足矣。盖以阳明之治，最重在“养津液”三字。此方二地、二冬等药，即猪苓汤用阿胶以育阴意也。茵陈、黄芩之折热而去湿，即猪苓汤中用滑、泽以除垢意也。

左金丸

治肝脏实火，左胁下痛，或吐酸水。

香连丸

治赤下痢。

茱连六一左金丸，肝郁胁疼吞吐酸，黄连六两，吴茱萸一两盐汤泡，名茱连丸。更有痢门通用剂，香连丸子服之安。黄连二十两，以吴茱萸十两，水拌浸一宿同炒。去吴茱萸，木香四两八钱五分，二味共研末，醋糊丸，桐子大。每服二三钱，空心米汤下。薛立斋治虚痢，以四君子汤、四物汤、补中益气汤，随宜送下。

陈修园曰：肝实作痛，惟肺金能平之。故用黄连泻心火，不使克金；且心为肝子，实则泻其子也。吴茱萸入肝，苦辛大热，苦能引热下行，同气相求之义也，辛能开郁散结，通则不痛之义也。何以谓之左金？木从左而制从金也。至于香连丸，取黄连之苦以除湿，寒以除热，且藉其苦以坚大便之滑，况又得木香之行气止痛、温脾和胃以为佐乎！故久痢之偏热者，可以统治也，

温胆汤

治热呕吐苦，虚烦惊悸不眠，痰气上逆。

温胆汤方本二陈，竹茹枳实合和匀，二陈加竹茹、枳实。不眠惊悸虚烦呕，日暖风和木气伸。

陈修园曰：二陈汤为安胃祛痰之剂，加竹茹以清膈上之虚热，枳实以除三焦之痰壅。热除痰清而胆自宁和，和即温也。温之者，实凉之也。若胆家真寒而怯，宜用龙牡桂枝汤加附子之类。

金铃子散

治心腹痛，及胁痛等症。脉洪数及服热药而增痛者如神。

金铃子散妙如神，须辨诸疼作止频火痛或作或止，胡索金铃调酒下，延胡索、金铃子各等分，研末，以清酒调服三钱。制方原是远温辛。

陈修园曰：金铃子引心包相火下行，从小肠、膀胱而出；延胡索和一身上下诸痛，配合得法，所以效神。

丹参饮

治心痛、胃脘诸痛多效，妇人更效。

心腹诸疼有妙方，丹参为主义当详，檀砂佐使皆遵法，入咽咸知效验彰。丹参一两，檀香、砂仁各一钱，水一杯半，煎七分服。

陈修园曰：稳。

百合汤

治心口痛，服诸热药不效者。亦属气痛。

久痛原来郁气凝，若投辛热痛频增，重需百合轻清品，乌药同煎亦准绳。百合一两，乌药三钱，水二杯，煎七分服。

陈修园曰：此方余从海坛得来，用之多验。

以上三方，皆治心胃诸痛，服热药而不效者宜之。古人治痛，俱用通法，然通之之法，各有不同。通气以调血，调血以和气，通也；上逆者使之下行，中结者使之旁达，亦通也；虚者助之使通，寒者温之使通，无非通之之法也。若必以下泄为通，则妄矣。此说本之高士宗《医学正传》。士宗名世栻，浙江人也。著有《灵枢直解》《素问直解》等书行世。

滋肾丸

治肺痿声嘶，喉痹咳血烦躁。

即通关丸见通剂。

罗东逸曰：此丸为肾家水竭火炎而设。夫水竭则肾涸，肾涸则下泉不钟。而阳盛于上，斯喉痹痰结烦躁之症作，火炎则金伤，金伤则上源不泽，无以蒸煦布沤，斯声嘶咳血焦痿之症生。此时以六味补水，水不能遽生也，以生脉保金，金不免犹燥也。惟急用黄柏之苦以坚肾，则能伏龙家之沸火，是谓浚其源而安其流；继用知母之清以凉肺，则能全破伤之燥金，是谓沛之雨而腾之露。然恐水火之不相入而相射也，故益以肉桂之反佐为用，兼以导龙归海，于是坎盈窞而流渐长矣，此滋肾之旨也。

柯韵伯曰：水为肾之体，火为肾之用。人知肾中有水始能制火，不知肾中有火始能致水耳。盖天一生水者，阳气也，即火也；气为水母，阳为阴根，必火有所归，斯水有所主。故反佐以桂之甘温，引知、柏入肾而奏其效。此相须之殷，亦承制之理也。

地骨皮散

治阴虚火旺，骨蒸发热，日静夜剧者，妇人热入血室，胎前发热者。

即四物汤加地骨皮、牡丹皮各三钱。四物汤见补剂。

柯韵伯曰：阴虚者，阳必凑之，故热。仲景曰："阴弱则发热。"阳气下陷入阴中，必发热。然当分三阴而治之：阳邪陷入太阴脾部，当补中益气以升举之，清阳复位而火自熄也；若陷入少阴肾部，当六味地黄丸以对待之，壮永之主而火自平也；陷入厥阴肝部，当地骨皮饮以凉补之，血有所藏而火自安也。四物汤为肝家滋阴调血之剂，加地骨皮，清志中之火以安肾，补其母也；加牡丹皮，清神中之火以凉心，泻其子也。二皮凉而不润，但清肝火，不伤脾胃，与四物加知、柏之湿润而苦寒者不同矣。故逍遥散治肝火之郁于本脏者也，木郁达之，顺其性也；地骨皮饮治阳邪之陷于肝脏也，客者除之，勿纵寇以遗患也。二者皆肝家得力之剂。

清暑益气汤

长夏湿热蒸炎，四肢困倦，精神减少，身热气高，烦心，便黄口渴而自汗脉虚者，此方主之。

清暑益气草参芪，麦味青陈曲柏奇，二木葛根升泽泻，暑伤元气此为宜。人参、黄芪、甘草炙、当归、麦冬、五味、青皮、陈皮、神曲、黄柏、葛根、苍术、白术、升麻、泽泻，姜、枣煎。

参吴鹤皋《方考》：暑令行于夏，至长夏则兼湿令矣，此方兼而治之。炎暑则表气易泄，兼湿则中气不固，黄芪轻清散表气，又能领人参、五味之苦酸同达于表以实表；神曲消磨伤中气，又能佐白术、甘草之甘温，消补互用以调中；酷暑横流，肺金受病，人参、五味、麦冬所以补肺、敛肺、清肺经，所谓扶其所不胜也；火盛则水衰，故以黄柏、泽泻滋其化源；津液亡则口渴，故以当归、干葛生其胃液，清气不升，升麻可升，浊气不降，二皮可降；苍术之用，为兼长夏湿也。

龙胆泻肝汤

治胁痛，口苦，耳聋，耳肿，筋痿，阴湿热痒，阴肿，血浊，溲血。

龙胆泻肝通泽柴，车前生地草归偕，栀芩一派清凉品，湿热肝邪力可排。胆草三分，栀子、黄芩、泽泻、柴胡各一钱，车前子、木通各五分，当归、甘草、生地各三分。

龙胆、柴胡泻肝胆之火，佐以黄芩、栀子、木通、车前、泽泻，俾湿火从小便而出也。然泻之过甚，恐伤肝血，故又以生地、当归补之。肝苦急，急食甘以缓之，故以甘草缓其急，且欲以大甘之味济其大苦，不令过于泄下也。

当归芦荟丸

治肝经实火，头晕目眩，耳聋耳鸣，惊悸搐搦，躁扰狂越，大便秘结，小便涩滞，或胸胁作痛，阴囊肿胀，凡属肝经实火，皆宜服之。

当归芦荟黛栀将，木麝二香及四黄，龙胆共成十一味，诸凡肝火尽能攘。当归、胆草酒洗、栀子、黄连、黄柏、黄芩各一两，大黄、青黛水飞、芦荟各五钱，木香二钱五分，麝香五分炒，神曲糊丸，姜汤下，每服二十丸。

陈修园曰：五脏各有火，而肝火最横；肝火一动，每挟诸经之火，相持为害。故以青黛、芦荟、龙胆，入本经而直折之；又以黄芩泻肺火，黄连泻心火，黄柏泻肾火，栀子泻三焦火，分诸经而泻之，而最横之肝火，失其党援而乃平。然火旺则血虚，故以当归之补血者为君；火旺则胃实，故以大黄之通滞者为臣；气有余便是火，故以麝香之主持正气，神曲之化导陈气，木香之通行滞气者为佐。气降火亦降，自然之势也，况又得芩、连、栀、柏，分泻各经，青黛、芦荟、龙胆，直折本经，内外应兵，以为之使乎！立法最奇，向来为庸解所掩，兹特阐之。

犀角地黄汤

主治吐衄，便血，妇人血崩、赤淋。

犀角地黄芍药丹，生地两半，白芍一两，丹皮、犀角各二钱半，每服五钱。血升胃热火邪干，斑黄阳毒皆堪治，或益柴芩总伐肝。

柯韵伯曰：气为阳，血为阴。阳密乃固，阳盛则伤阴矣；阴平阳秘，阴虚者，阳必凑之矣。故气有余即是火，火入血室，血不荣经，即随逆气而妄行。上升者出于口鼻，下陷者出于二便，虽有在经在腑之分，要皆心肝受热所致也。心为荣血之主，心火旺则血不宁，故用犀角、生地酸咸甘寒之味，以清君火；肝为藏血之室，肝火旺则血不守，故用丹皮、芍药辛苦微寒之品，以平相火。此方虽曰清火，而实滋阴之剂。盖血失则阴虚，阴虚则无气，故阴不足者，当补之以味，勿得反伤其气也。若用芩、连、胆草、栀、柏以泻其气，则阳之剧者，苦从火化；

阳已衰者，气从苦发，燎原而飞越矣。

四生丸

治阳盛阴虚，血热妄行，或吐或衄者。

四生丸用叶三般，艾柏鲜荷生地斑，生侧柏叶、生艾叶、生荷叶、生地黄各等分。共捣成团入水化，血随火降一时还。捣为丸，如鸡子大，每服一丸，滚汤化下。

柯韵伯曰：心肾不交则五脏齐损，阴虚而阳无所附，则火炎上焦，阳盛则阳络伤，故血上溢于口鼻也。凡草木之性，生者凉，而熟之则温，熟者补而生者泻。四味皆清寒之品，尽取其生者，而捣烂为丸，所以全其水气，不经火煮，更以远于火令矣。生地多膏，清心肾而通血脉之源；柏叶西指，清肺金而调营卫之气；艾叶芳香，入脾胃而和生血之司；荷叶法震，入肝家而和藏血之室。五脏安堵，则水火不相射，阴平阳秘，而血归经矣。是方也，可暂用以遏妄行之血，如多用则伤营。盖血得寒则瘀血不散，而新血不生也。设但知清火凉血，而不用归脾、养营等剂，以善其后，鲜有不绵连岁月而毙者。非立方之不善，妄用者之过耳。

热可制寒

回阳救逆汤

回阳急救节庵用六君，桂附干姜五味群，附子炮、干姜、肉桂、人参各五分，白术、茯苓各一钱，半夏、陈皮各七分，甘草三分，五味九粒，姜水煎。加麝三厘或胆汁，三阴寒厥见奇勋。姜、桂、附子祛其阴寒，六君子汤补助其阳气，五味、人参以生其脉。加麝香者，以通其窍；加胆汁者，热因寒用也。

陈修园曰：此市医得意方也。修园不释。

益元汤

益元艾附与干姜，麦味知连参草将，附子炮、艾叶、干姜、麦冬、五味、知母、黄连、人参、炙甘草。艾叶辛热能回阳。葱白童便为引导，内寒外热是慈航。

此阴盛格阳之症。面赤口渴，欲卧于泥水之中，为外热内寒，此汤姜、附、艾叶加知、连等药，与白通加人尿、猪胆汁同意，乃热因寒药为引用也。内热曰烦，为有根之火；外热不宁曰躁，为无根之火。故但躁不烦，及先躁后烦者，皆不治。

济生肾气丸

肾气丸名别济生，车前牛膝合之成，熟地四两，茯苓三两，山药、山茱、丹皮、泽泻、肉桂、车前子、牛膝各一两，附子五钱，蜜丸，空心米汤送下。肤膨腹肿痰如壅，气化缊絪水自行。

张景岳曰：地黄、山药、丹皮，以养阴中之真水；山茱、桂、附，以化阴中之阳气；茯苓、泽泻、车前、牛膝，以利阴中之滞。能使气化于精，即所以治肺也；补火生土，即所以治脾也；壮水利窍，即所以治肾也。水肿乃肺脾肾三脏之病，此方所以治其本。

三生饮

治卒中昏不知人，口眼㖞斜，半身不遂，并痰厥、阴厥。

三生饮用附乌星，香入些微是引经，生南星一两，生川乌、生附子各去皮各五钱，木香二钱。参汁对调宗薛氏，每服一两，加参一两。风痰卒倒效神灵。

柯韵伯曰：风为阳邪，风中无寒，不甚伤人，惟风中挟寒，害始剧矣。寒轻而在表者，宜发汗以逐邪；寒重而入里者，非温中补虚，终不可救。此取三物之大辛大热者，且不炮不制，更佐以木香，乘其至刚至锐之气而用之，非以治风，实以治寒也。然邪之所凑，其气必虚，但知勇于攻邪，若正气虚而不支，能无倒戈之患乎？必用人参两许，以驾驭其邪。此立斋先生真知确见，立于不败之地，而收万全之效者也。若在庸手，必谓补住邪气而不敢用。此谨熟阴阳，毋与众论，岐伯所以叮咛致告耳。观其每服五钱，必四服而邪气始出。今之畏事者，用乌、附数分，必制熟而后敢用，更以芩、连监制之焉，能挽回如此危症哉？古今人不相及如此。

参附汤、术附汤、芪附汤见涩剂

阴盛阳虚汗自流，肾阳脱汗附参求，人参一两，熟附子五钱，水煎服，名参附汤。脾阳遏郁术和附，白术一两，熟附子五钱，名术附汤。若是卫阳芪附投。黄芪一两，熟附子五钱，名芪附汤。

喻嘉言曰：卫外之阳不固而自汗，则用芪附；脾中之阳遏郁而自汗，则用术附；肾中之阳浮游而自汗，则用参附。凡属阳虚自汗，不能舍三方为治。三方之用大矣。然芪附可以治虚风，术附可以治寒湿，参附可以壮元神。三者亦交相为用。若用所当用，功效若神，诚足贵也。

近效白术汤

即术附汤减半，加炙甘草一钱五分，生姜三片，红枣二枚，水煎服。治风虚头重眩，苦极不知食味，暖肌补中，益精气。

喻嘉言曰：此方治肾气空虚之人。外风入肾，恰似乌洞之中，阴风惨惨，昼夜不息。风挟肾中浊阴之气，厥逆上攻，其头间重眩之苦，至极难耐；兼以胃气亦虚，不知食味。故方中全不用风门药，但用附子暖其水藏，白术、甘草暖其土藏，水土一暖，则浊阴之气，尽趋于下，而头苦重眩及不知食味之证除矣。试观冬月井中水暖，土中气暖，其浊阴之气，且不能出于地，岂更能加于天乎？制方之义，可谓精矣！此所以用之而获近效也。

陈修园曰：喻嘉言之解甚超，但于“益精气”三字而略之，犹未识制方之神妙也。盖精者，天一所生之水也。一即阳也，阳即气也，气即火也。气为水母，阳为阴根，川流不息，水之行，即火之用也。故方中君以附子，俾肾中有火以致水，水自不穷。俗医以熟地、枸杞之类，滋润为补，譬之无源之水，久停则污秽不堪矣。况本方中又有白术、甘草暖其土脏，俾纳谷多，则津液旺，充血生精，以复其真阴之不足。《难经》所谓损其肾者益其精；《内经》所谓精不足者补之以味。此方深得圣经之旨矣，故分而言之。《经》云："两神相搏，合而成形，尝先身生是谓精。"附子补肾中之神，所以益精。《经》又云："上焦开发，宣五谷味，熏肤充身泽毛，若雾露之溉，是谓气。"白术、甘草入脾而宣布其气，所以益气。合而言之，精由气化，气由精生，非一，亦非两也。悟得此方之妙，便知六味丸退热则有余，补水则不足；八味丸化气行水则有余，补火致水则不足。他若张景岳自制大补元煎等汤，竟云补血补精以熟地黄为主，少则二三钱，多则一二两，无知妄作，误人匪少。何陈远公之《石室秘录》《辨症奇闻》、冯楚瞻之《锦囊》，专宗此说，众盲为一盲所引，是可慨也。

附子理中汤

即理中汤见《真方歌括·太阴篇》加附子炮二钱。

陈修园曰：理中汤以参、草补阴，姜、术补阳，和平之药，以中焦为主，上交于阳，下交于阴，为吐泻等症而立法。原无加附子之法，若加附子，则偏重下焦，不可名为理中矣。然脾肾俱寒，吐后而大泻不止，须用附子回其真阳，而门户始固，必重加此一味而后效。但既加附子，而仍名理中，命名不切，此所以为时方也。又有再加肉桂，名桂附理中汤，则立方不能无弊矣！盖以吐泻阴阳两脱，若用肉桂，宣太阳之腑气，动少阴之脏气，恐致大汗，为亡阳之坏症也。

鸡鸣散

治脚气第一品药，不问男女皆可服。如感风湿流注，脚痛不可忍，筋脉浮肿者，并宜服之，其效如神。

鸡鸣散是绝奇方，苏叶茱萸桔梗姜，瓜橘槟榔煎冷服，浮肿脚气效彰彰。槟榔七枚，橘红、木瓜各一两，吴茱萸、苏叶各三钱，桔梗、生姜各半两，水三大碗，慢火煎至一碗半，取渣，再入水两碗，煎取一小碗，两汁相和，安置床头，次日五更分三、五次冷服之，冬月略温亦可。服药至天明，当下黑粪水，即是肾家所感寒湿之毒气也。至早饭时必痛住肿消，只宜迟吃饭，使药力作效。此方并无所忌。

陈修园曰：寒湿之气，着于下焦而不去，故用生姜、吴茱萸以驱寒，橘红、槟榔以除湿。然驱寒除湿之药颇多，而数品皆以气胜，加以紫苏为血中之气药，辛香扑鼻，更助其气，气盛则行速，取着者行之之义也。又佐以木瓜之酸，桔梗之苦。《经》云："酸苦涌泄为阴。"俾寒湿之气，得大气之药，从微汗而解之，解之而不能尽者，更从大便以泄之，战则必胜之意也。其服于鸡鸣时奈何？一取其空腹，则药力专行；一取其阳盛，则阳药得气也。其必冷服奈何？以湿为阴邪，冷汁亦为阴属，以阴从阴，混为一家，先诱之而后攻之也。